B. J. M. Diehl

Autogenes Training und gestufte Aktivhypnose

Psychophysiologische Aspekte

Ein Leitfaden für Ärzte,
Zahnärzte und Psychologen

Springer-Verlag
Berlin Heidelberg New York
London Paris Tokyo

Bernhard J. M. Diehl
Buchenweg 39
6500 Mainz 1

Die Umschlagabbildung wurde entnommen aus der Arbeit „Objektivierung hynpnotischer Zustände", Polzien, P., Praxis Psychother. 6: 218–221 (1961)

ISBN-13: 978-3-540-17896-5 e-ISBN-13: 978-3-642-72742-9
DOI: 10.1007/978-3-642-72742-9

2119/3140/543210

Vorwort

Seit mehreren Jahrzehnten ist das autogene Training (AT) fester Bestandteil psychotherapeutischer Interventionen im ambulanten wie im klinischen Bereich, in Kurkliniken, Rehabilitationszentren und nicht zuletzt in der Gesundheitsvorsorge, wie sie in diesem Bereich durch Volkshochschulen, Volksbildungswerke und Privatinitiativen praktiziert wird.

Im Vorwort zur ersten Auflage seines Buches *Das autogene Training* schreibt sein Begründer J. H. Schultz im Frühjahr 1932: „Ausdrücklich gewarnt seien Laienleser vor Selbst- oder Fremdversuchen ohne ärztliche Kontrolle; nach innerem Wesen eine Hirnumschaltung erfordert das autogene Training in jedem Falle der ärztlichen Aufsicht." Im Herbst 1969, also 37 Jahre später, schreibt J. H. Schultz im Vorwort zur 13. Auflage desselben Buches – offensichtlich besorgt: „Mit dem allgemeineren Bekanntwerden des Verfahrens haben sich leider auch Kurpfuscher seiner bemächtigt..." Mit dieser kritischen Bemerkung sind sicher nicht diejenigen gemeint, die sich um die wissenschaftlich gesicherte Weiterentwicklung des AT in Klinik und Praxis bemüht haben, wie beispielsweise H. Binder, D. Langen, W. Luthe, D. Müller-Hegemann, K. Thomas und E. Wiesenhütter, um nur einige zu nennen, oder diejenigen, welche sich insbesondere um die Entwicklung des AT für Kinder verdient gemacht haben, wie z. B. D. Diesing, G. Eberlein oder W. Kruse.

Es sind der geisteswissenschaftliche Hintergrund des AT und die Ursprünge des Verfahrens (nach D. Langen bis in die archaische Exstase der Urvölker zurückverfolgbar), die Kontroversen, Ideologisierungen, Mystifizierungen und somit Mißbrauch und Entartung Tür und Tor öffnen. Dies geschieht auf Kosten der Präzision der Unterweisung, der Sinnhaftigkeit der selektiven Anwendung und der Effizienz der therapeutischen Intervention. Hierunter leiden aber auch die klinischen und experimentellen Befunde, die – obgleich von wesentlicher praktischer Bedeutung – allzu oft vom verbalen Nimbus pseudowissenschaftlicher Formulierungsakrobatik erstickt werden und so dem Interessierten verschlossen bleiben.

Ich habe es mir deshalb zum Ziel gesetzt, die bisher vorhandene Literatur durch dieses Buch zu erweitern; ich habe hierzu eine Vielzahl von bisher unveröffentlichten Befunden zusammengetragen, geordnet und so darzustellen versucht, daß auch – und gerade – der Nichtmediziner in der Lage ist, die praxisrelevanten Inhalte nachzuvollziehen und entsprechend umzusetzen. Dabei habe ich gleichzeitig darauf geachtet, daß die wissenschaftliche Präzision keinen Schaden leidet.

Somit ist auch der nichtärztliche AT-Trainer angesprochen, im Interesse seiner Patienten bzw. Klienten alles Erdenkliche zu tun, was der Verwässerung des Verfahrens entgegenwirkt.

Mainz, im Mai 1987 *B. J. M. Diehl*

Inhaltsverzeichnis

Thermometrische und thermoregulatorische Basisstudien

Veränderungen der Körpertemperatur durch zirkadiane Schwankungen und Thermalbäder

Unter der wissenschaftlichen Prokura von Dietrich Langen, dem ehemaligen Ordinarius der Klinik und Poliklinik für Psychotherapie der Johannes Gutenberg-Universität Mainz, entstanden in den Jahren 1965–1980 eine Reihe interessanter Arbeiten, die einen wesentlichen Beitrag zum Verständnis des autogenen Trainings erbracht haben, wenngleich sie nur einem kleinen Teil wissenschaftlich Interessierter zugänglich geblieben sind. Die ersten Arbeiten entstanden zu einer Zeit, als Langen noch Oberarzt in der Eberhard Karl-Universität in Tübingen war und demzufolge in seinen psychophysiologischen Denkansätzen noch starke Prägung durch die Kretschmersche Typologie erfuhr. So befaßt sich die Untersuchung von Flaskamp (1965) nicht nur mit dem Tagesverlauf der Körpertemperatur organisch gesunder Patienten einer psychotherapeutischen Abteilung, sondern demonstriert zumindest in Ansätzen Unterschiede dieser Tagesverlaufskurven in Anlehnung an die Kretschmersche Typenlehre, die im wesentlichen einen leptosomen, einen athletischen und einen pyknischen Typ unterscheiden läßt.

In Abb. 1 sind die Basisdaten der Rektaltemperatur von 20 Versuchspersonen (Vpn) über einen Beobachtungszeitraum von 24 h dargestellt; als Meßinstrument diente ein Sekundenthermometer mit einer 13 cm tief in der Ampulla recti liegenden Sonde, die während des gesamten Beobachtungszeitraums liegen blieb. Die Messung erfolgte in einstündigem Abstand; die Vpn befanden sich in Bettruhe und erhielten um 7.30 Uhr, um 11.30 Uhr und um 18.00 Uhr ihre Nahrung.

Die Abbildungen 2a–c enthalten die Aufschlüsselung bezüglich charakteristischer Typen, wobei deutlich wird (Abb. 2a), daß die zirkadianen Tagesschwankungen bei pyknischen Vpn nicht nur höhere Maxima und tiefere Minima erkennen lassen, sondern auch gleichsinniger verlaufen als die zirkadianen Temperaturschwankungen vorwiegend athletischer oder leptosomer Vpn (Abb. 2b, c). Die unterschiedliche Reaktionsweise wird damit erklärt, daß Pykniker neben einem stärkeren Fettpolster auch einen stärkeren Sympathotonus aufweisen, während Leptosome und Athletiker, deren Fettpolster gering bis minimal sind, nach Meinung von Kretschmer (1967, [1]1940) eher vagoton, also parasympathisch eingestellt sind. So fügt sich dieses physiologische Unterscheidungsmerkmal in die von Kretschmer formulierte Hypothese, nach der die Körperform nicht eine äußere Schale ist, sondern jedes einzelne kleinste

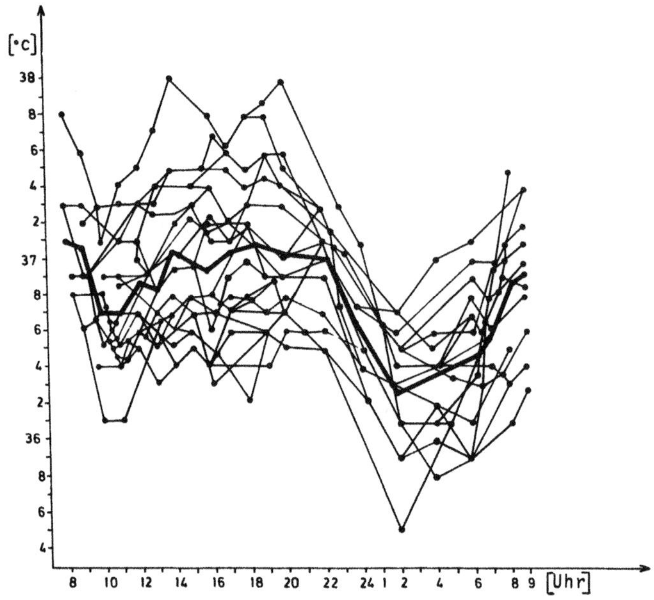

Abb. 1. Zirkadiane Schwankungen der Rektaltemperatur; ●——● Mittel aus n = 20 (Reproduktion)

Formelement des Körpers eine Spiegelung oder den plastischen Ausdruck innerer Funktionen darstellt.

Im experimentellen Teil seiner Arbeit untersucht Flaskamp dann die Reaktion der Körpertemperatur in Ruhe und bei einer Raumtemperatur von 22 °C unter den Bedingungen eines Thermalbades, einmal bei der sog. Indifferenztemperatur des Wassers von 35,5 °C, dann bei einer Wassertemperatur von 38 °C (hyperthermes Bad) und bei einer solchen von 33 °C (hypothermes Bad); die Dauer des Bades betrug jeweils 30 min.

In Abb. 3 sind die Befunde des Indifferenzbades der einzelnen Personen sowie das Mittel aus allen Einzeldaten dargestellt. Während des 30 min dauernden Aufenthalts im Bad von 35,5 °C Wassertemperatur blieb die Rektaltemperatur bei 8 der 10 gemessenen Vpn unverändert, bei 2 Vpn war eine abfallende Tendenz von bis zu 0,3 °C zu erkennen. Nach dem Bad war bei allen Vpn eine geringfügige Temperaturschwankung während der Lageveränderung zu beobachten, welche sich allerdings nach 5 min auf dem Ruhebett wieder ausgeglichen hatte. In einem Zeitraum von 10–30 min nach dem Bad kam es bei 7 Vpn während der Liegedauer auf dem Ruhebett zu einem Temperaturanstieg von 0,05–0,25 °C, welcher nach einer Dauer von 10 min wieder zurückging. Eine Abhängigkeit von der Tagesperiodik ließ sich nicht feststellen, da Kontrollversuche zu verschiedenen Tageszeiten durchweg einen gleichartigen Verlauf aufwiesen. In der vergleichenden Erörterung der vorhandenen Literatur weist der Verfasser darauf hin, daß sich das Indifferenzbad auf den Gesamtorganismus im Sinne einer Stoffwechselsteigerung bei gleichzeitiger Verminderung der Luftfüllung der Lunge auswirkt. Es kommt außerdem zu einer Anregung des

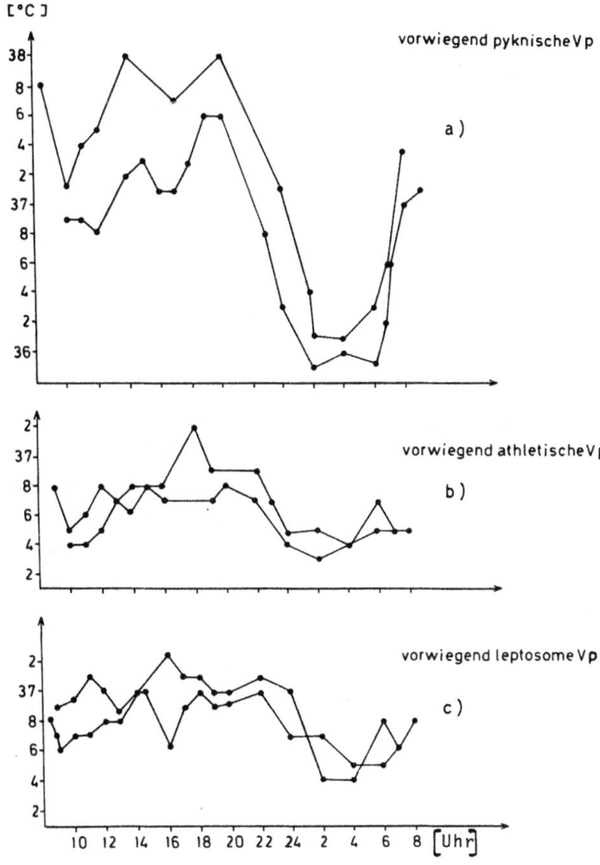

Abb. 2a–c. Zirkadiane Schwankungen der Rektaltemperatur, typologische Einzelfalldarstellungen *(a–c)* (Reproduktion)

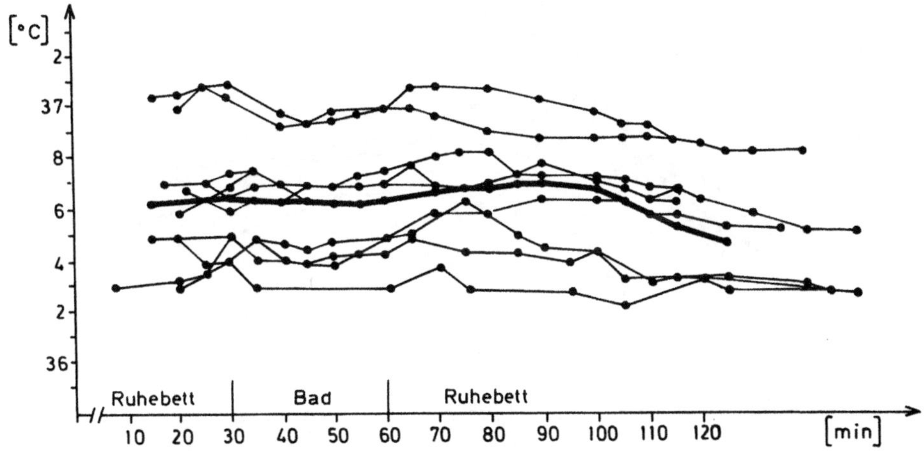

Abb. 3. Änderung der Rektaltemperatur in Abhängigkeit vom thermoindifferenten Bad (35,5 °C); ●——● Mittel aus n = 10 (Reproduktion)

Hypophysen-Nebennierenrinden-Systems und zu einer allgemeinen Stoffwechsellabilisierung. Da eine tagesrhythmische Variabilität ausgeschlossen werden kann, schließt der Verfasser, daß der beobachtete Temperaturanstieg nach dem Bad Folgeerscheinung einer Stoffwechselsteigerung und Stoffwechsellabilisierung durch das Thermalbad ist.

Bei der hyperthermen Badetemperatur von 38 °C wurde beobachtet, daß bei allen Vpn die Rektaltemperatur um 0,6–0,8 °C während des 30minütigen Bades anstieg (Abb. 4). Es dauerte bis zu 2 h bei der vorgegebenen Raumtemperatur von 22 °C, bis die Rektaltemperatur wieder ihren Ausgangswert erreicht hatte. Konstitutionelle Unterschiede konnten lediglich aus den subjektiven Angaben abgeleitet werden. Leptosome wiesen eine starke Schweißbildung auf, welche sich unmittelbar nach dem Beginn des Bades bemerkbar machte. Nach kurzer Zeit wurden Beschwerden wie Schwindel, Kopfschmerzen und Tachykardie angegeben. Pykniker konnten die Wassertemperatur von 38 °C wesentlich besser ertragen, fühlten sich wohler und zeigten erst relativ spät, nach ca. 15 min Aufenthalt im Wasser, Schweißbildung auf der Stirn. Ein Anstieg der Pulsfrequenz war bei allen Vpn nachweisbar. Die subjektiv angegebenen stärkeren Beschwerden der Leptosomen lassen sich darauf zurückführen, daß die Wärme unmittelbar auf den Gesamtorganismus und den Körperkern einwirkt, während Menschen mit ausgeprägten Fettpolstern, wie etwa die Pykniker, eine „gewisse Isolierschicht zwischengeschaltet" haben. Ungeklärt bleibt zunächst die Frage, warum es bis zu 2 h nach Beendigung des Bades dauert, bis der Körper unter konstanten Umgebungsbedingungen die überschüssige Wärme wieder abgegeben hat. Hierfür werden 2 mögliche Erklärungen angeboten:

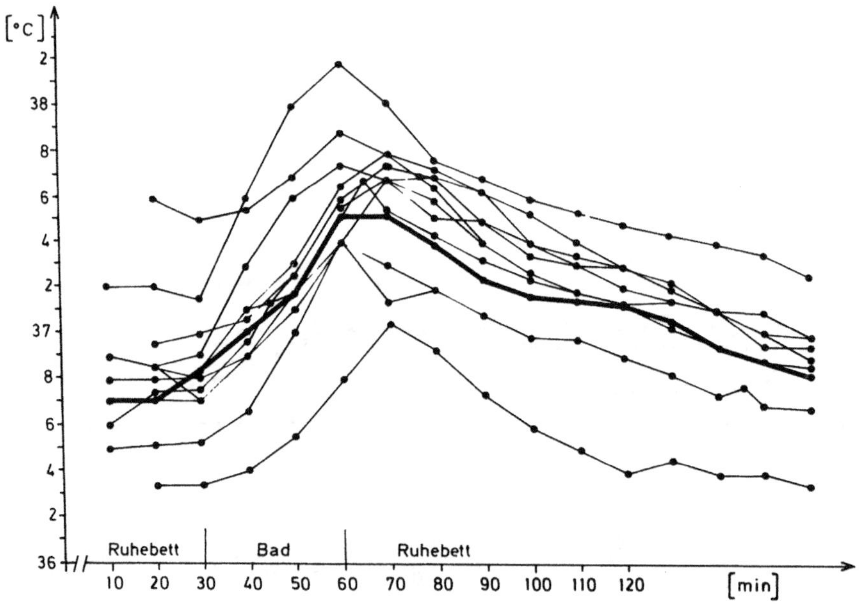

Abb. 4. Änderung der Rektaltemperatur in Abhängigkeit vom hyperthermen Bad (38,0 °C); ●——● Mittel aus n = 10 (Reproduktion)

1. Die zugeführte Wärme ist zu groß, als daß der Körper trotz funktionierender Gegenregulation die Wärme in kürzerer Zeit wieder abzugeben vermag.
2. Durch die Überwärmung werden die Regulationsvorgänge selbst außer Kraft gesetzt – möglicherweise im Sinne einer Sollwertverstellung –, wodurch eine Erhöhung des Wärmebestandes des Organismus eintreten kann. Nach Absetzen der Wärmezufuhr dauert es deshalb gewisse Zeit, bis die Regulationsvorgänge wieder einsetzen und damit Wärme abgegeben werden kann.

Es sei hinzugefügt, daß das hypertherme Bad von 38 °C offensichtlich dazu ausreicht, auch den Schutzschild des Fettpolsters bei Pyknikern sowie deren unter normalen Bedingungen schnelle und effektvolle sympathische Gegenregulation zu überwinden bzw. zu inaktivieren. Die hypotherme Wassertemperatur von 33 °C ließ 2 verschiedene Reaktionsformen erkennen. Abb. 5 zeigt bei 5 Vpn einen mehr oder minder kontinuierlichen Abfall der Körperkerntemperatur während des Aufenthaltes im Bad, der auch über das Ende des Bades hinausreicht. Bei diesen Vpn stellten sich sehr bald Kälteerscheinungen ein, die von ihnen subjektiv angegeben wurden und teils auch mit Muskelzittern einhergingen. Am ausgeprägtesten war dieses Verhalten bei Versuchspersonen mit schlankem Körperwuchs und geringer Fettpolsterung, also vorwiegend leptosomen Typen.

Bei einer weiteren Untergruppe, die allerdings nur 2 Vpn umfaßte, wurde ein Temperaturanstieg während des Aufenthalts im hypothermen Badewasser beobachtet. Bei diesen Vpn handelte es sich um solche mit vorwiegend pyknischem Körperbau; beide fühlten sich während des hypothermen Bades wohl, subjektive Beschwerden wurden nicht beobachtet.

Die unterschiedlichen Verlaufsbeobachtungen werden damit erklärt, daß es sich bei den vorwiegend leptosom konstituierten Vpn um eine reflektorische Gegenregulation im Sinne einer peripheren Vasokonstriktion handelt bei einer gleichzeitig

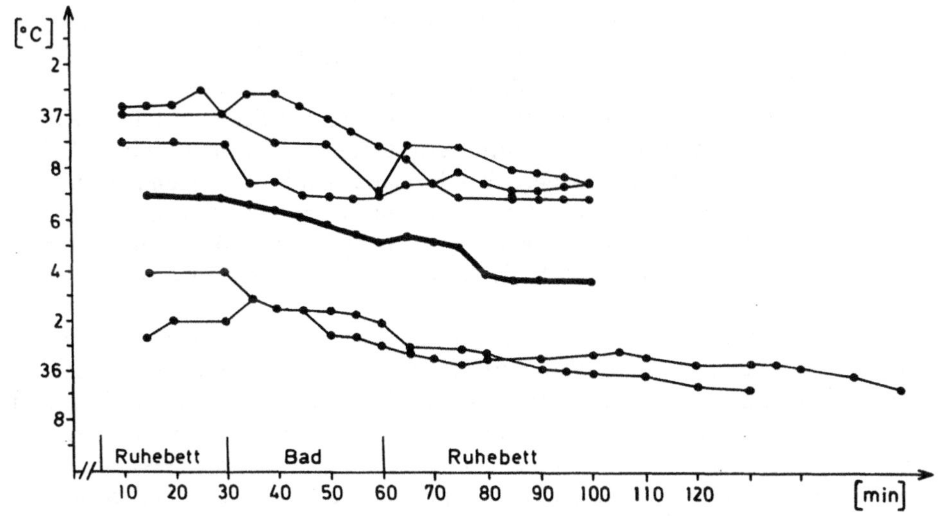

Abb. 5. Änderung der Rektaltemperatur in Abhängigkeit vom hypothermen Bad (33,0 °C); ●——● Mittel aus n = 5 (Reproduktion)

vermehrten zentralen Wärmebildung; da diese Gegenregulation jedoch infolge der geringeren Abschirmung durch die Körperschale nicht genügt, kommt es zu einem relativ raschen Wärmeverlust des Organismus und einem damit verbundenen primären Abfall der Körperkerntemperatur. Wenn bei 2 Vpn die genau entgegengesetzte Reaktion, nämlich ein Anstieg der Körperkerntemperatur, festzustellen ist, so muß diese nach Meinung des Verfassers auf die stärkere Adipositas dieser eher pyknischen Vpn zurückgeführt werden. Bei gleicher Gegenregulation wird angesichts des dicken Fettpolsters der Wärmeverlust an die Peripherie verringert; der periphere Kältereiz führt jedoch zu einer Stoffwechselsteigerung und zu einem damit verbundenen Anstieg der Körperkerntemperatur. Das Wiederabsinken der Körperkerntemperatur nach der Beendigung des 30minütigen Bades bei den beiden pyknischen Vpn setzt sich demzufolge aus 2 Komponenten zusammen:

1. Die erhöhte Körperkerntemperatur wird durch eine allmähliche Wärmeabgabe an die Fettpolster und durch die Fettpolster hindurch gesenkt, es wird vermehrt Wärme an die Umgebung abgegeben.
2. Nach dem Wegfall des peripheren Kältereizes reduziert sich auch wieder die initiale Stoffwechselsteigerung, demzufolge wird auch die anfangs erhöhte Körperkerntemperatur wieder gesenkt.

Zusammenfassend können aus der vorliegenden Arbeit folgende Gesichtspunkte festgehalten werden:

1. Unter konstanten Ruhebedingungen läßt die Körperkerntemperatur organisch gesunder Probanden einen biphasischen zirkadianen Verlauf erkennen mit einem Minimum nach Mitternacht, etwa um 2.00 Uhr, einem ersten Maximum zwischen 8.00 Uhr und 9.00 Uhr morgens, einem Tagesminimum etwa um 10.00 Uhr oder 11.00 Uhr, einem Tagesmaximum zwischen 17.00 Uhr und 19.00 Uhr, gefolgt von einem nächtlichen Minimum gegen Mitternacht. Die maximalen Ausschläge können bis zu 2 °C betragen, minimale Ausschläge liegen zwischen 0,4 °C und 0,6 °C.
2. Unter isothermen Bedingungen im Indifferenzbad von 35,5 °C bleibt die Körperkerntemperatur konstant; bei hyperthermer Badetemperatur von 38 °C kommt es im Mittel zu einem Temperaturanstieg von 0,6–0,8 °C, der innerhalb der folgenden 2–3 h rückläufig ist; bei hypothermer Badetemperatur von 33 °C kommt es bei Probanden mit geringem Fettpolster zu einem kontinuierlichen Abfall der Körperkerntemperatur im Sinne eines Wärmeverlustes an die Umgebung, ein Abfall, der das Ende des Bades überdauert; bei Probanden mit vorwiegend pyknischem Körperbau kommt es infolge der vaskulären Gegenregulation und wegen des Fettschutzschildes zu einem minimalen Anstieg der Körpertemperatur um 0,15–0,17 °C, der gleich nach Ende des Bades wieder rückläufig ist.

Insgesamt führt also die hypertherme Umgebungstemperatur zu einem Aufwärmen des Blutes in der Peripherie und demzufolge zu einer Steigerung der Körperkerntemperatur, während im hypothermen Milieu der Wärmeverlust an die Umgebung größer ist als die gegenregulatorischen Maßnahmen, wie periphere Vasokonstriktion und Steigerung der zentralen Wärmebildung. Die Frage des Einflusses eines isothermen Thermalbades auf die Körperkerntemperatur organisch gesunder Personen wird von Borst (1965) erneut aufgegriffen.

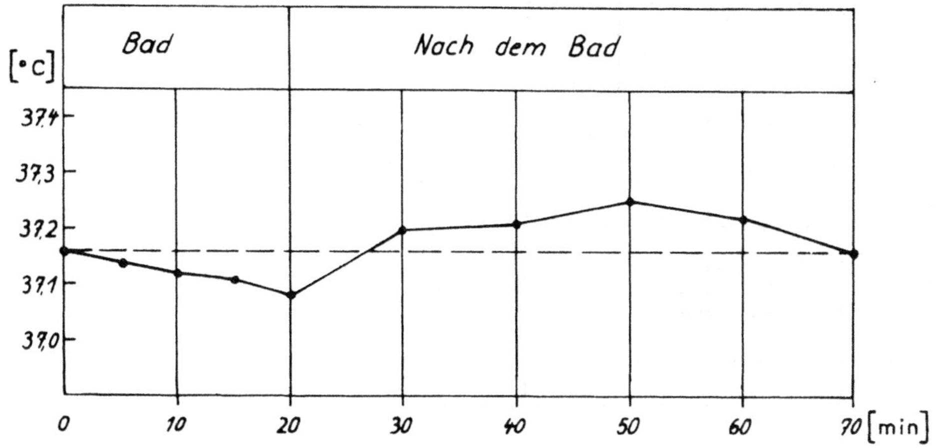

Abb. 6. Änderung der Rektaltemperatur im thermoindifferenten Bad (35,0 °C); ●——● Mittel aus n = 5, - - - - mittlere Temperatur vor dem Bad

Er gibt die Befunde von 10 männlichen Vpn wieder, deren Rektaltemperatur mit einem Sekundenthermometer gemessen wurde, wobei die Meßsonde wiederum in der Ampulla recti zu liegen kam. Unter Ruhebedingungen betrug die Raumtemperatur 24 °C, die Raumtemperatur im Bad 30 °C, die Wassertemperatur 35 °C, die Badezeit 20 min. Bei 7 der 10 Vpn sank während des Bades die Temperatur um 0,1–0,2 °C, bei 2 Personen stieg sie ohne vorherigen Abfall um 0,1 °C an, bei einer weiteren Vp blieb sie unverändert. Nach dem Bad stieg bei 9 Vpn die Temperatur gegenüber ihrem Wert bei Beendigung des Bades an. Die Mittelwertskurve der Temperatur, die in Abb. 6 wiedergegeben ist, zeigt eine überschießende Kompensation des Temperaturabfalls im Bad an. Nach dieser Darstellung beträgt der Unterschied zwischen dem Minimalwert zu Ende des Bades und dem Maximalwert 50 min später 0,17 °C. Da es sich bei dieser Darstellung um die Mittelwerte von nur 5 Vpn handelt, kann nicht mit letzter Sicherheit aus dem Text entnommen werden, ob es sich hierbei um den Mittelwert jener 7 Vpn handelt, bei denen während des Bades die Körperkerntemperatur abfiel.

Im Gegensatz zu Flaskamp schließt Borst aus diesen Befunden, daß auch das thermoindifferente Bad von 35 °C als eine von außen auf den Organismus wirkende Störgröße aufgefaßt werden kann, die durch eine Veränderung der Kern- und Hauttemperatur sowie des thermosensiblen Tonus zu Hautgefäßreaktionen im Sinne einer Durchblutungssteigerung nach dem Bad führt.

Beeinflussung der peripheren Wärmetransportzahl durch Thermalbäder

Im weitaus größeren Teil seiner Dissertation befaßt sich Borst mit der kontinuierlichen Messung der Wärmetransportzahl in der Körperperipherie mittels eines Thermoelements, welches über einen Fluvographen die Veränderungen der peripheren

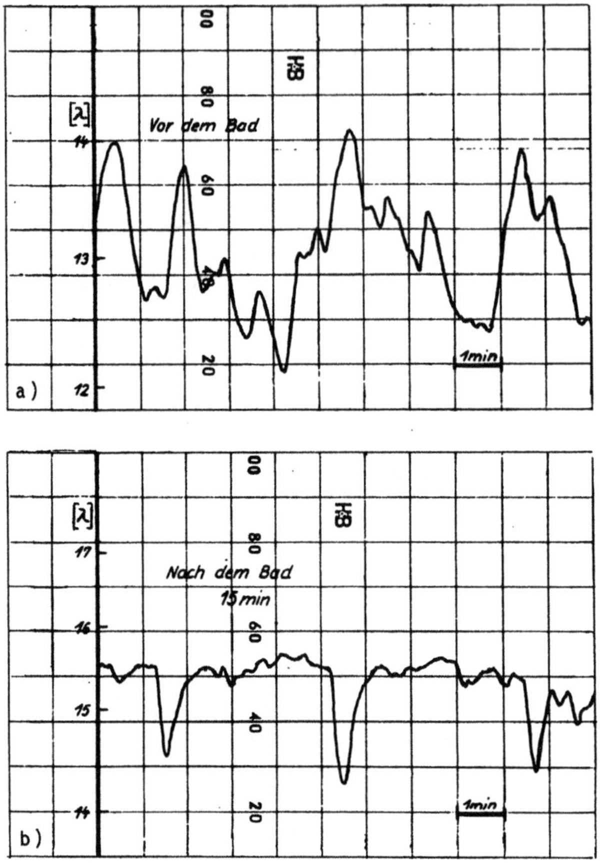

Abb. 7a u. b. Änderung der Wärmetransportzahlkurve als Folge eines thermoindifferenten Bades, am Finger eines 16jährigen Probanden registriert

Durchblutung zu registrieren ermöglicht. Die Thermoelemente wurden entweder an den Fingerkuppen oder an den Zehenkuppen bzw. an der Stirn angelegt; die Messungen erfolgten vor bzw. nach einem Thermalbad bei einer Wassertemperatur von 35 °C und 20minütiger Badezeit; die Messungen nach dem Bad erfolgten mehrminütig in definierten Zeitabständen. Das Probandenkollektiv umfaßte 10 gesunde männliche Probanden, 22 Patienten mit Poliomyelitisresiduen, 13 Patienten mit chronischer Polyarthritis und 8 Patienten mit spastischen Lähmungen nach apoplektischem Insult.

Abbildung 7a, b zeigen den Verlauf der Wärmetransportzahl während insgesamt 11 min vor dem Bad sowie um die 15. Minute nach dem Bad beginnend (über den gleichen Beobachtungszeitraum). Zum Verständnis der Darstellung muß vorgegeben werden, daß unter konstanten Ruhebedingungen beim gesunden Probanden die Kurve (Abb. 7a) aus mindestens 3 Teilkomponenten besteht; die größeren Ausschläge in beiden Richtungen sind sympathisch-adrenerger Herkunft, die zentralnervös gesteuert werden und in den präkapillären Gefäßabschnitten durch Vasokonstriktion zu einer Abnahme bzw. durch Vasodilatation zu einer Zunahme der Wärmetransportzahl führen; die 2. Komponente beschränkt sich im wesentlichen auf eine vorübergehende Abnahme der Wärmetransportzahl in größeren zeitlichen Abständen; sie ist Folge einer Vasokonstriktion des kapazitiven und des Gefäßwiderstandes, welche durch eine tiefe Einatmung ausgelöst wird; diese Komponente ist nach dem Bad in Abb. 7b sehr viel deutlicher zu sehen; die 3. Komponente besteht aus den in derselben Abbildung deutlich zu erkennenden kleineren Oszillationen, welche auf die durch die Pulswellen hervorgerufenen Schwankungen zurückzuführen sind. Als wesentlicher Befund ist aus der vergleichenden Betrachtung der beiden Abbildungen festzuhalten, daß nach dem Bad die spontanrhythmischen, sympathisch-adrenergen Schwankungen deutlich in den Hintergrund getreten sind, ein Befund, der einer Stabilisierung des Sympathikotonus infolge des Thermalbades entspricht. Dieser Befund wurde bei nahezu 60% der untersuchten gesunden Probanden erhoben. Ein Vergleich von Meßstellen zwischen Fingerkuppe und Stirn (Abb. 8) an einem gesunden, 50jährigen, männlichen Probanden läßt erkennen, daß nach dem Bad noch um die 20. Minute die durch tiefe Inspiration bedingte Verminderung der Wärmetransportzahl an den Fingerkuppen erhalten ist und auch, wenngleich in sehr viel geringerem Ausmaße, an der Stirn beobachtet werden kann.

Für das Kollektiv der 22 untersuchten Patienten mit Poliomyelitisresiduen, bei denen der Meßpunkt an der Kuppe des großen Zehs gewählt wurde, sind die Abb. 9 und 10 repräsentativ für alle untersuchten Patienten wiedergegeben. Es zeigt sich, daß vor dem Bad die Wärmetransportzahl ($\lambda = 10^{-4}$ cal · cm^{-1} · s^{-1} · °C^{-1}) bei 12 oder darunter lag; das entspricht nach den Angaben des Verfassers Werten einer ansonsten undurchbluteten Haut. Nach dem Bad sind um die 20. bzw. 30. Minute deutliche

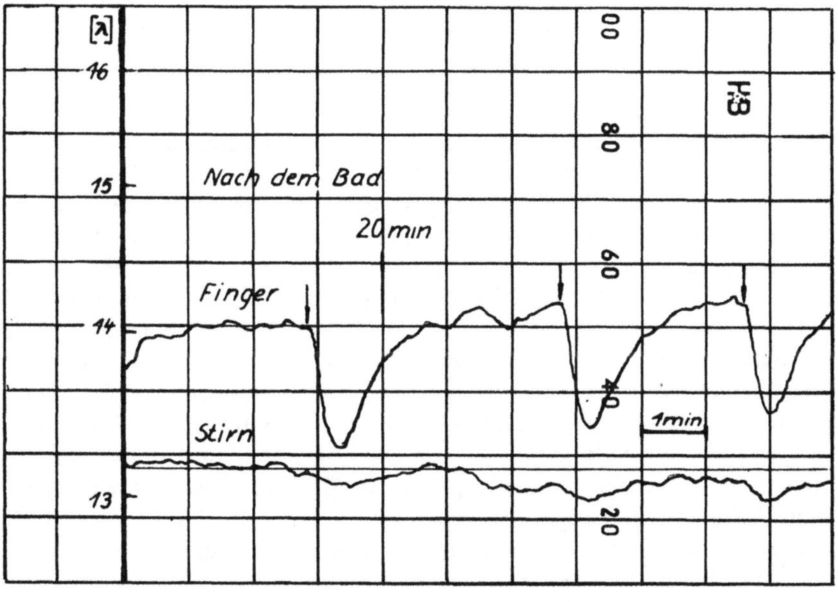

Abb. 8. Verlaufskurve der Wärmetransportzahl nach einem thermoindifferenten Bad, registriert an Finger und Stirn eines 50jährigen Probanden, *Pfeile* markieren den Beginn einer tiefen Einatmung

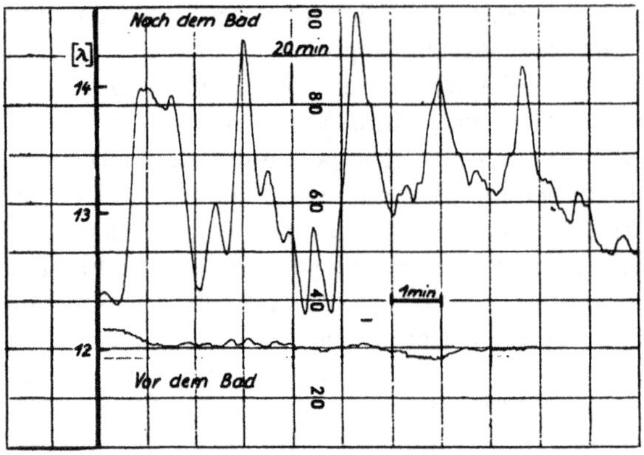

Abb. 9. Wärmetransportzahlkurve vor und nach einem thermoindifferenten Bad, registriert an der Großzehe einer 21jährigen Patientin; Zustand nach Poliomyelitis vor 11 Jahren mit völliger Lähmung beider Beine

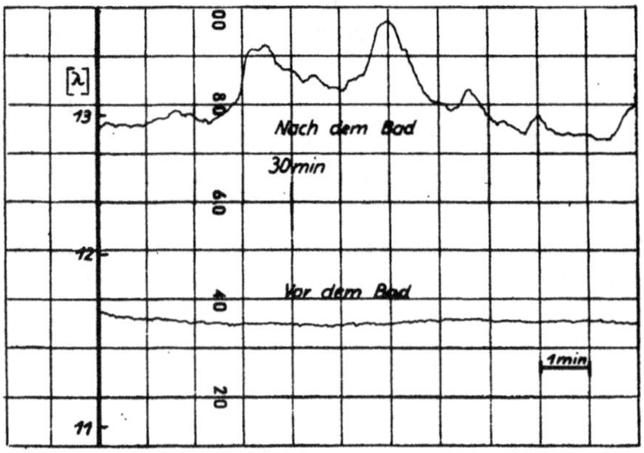

Abb. 10. Wärmetransportzahlkurve vor und nach einem thermoindifferenten Bad, registriert an der Großzehe einer 23jährigen Patientin; Zustand nach Poliomelitis vor 4 Jahren mit völliger Lähmung beider Beine

Oszillationen sichtbar, denen mindestens die sympathisch-adrenergen Spontanoszillationen und die Pulswellenschwankungen zu entnehmen sind. Die Erklärung für die Wirkung des Thermalbades auf die periphere Durchblutung bei Patienten mit Poliomyelitisresiduen sieht der Autor in der Tatsache, daß unterhalb einer gewissen Hauttemperaturgrenze eine sympathisch-adrenerge oder spontane Oszillation im Sinne einer Vasodilatation nicht mehr möglich ist. Erst nach Anheben der Hauttemperatur besonders in der Peripherie des Körpers können dann die übergeordneten Regelmechanismen wieder zur Wirkung gebracht werden und somit über einen längeren Zeitraum die periphere Durchblutung verbessern. Als besonderen Hinweis für die erhebliche Gestörtheit der vegetativen Funktionen bei Poliomyelitiserkrankungen führt der Autor den Fall einer 28jährigen Patientin an, bei der die simultane Rechts-Links-Messung an der Kuppe der großen Zehe starke entgegengesetzte vasomotorische Schwankungen erkennen läßt (Abb. 11). Es ist zwar im Text nicht ausgeführt, aber man muß annehmen, daß es sich hierbei um eine Simultanmessung vor dem Thermalbad handelt.

Die 13 untersuchten Patienten mit chronischer Polyarthritis zeigten bezüglich der Ausgangslage eine sehr inhomogene Zusammensetzung: es wird ein Fall beschrieben,

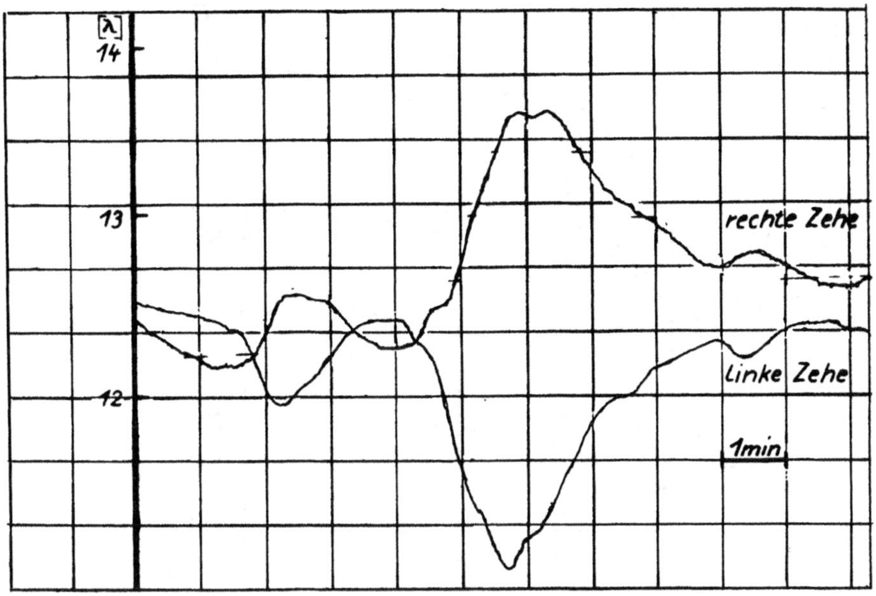

Abb. 11. Wäremetransportzahlkurve simultan registriert von beiden Großzehen einer 28jährigen Patientin; Zustand nach Poliomyelitis vor 4 Jahren mit Teillähmung beider Beine

in dem die Wärmetransportzahl vor dem Thermalbad schon über 20 λ lag. Doch im Mittel zeigten auch diese Patienten einen Anstieg der peripheren Durchblutung, hier am Beispiel der Fingerkuppen, der bis zur 60. Minute nach dem Bad anhielt. Die 15 untersuchten Patienten mit spastischen Paresen nach apoplektischem Insult zeigten ähnliche Verläufe wie die Patienten mit Poliomyelitisresiduen. Auch hier war in allen Fällen nach dem Bad die Wärmetransportzahl größer als vor dem Bad. In Abb. 12 sind die Mittelwerte der verschiedenen Kollektive noch einmal zusammengestellt unter Berücksichtigung der Ableitstelle Finger bzw. Zehen. Es zeigt sich, daß gesunde Probanden bei der Fingerkuppenableitung die niedrigsten Ausgangswerte im Mittel erkennen lassen, während die Patienten mit chronischer Polyarthritis sehr viel höhere Ausgangswerte haben; es sei außerdem darauf hingewiesen, daß die Ausgangswerte bei der Fußzehenmessung in der Regel niedriger sind als bei der Fingermessung.

Ganz bizarre Befunde wurden bei der Stirndurchblutung gemessen; 30 min nach dem Bad lag bei 5 der insgesamt 10 an der Stirn gemessenen Vpn die Wärmetransportzahl unter ihrem Wert vor dem Bad, während die anderen 5 Vpn eine sehr starke Variabilität erkennen lassen (Abb. 13). In Analogie zur Fingerdurchblutung zeigt die Einzelfalldarstellung einer 53jährigen Patientin mit chronischer Polyarthritis (Abb. 14), daß im Vergleich zum Kurvenverlauf vor dem Bad zwischen der 20. und 40. Minute nach dem Bad die Oszillationen der Wärmetransportzahl an Ausmaß zunehmen, daß es jedoch nach der 40. Minute relativ rasch wieder zu einer Umkehr des Befundes kommt.

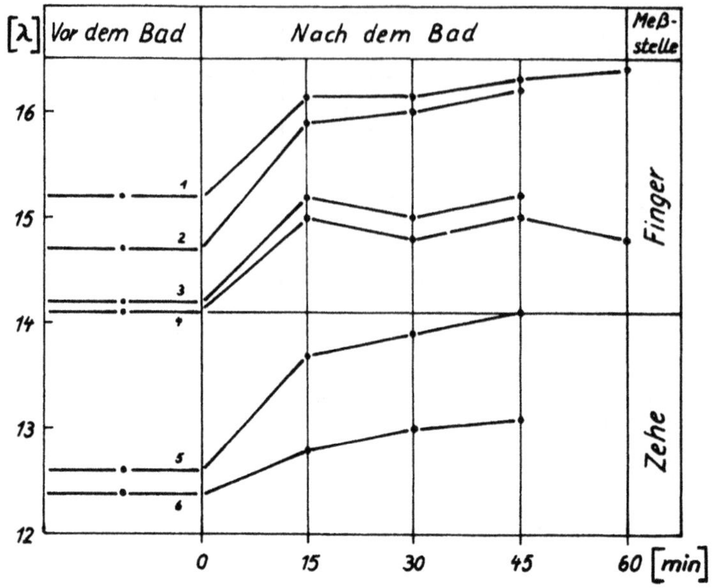

Abb. 12. Mittlere Wärmetransportzahlwerte vor und zu verschiedenen Zeiten nach dem Bad; *1* chronische Polyarthritis (n = 9), *2* spastische Paresen (n = 7), *3* Poliomyelitis (n = 6), *4* gesund (n = 10), *5* wie *2* (n = 6), *6* wie *3* (n = 13)

Zusammenfassend kann bezüglich des Vergleichs der Wärmetransportzahl bei gesunden und kranken Probanden festgestellt werden:

1. Die spontane Verlaufskurve der Wärmetransportzahl bei gesunden Probanden ist gekennzeichnet von starken sympathisch-adrenergen Oszillationen, welche atmungsabhängige Schwankungen und Pulswellenschwankungen überlagern. Nach einem thermoindifferenten Bad kommt es zu einer Stabilisierung des Sympathikotonus, welche in einem sehr viel ruhigeren Kurvenverlauf zum Ausdruck kommt.
2. Patienten mit Poliomyelitisresiduen, mit chronischer Polyarthritis oder spastischen Paresen bei Zustand nach apoplektischem Insult sind dadurch gekennzeichnet, daß die hohe Ausgangskurve nur sehr geringe oder gar keine Oszillationen aufweist. Die Wirkung des Thermalbades, die in einer Zunahme der Wärmetransportzahl und deren Schwankungen im Verlauf zum Ausdruck kommt, besteht in einer, wenn auch nur vorübergehenden und teilweisen, Wiederherstellung vegetativer Funktionen im Bereich der peripheren Durchblutung.
3. Allen 4 untersuchten Kollektiven ist gemeinsam, daß die durch das thermoindifferente Bad hervorgerufene Steigerung der Wärmetransportzahl, gemessen an den Fingerkuppen oder Fußzehkuppen, mehr als 45 min über das Ende des Thermalbades hinausreicht.
4. Bezüglich der Stirndurchblutung können keine entscheidenden Feststellungen getroffen werden, da die Angaben im Text hierzu unzureichend und die erhobenenen Befunde widersprüchlich sind.

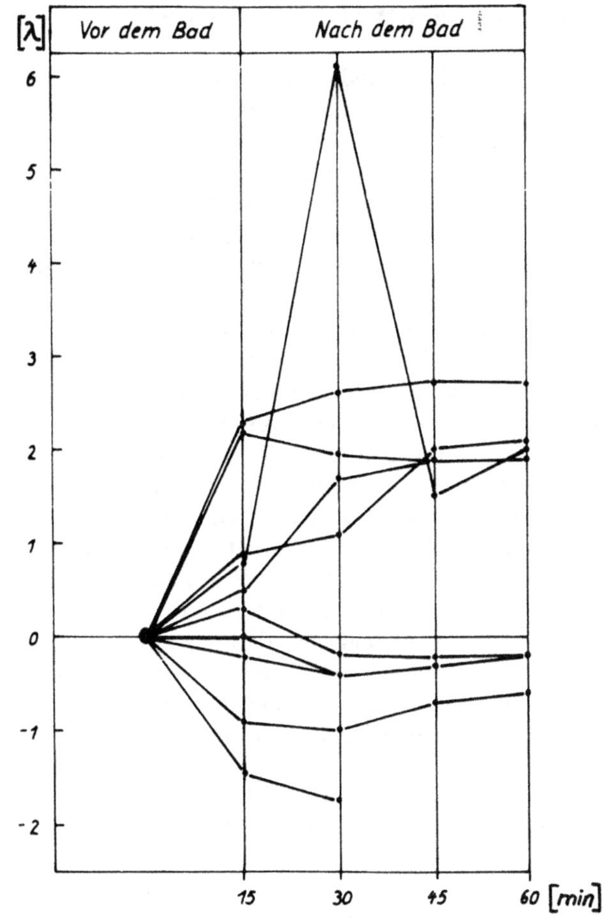

Abb. 13. Änderung der Wärmetransportzahl als Folge eines thermoindifferenten Bades, registriert an der Stirn von 10 Probanden zu verschiedenen Zeiten nach dem Bad

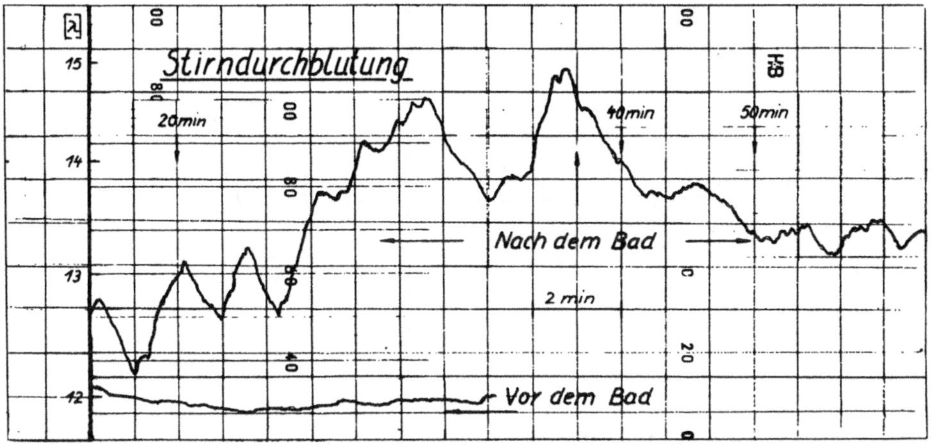

Abb. 14. Änderung der Wärmetransportzahl als Folge eines thermoindifferenten Bades, registriert an der Stirn einer 53jährigen Patientin mit chronischer Polyarthritis

Beeinflussung der zerebralen Durchblutung durch Thermalbäder

Mittels der Ophthalmodynamometrie versucht Soliman (1970) die Wirkung des Thermalbades auf die zerebrale Durchblutung nachzuweisen. Hierbei handelt es sich um eine Untersuchungsmethode, mit der man auf unblutige Weise einige Kreislaufgrößen, wie systolischen und diastolischen Blutdruck, im Bereich des zerebralen Gefäßsystems erfassen kann. Neben dem Blutdruck kann mittels dieser Methode auch das Pulsationsvolumen oszillographisch festgestellt werden, welches Rückschlüsse auf die zerebralen Durchblutungs- und Kreislaufverhältnisse gestattet. Von insgesamt 70 Vpn wurden 280 Simultankurven erstellt, die den Blutdruck am Arm und am Auge sowie das Pulsationsvolumen der A. ophthalmica vor und nach dem Bad enthalten. Von diesen waren 200 Kurven von 50 Patienten zur optischen und manuellen Auswertung geeignet. Das mittlere Alter der Probanden betrug 45,5 ± 12,2 Jahre. Die Untersuchungen fanden zwischen 9.00 Uhr und 18.00 Uhr statt, die Raumtemperatur betrug 24 °C; während der Messung waren die Probanden nur leicht bekleidet, die Temperatur im Baderaum betrug 30 °C, die Wassertemperatur 35 °C und die Badezeit 20 min. Zu der Gruppe von insgesamt 50 Vpn gehörten neben 5 gesunden Probanden 22 Patienten mit chronischer Polyarthritis, 12 Patienten mit spastischen Lähmungen und 11 Patienten mit Poliomyelitisresiduen.

Der eindrucksvollste Befund ist in den Abb. 15–18 wiedergegeben. Allen diesen Abbildungen ist gemeinsam, daß der arterielle Mitteldruck am Arm vor und nach dem Thermalbad immer niedriger ist als der ophthalmische Druck; jedoch sind innerhalb der einzelnen Gruppen Veränderungen des arteriellen Mitteldruckes bzw. des ophthalmischen Druckes infolge des Thermalbads unterschiedlich ausgeprägt. Während in der Gruppe der Patienten mit chronischer Polyarthritis (Abb. 15) der arterielle Mitteldruck am Arm leicht, wenn auch nicht signifikant, ansteigt und die Standardabweichung zunimmt, bleiben die Verhältnisse in der A. ophthalmica in

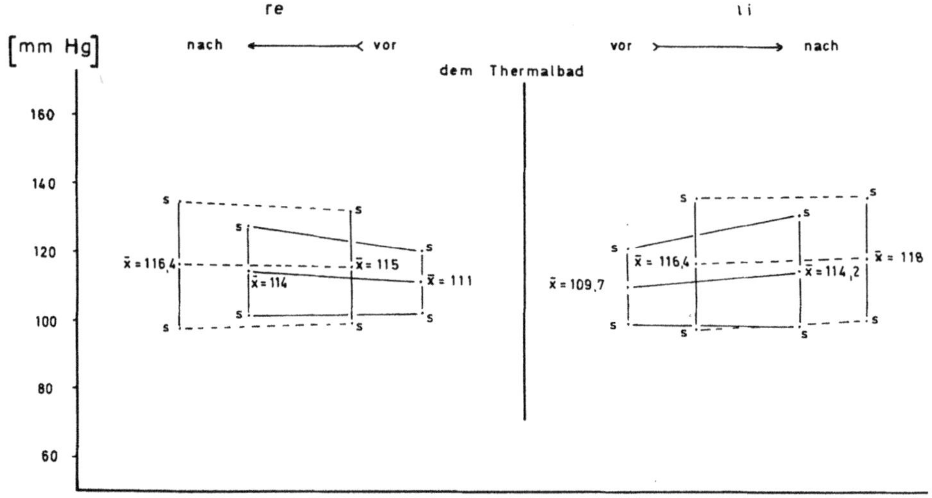

Abb. 15. Ophthalmobrachiale Relation des arteriellen Mitteldruckes vor bzw. nach einem thermoindifferenten Bad bei Patienten mit chronischer Polyarthritis (n = 22; --- ophthalmisch, —— brachial, *re* rechts, *li* links)

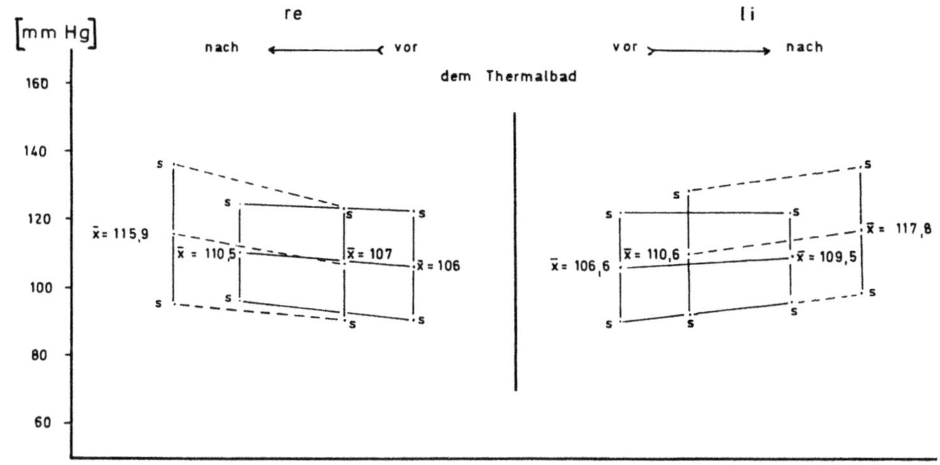

Abb. 16. Ophtalmobrachiale Relation des arteriellen Mitteldruckes vor bzw. nach einem thermoindifferenten Bad bei Patienten mit spastischen Lähmungen (n = 12; --- ophthalmisch, —— brachial, *re* rechts, *li* links)

dieser Patientengruppe konstant. Bei den Patienten mit spastischen Lähmungen (Abb. 16) steigen stattdessen die Blutdruckmittelwerte in der A. ophthalmica infolge des Thermalbades deutlich an, während der arterielle Mitteldruck am Arm fast konstant bleibt und die Standardabweichung nach dem Bad abnimmt. Bei den Patienten mit Poliomyelitisresiduen (Abb. 17) sind die Blutdruckunterschiede zwischen dem Arm und der A. ophthalmica weniger deutlich ausgeprägt, zeigen jedoch eine diskret ansteigende Tendenz. Im Gegensatz hierzu sind die Blutdruckverhältnisse bei

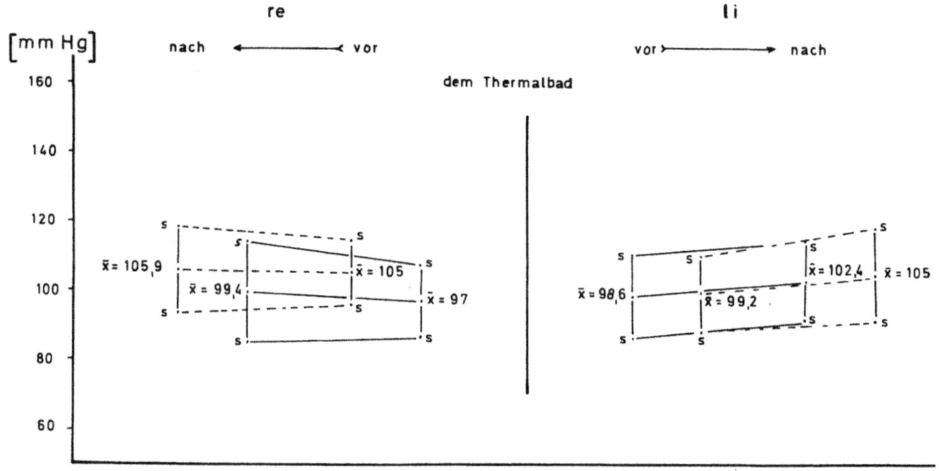

Abb. 17. Ophthalmobrachiale Relation des arteriellen Mitteldruckes vor bzw. nach einem thermoindifferenten Bad bei Patienten mit Poliomyelitisresiduen (n = 11; --- ophthalmisch, —— brachial, *re* rechts, *li* links)

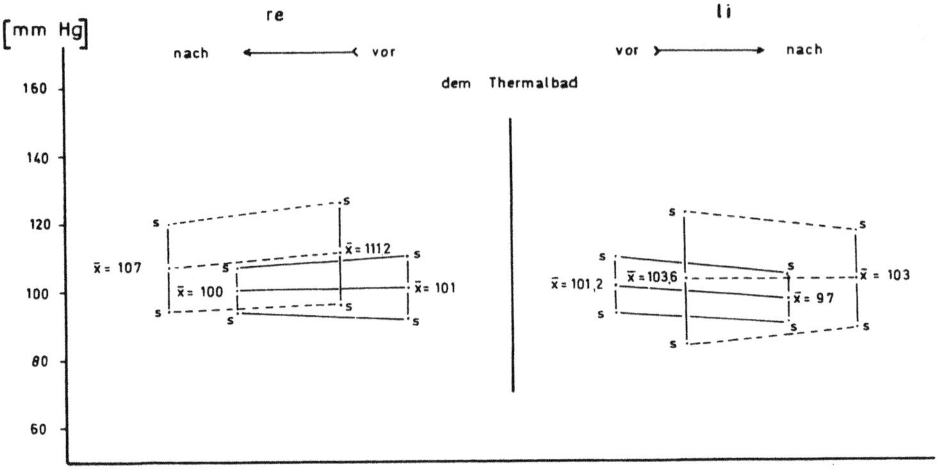

Abb. 18. Ophthalmobrachiale Relation des arteriellen Mitteldruckes vor bzw. nach einem thermoindifferenten Bad bei gesunden Probanden (n = 5; --- ophthalmisch, —— brachial, *re* rechts, *li* links)

den 5 gesunden Versuchspersonen konstant oder gegenläufig (Abb. 18), d.h. der ophthalmische Druck rechts ist nach dem Bad niedriger als vor dem Bad und links konstant, während der arterielle Mitteldruck am linken Arm nach dem Bad geringer ist und rechts konstant bleibt.

In seiner abschließenden Darstellung hält der Autor fest, daß bei allen 4 Teilgruppen vor dem Bad eine „relative kephale Hypertonie" bestand, d.h., daß der arterielle Mitteldruck in der A. ophthalmica deutlich über dem am Oberarm der gleichen Seite lag. Nach dem Bad war diese „relative kephale Hypertonie" in Richtung einer ophthalmo-brachialen Isotonie verschoben. Bei den Patienten mit (primär-)chronischer Polyarthritis war dieser Befund auf beiden Seiten zu erheben, bei den Patienten mit Poliomyelitisresiduen und den gesunden Vpn jeweils auf der Seite, auf welcher vorher diese „relative kephale Hypertonie" bestanden hatte. Der arterielle Mitteldruck war nach dem Bad sowohl am Arm wie auch am Auge bei den 3 Patientengruppen um etwa 3–5 mm Hg angestiegen, ein Befund, der bei der Gruppe der gesunden Vpn nicht erhoben wurde. Das Pulsationsvolumen war nach dem Bad am deutlichsten bei den Patienten mit spastischen Lähmungen und Poliomyelitisresiduen angestiegen.

So kann zusammenfassend festgestellt werden, daß die thermische Wirkung des Bades neben der von Borst beschriebenen peripheren Durchblutungssteigerung infolge Vasodilatation auch zu einer Steigerung der zerebralen Durchblutung führt, hier jedoch im Sinne einer Zunahme des arteriellen Mitteldrucks. Wenngleich diese Ergebnisse nach Meinung des Verfassers als minimal angesehen werden müssen, gibt er zu bedenken, daß diese Befunde nach einmaliger Anwendung eines thermoindifferenten Bades erhoben wurden. Sobald man aber, so der Verfasser, diese einmalige Einwirkung wiederholt, wird man alle die Veränderungen, die hier nur in Andeutungen nachweisbar sind, mit überwiegender Wahrscheinlichkeit stärker ausgeprägt wiederfinden.

Physiologische Aspekte des autogenen Trainings

Beeinflussung der peripheren Wärmetransportzahl durch autogenes Training

Im Zusammenhang mit der Untersuchung physiologischer Parameter und deren Änderung während des autogenen Trainings (AT) hatte Polzien (1959, 1961) Befunde veröffentlicht, nach denen die simultane Temperaturmessung am Finger und an der Hand während des AT einen deutlichen Anstieg erkennen läßt; während der Finger eine niedrigere Ausgangstemperatur hat, erreicht er eine höhere Maximaltemperatur als die Hand; parallel hierzu fällt die rektal gemessene Temperatur während einer Übung im AT mehr oder minder kontinuierlich ab. Schranz (1973) geht dieser Beobachtung mit der grundsätzlichen Fragestellung nach, ob sich autogen Trainierte von nicht autogen Trainierten bezüglich der Hauttemperatur in einfacher Ruhelage unterscheiden. Anders ausgedrückt lautet die Frage, ob die Steigerung der peripheren Hautdurchblutung im AT ein physiologisches Charakteristikum dieses Versenkungszustandes ist oder ein Phänomen, welches auch im normalen Ruhe- und Entspannungszustand zu beobachten ist. An den Untersuchungen nahmen 57 gesunde männliche Vpn im Alter zwischen 20 und 30 Jahren teil, von denen 33 das AT seit mindestens 6 Monaten regelmäßig übten und ein deutliches Schwere- und Wärmeerlebnis realisierten, also als „Langtrainierte" bezeichnet werden konnten; 24 Probanden beherrschten das AT nicht. Die Registrierung der Wärmetransportzahl erfolgte unter konstanten Umgebungsbedingungen bei einer Raumtemperatur von 22 °C jeweils nachmittags zwischen 13.00 und 16.00 Uhr in einem durch Vorhänge leicht verdunkelten Raum. Die Adaptationszeit betrug 15 min, die Registrierung der Wärmetransportzahl erfolgte über eine Dauer von 10 min; sie wurde an der Fingerkuppe des rechten Daumens vorgenommen, wobei unter thermoindifferenten Umgebungsbedingungen die rechte Hand der Versuchsperson in ein Wolltuch eingehüllt war.

In den Abb. 19a–d sind die individuellen Kurvenverläufe von 4 Probanden aus der Gruppe der autogen Trainierten wiedergegeben. Jede der 4 Kurven zeigt eine eigene Rhythmik von unterschiedlicher Amplitudengröße und Periodendauer. Die Kurven a, c und d weisen in ihrem Verlauf ein Absinken in bezug auf den Kurvenabschnitt der beiden ersten Minuten auf. Bei Kurve a und d ist der tiefste Punkt in den letzten beiden Minuten erreicht, während die Kurve c schon bei der 5. und 6. Minute stark absinkt, um dann wieder vorübergehend anzusteigen. Der Abfall in allen 3 Kurven ist ein eindeutiger Hinweis auf den Durchblutungsrückgang innerhalb des Beobachtungszeitraumes. Die Kurve *b* ist ein Beispiel für einen nahezu konstanten Kurvenverlauf der Wärmetransportzahl ohne Anstieg oder Abfall.

In Abb. 20a–d sind individuelle Kurvenverläufe aus der Gruppe der nicht autogen Trainierten wiedergegeben. Auch bei diesen 4 Kurven bleibt die Eigenrhythmik erhalten. Bei den Kurven a und b setzt der Durchblutungsrückgang erst im letzten Teil der Kurve ein und ist dann mehr oder minder kontinuierlich. Bei Kurve d

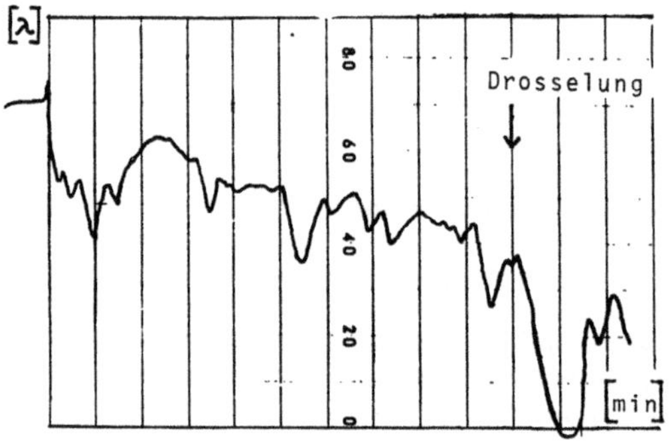

a

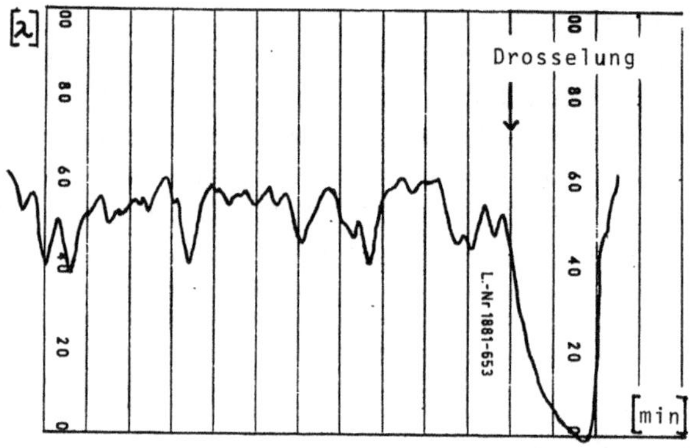

b

c

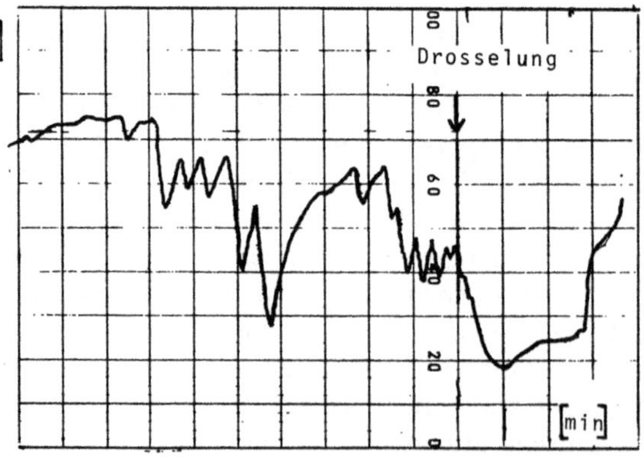

Abb. 19a–d. Änderung des Ruheausgangsverlaufs der Wärmetransportzahlkurve von 4 gesunden Probanden, die das AT beherrschen und regelmäßig praktizieren. *Pfeile* markieren die Drosselung der Durchblutung durch eine aufgeblasene Blutdruckmanschette. $\lambda = 10^{-4}$ cal $\cdot$ $cm^{-1} \cdot s^{-1} \cdot {}^{\circ}C^{-1}$

dagegen setzt das gleichmäßige Absinken der Durchblutung schon gleich zu Beginn der Aufzeichnung ein. Kurve c verläuft im Gegensatz zu den übrigen 3 Kurven gleichmäßig, ohne anzusteigen oder abzufallen, und entspricht somit der Kurve b in Abb. 19. In allen Aufzeichnungen ist der Zeitpunkt der Drosselung der Durchblutung durch Aufpumpen einer Blutdruckmanschette wiedergegeben, wodurch die relative Zuverlässigkeit der Meßmethode zum Ausdruck kommt.

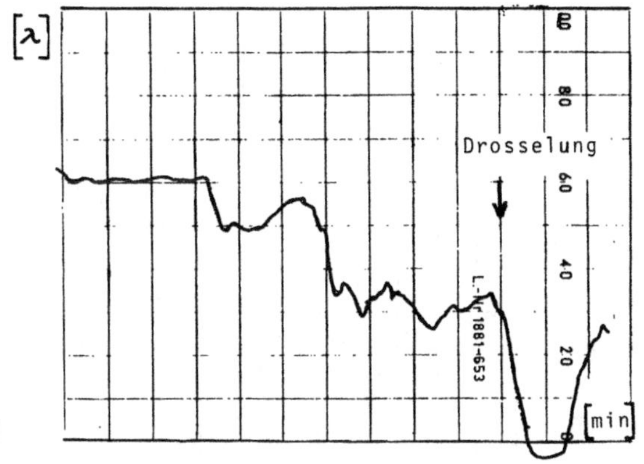

Abb. 19d

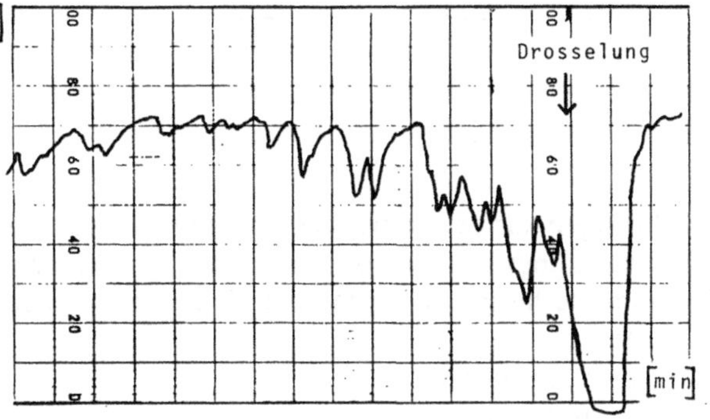

a

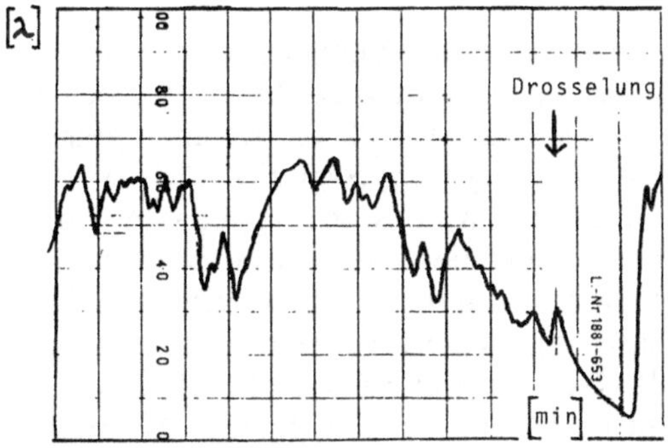

b

Abb. 20 a–d. Änderung des Ruheausgangsverlaufs der Wärmetransportzahlkurve von 4 gesunden Probanden, die das AT nicht beherrschen. *Pfeile* markieren die Drosselung der Durchblutung durch eine aufgeblasene Blutdruckmanschette. $\lambda = 10^{-4}$ cal · cm^{-1} · s^{-1} · °C^{-1}

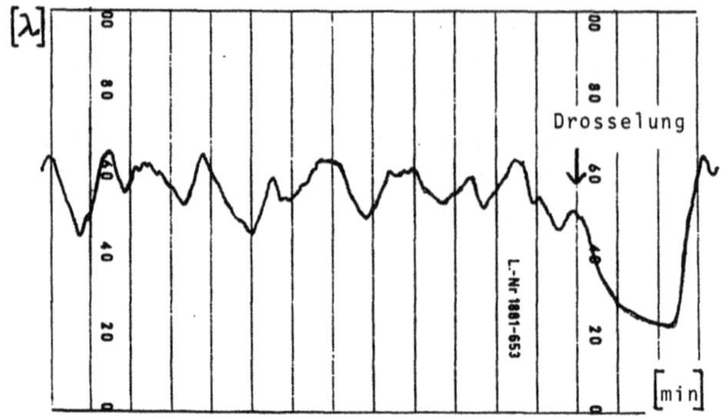

Abb. 20c

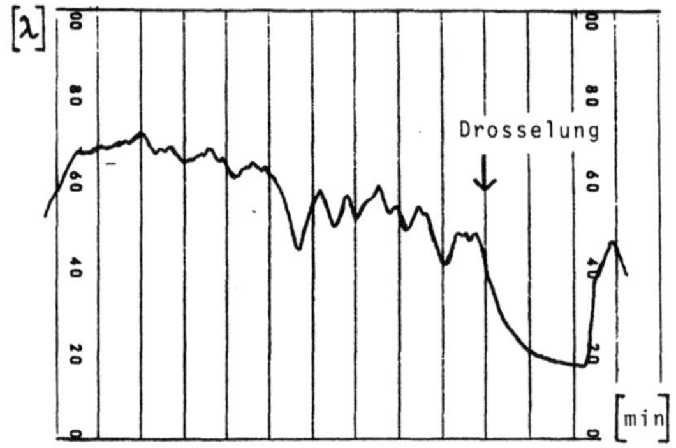

Abb. 20d

Bezogen auf den individuellen Ruheausgangswert und in Abhängigkeit von dem Beobachtungszeitraum planimetrierte der Autor die so entstehenden Flächen und bestimmte hieraus das Maß der Temperaturabnahme oder -zunahme für die Zeiträume:

1. 3.–10. Minute,
2. 5.– 6. Minute,
3. 9.–10. Minute.

Der intragruppale Vergleich wurde statistisch mittels der Wilcoxon-Ranganalyse, der intergruppale mittels des Mann-Whitney-Tests statistisch geprüft.

Abbildung 21 stellt die Befunde graphisch dar. Bezogen auf den individuellen Ruheausgangswert zeigt sich für den Zeitraum der 5. und 6. Minute für beide Gruppen kein statistisch signifikanter Unterschied; in der Gruppe der autogen Trainierten sind die Unterschiede zwischen dem Ruheausgangswert und dem Beobachtungszeitraum der 9.–10. Minute bzw. der 3.–10. Minute auf dem 1%-Niveau statistisch signifikant, während in der Gruppe der nicht autogen Trainierten für den Beobachtungszeitraum der 9.–10. Minute ein Unterschied nur auf dem 5%-Niveau zu beobachten ist und für den Beobachtungszeitraum der 3.–10. Minute keine

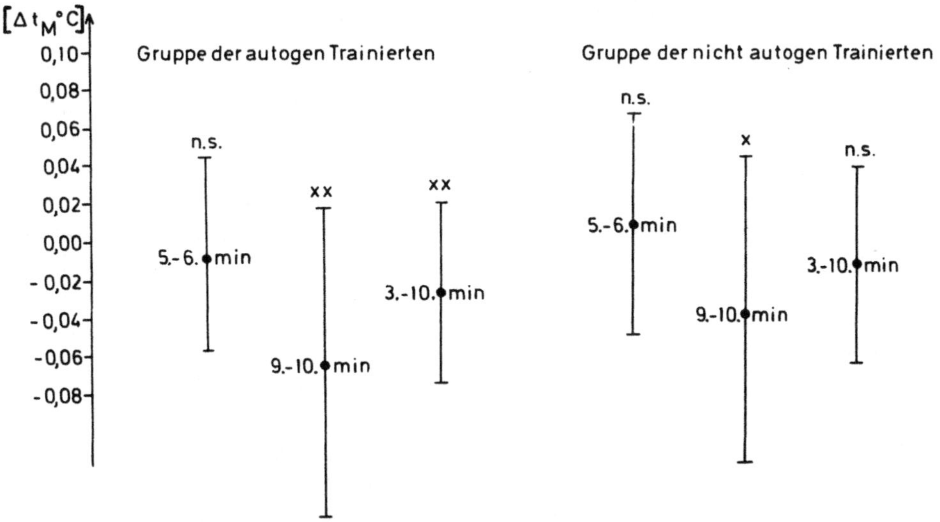

Abb. 21. Intergruppaler Vergleich der Änderung des Ruheverlaufs der Wärmetransportzahlkurve; punktuelle Auswertung. Mittlere Abweichungen (Δt_M °C) vom individuellen Nullwert (Δt_R) und Standardabweichungen

statistische Signifikanz ermittelt werden konnte. Im intergruppalen Vergleich konnten keine statistisch signifikanten Unterschiede festgestellt werden.

Aus diesen Befunden resultieren 2 wesentliche Beobachtungen:

1. In einfacher Ruhe unter thermoindifferenten Umgebungsbedingungen sinkt die Durchblutung der peripheren Haut, d. h. der Zustand der einfachen Ruhe und der Zustand der Bewußtseinseinschränkung im AT zeigen bezüglich der peripheren Hautdurchblutung gegenläufige Veränderungen.
2. Bezüglich des Absinkens der peripheren Hautdurchblutung unterscheiden sich im intergruppalen Vergleich autogen Trainierte und nicht autogen Trainierte statistisch nicht, wenngleich Hinweise dafür zu erkennen sind, daß der Durchblutungsrückgang bei autogen Trainierten etwas deutlicher ist.

Der Zustand einfacher Ruhe wie auch der Versenkungszustand im AT entspricht einer trophotropen Stoffwechsellage, d. h. einem vegetativen Zustand, in welchem Funktionen wie Verdauung, Assimilation, Resorption und Speicherung von Energiereserven erfolgen; gleichzeitig handelt es sich um einen Zustand, in welchem bei motorischer Ruhe das Aufkommen von Stoffwechselendprodukten vorzugsweise aus der quergestreiften Muskulatur deutlich reduziert ist. Im Blutkreislauf kommt es zu einer Verlangsamung des Herzrhythmus mit Abnahme des systolischen Blutdruckes, d. h. Abnahme der Kontraktionskraft des Herzens bei gleichzeitiger Verlängerung der Diastole. Hierdurch wird das gesamte Herz-Kreislauf-System entlastet. Die Atmung wird zunehmend ruhiger, verlangsamt allmählich und ist nur von mittlerer Tiefe. Im Gebiet des Verdauungsapparates sind infolge des Rückgangs des Sympathikotonus, der aus dem Versorgungsgebiet des Sonnengeflechtes kommt, die Arteriolen erweitert; diese Tatsache unterstützt synergistisch die Sekretions- und Resorptionstätigkeit des Verdauungsapparates; gleichzeitig nimmt unter trophotropen Bedingungen die Magen- und Darmperistaltik in diesem Gebiet zu. Im Unterschied zum AT nimmt jedoch im Bereich der peripheren Durchblutung die konstriktorische Erregbarkeit der Gefäße nach distal zu und entfaltet im Bereich der Endarterien v. a. im Gebiet der Finger und Fußzehen ihre größte Wirksamkeit. So ist nach Meinung des Autors die Gefäßverengung in der peripheren Haut nicht nur Folge eines erhöhten Sympathikotonus, sondern auch Zeichen einer gesteigerten Reagibilität der dortigen Gefäßmuskulatur. Während in den bisherigen Arbeiten lediglich darauf verwiesen wurde, daß die Zunahme der Wärmetransportzahl während des AT eine Folge des reduzierten Sympathikotonus ist, wäre aus den dargelegten Überlegungen zu folgern, daß unter eben dieser Bedingung auch die konstriktorische Erregbarkeit der distalen Blutgefäße reduziert ist. Dies könnte eine Folge der lokalen Bradykininausschüttung sein.

Die in den vorangehenden Abschnitten dargestellten therapeutischen Effekte des Thermalbads insbesondere auf die periphere Durchblutung chronisch kranker Menschen hatte der Spekulation um den Einfluß des Thermalbads auf das vegetative Nervensystem, d. h. auf den sympathischen und den parasympathischen Anteil dieses Nervensystems, freien Raum gelassen. In diesem Zusammenhang sei daran erinnert, daß der Urheber des AT, J.H. Schultz, den Protokollen seiner Probanden entnehmen konnte, daß es schon während des Erlernens der Schwereübung zu einem spontanen Wärmeerlebnis bei einem Teil der Probanden kommen kann. Hieraus leitete Langen (1977) konsequenterweise die Überlegung ab, daß eine Beziehung zwischen dem Wärmeerlebnis im AT und dem vegetativen Nervensystem, insbesondere dem sympathischen Anteil desselben, besteht, die möglicherweise medikamentös zu überpüfen ist.

Zu der von Hohn (1966) durchgeführten Untersuchung standen an Probanden eine nicht näher bezeichnete Anzahl gesunder Studentinnen und Studenten der Universität Tübingen sowie organisch gesunde Patienten einer psychotherapeutischen Klinik zur Verfügung. Die kontinuierliche Messung der Wärmetransportzahl nach oben beschriebenem Prinzip erfolgte unter Ruhebedingungen bei Raumtemperaturen von 21 °C bzw. 22–30 °C. Als Medikamente kamen zur Verwendung:

1. Complamin, eine Substanz, deren gefäßerweiternde Wirkung v.a. körpernahe Regionen betrifft;
2. Hydergin, ein halbsynthetisches Alkaloid, welches im Bereich des zentralen Nervensystems den Sympathikotonus reduziert und damit zu einer peripheren Gefäßerweiterung beiträgt;
3. Opilon, ein vollsynthetisches Alkaloid, welches wie das halbsynthetische Hydergin einen zentralen, sympatholytischen Einfluß hat und über diesen zentralen Effekt zu einer peripheren Durchblutungssteigerung führt.

Bei einer Raumtemperatur von 21 °C wurden 39 Ableitungen an der Daumenkuppe vorgenommen. Nach intravenöser Gabe von Complamin kommt es erwartungsgemäß gegenüber dem Ruheausgangswert zu einer Steigerung der Wärmetransportzahl; die Spontanschwankungen in Ruhe werden jetzt wesentlich kleiner; in der Mehrzahl der Fälle zeigt sich ein sog. zeitlich begrenzter Typ, d. h., daß nach Abklingen der Medikamentenwirkung die Wärmetransportzahl in Richtung des Ruheaus-

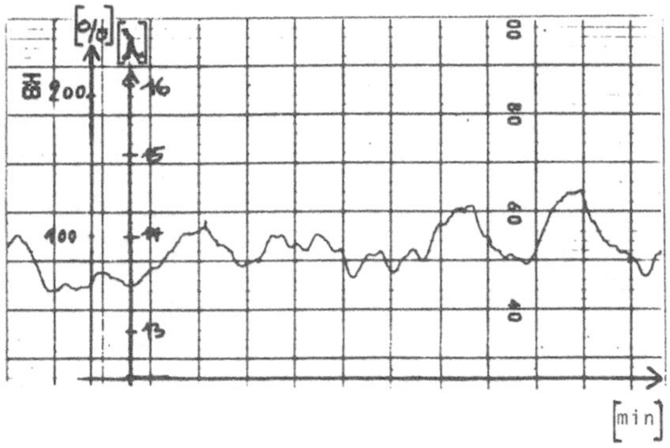

Abb. 22. Ruheausgangsverlauf der Wäremetransportzahlkurve registriert an der Daumenbeere bei einer Raumtemperatur von 21 °C

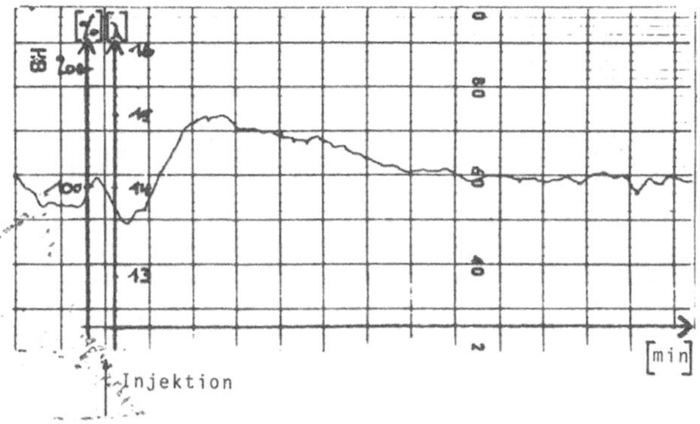

Abb. 23. Änderung der Wärmetransportzahl nach intravenöser Gabe von Complamin, registriert an der Daumenbeere, Verlaufsbeobachtung von Abb. 22

gangswertes wieder sinkt (Abb. 22 und 23); lediglich in einem Fall blieb die Steigerung der Wärmetransportzahl über einen längeren Zeitraum erhalten.

Bei einer Raumtemperatur von 22–30 °C wurden 16 Kurven abgeleitet und ausgewertet. Unter der Einwirkung dieser höheren Umgebungstemperatur lag der Ausgangswert der Wärmetransportzahl fast um eine Einheit höher im Vergleich zu der niedrigeren Umgebungstemperatur (Abb. 24a). Das bedeutet, daß die Ruhedurchblutung sich unter der höheren Umgebungstemperatur auf ein entsprechend höheres Niveau eingestellt hatte. Die durch die tiefen Atemzüge hervorgerufene, passagere und reversible Senkung der Wärmetransportzahl, ein Phänomen, das weiter oben bereits beschrieben ist, kommt unter der höheren Umgebungstemperatur deutlicher zum Vorschein. Nach intravenöser Gabe von Complamin steigt die Wärmetransportzahl um einen Wert in der Größenordnung von 1,1 λ.

Dieser erhöhte Wert wird für längere Zeit beibehalten, so daß das Kurvenbild unter der höheren Umgebungstemperatur dem sog. kontinuierlichen Typ entspricht (Abb. 24b).

Bezüglich des sekalen Alkaloids Hydergin liegen für die Umgebungstemperatur von 21 °C 15 Verlaufskurven vor. Nach Gabe von 1 cm^3 Hydergin intravenös steigt die Wärmetransportzahl von 12,9 λ in Ruhe auf 13,9 λ. Auch bei dieser Versuchsanord-

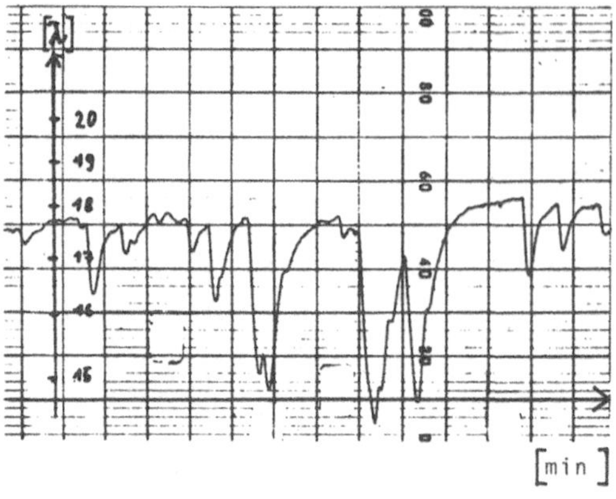

Abb. 24a. Ruheausgangsverlauf der Wärmetransportzahlkurve, registriert an der Daumenbeere bei einer Raumtemperatur von 30 °C

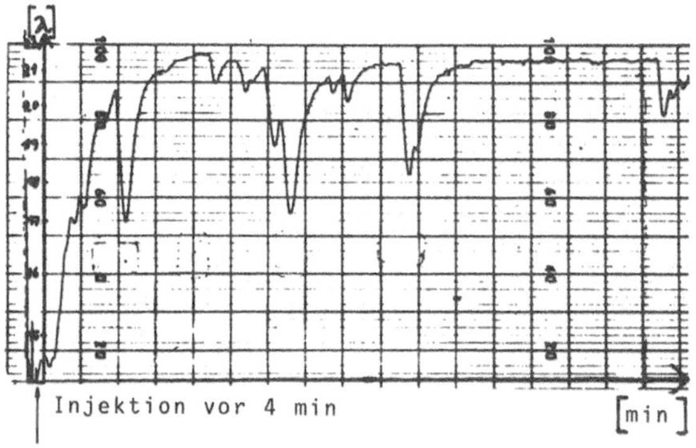

Abb. 24b. Änderung der Wärmetransportzahl nach intravenöser Gabe von Complamin, registriert an der Daumenbeere, Verlaufsbeobachtung von Abb. 24a

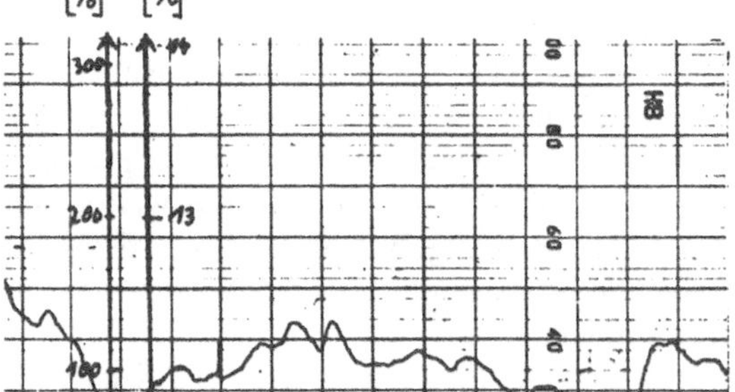

Abb. 25. Ruheausgangsverlauf der Wärmetransportzahlkurve, registriert an der Fingerbeere bei einer Raumtemperatur von 21 °C

nung nehmen unter der Einwirkung des Medikamentes die Amplituden der Spontanschwankungen ab; das Kurvenbild entspricht im wesentlichen dem „zeitlich begrenzten Typ“ (Abb. 25 und 26). Unter der Raumtemperatur von 22–30 °C kamen nach intravenöser Gabe von Hydergin 23 Kurven zur Auswertung. Erwartungsgemäß ist auch hier wieder der Ruheausgangswert erhöht (Abb. 27); nach Verabreichung des Medikaments kommt es dann zu einem weiteren Anstieg der Wärmetransportzahl, ebenfalls in der Größenordnung von 1,1 λ; bei Abnahme der Spontanschwankungen stellt das Kurvenbild einen „kontinuierlichen Typ“ dar (Abb. 28).

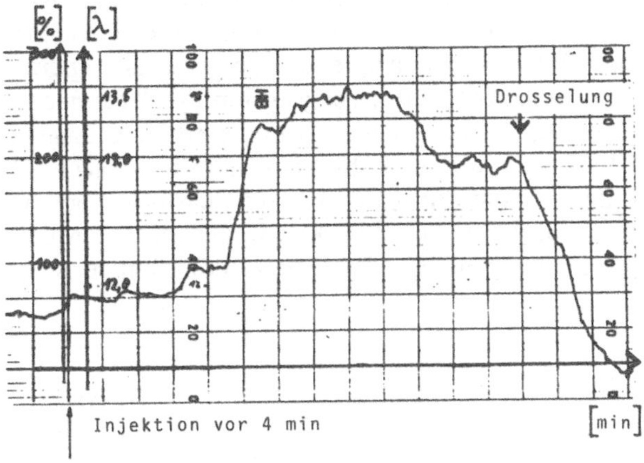

Abb. 26. Änderung der Wärmetransportzahl nach intravenöser Gabe von Hydergin, registriert an der Fingerbeere, Verlaufsbeobachtung von Abb. 25. *Pfeil* markiert die Drosselung der Durchblutung durch eine aufgeblasene Blutdruckmanschette

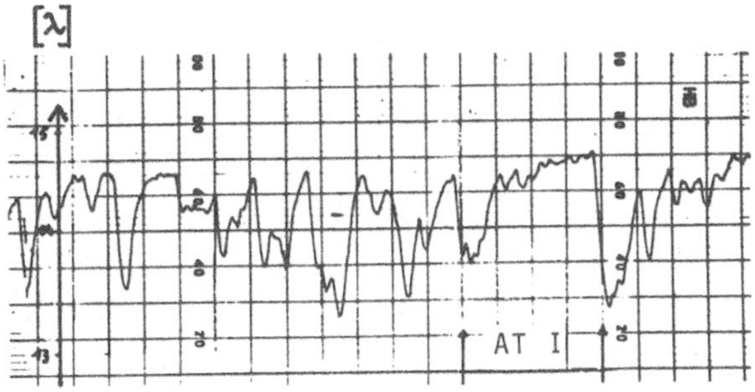

Abb. 27. Änderung der Wärmetransportzahlkurve als Folge des AT, registriert an der Fingerbeere bei einer Raumtemperatur von 27 °C

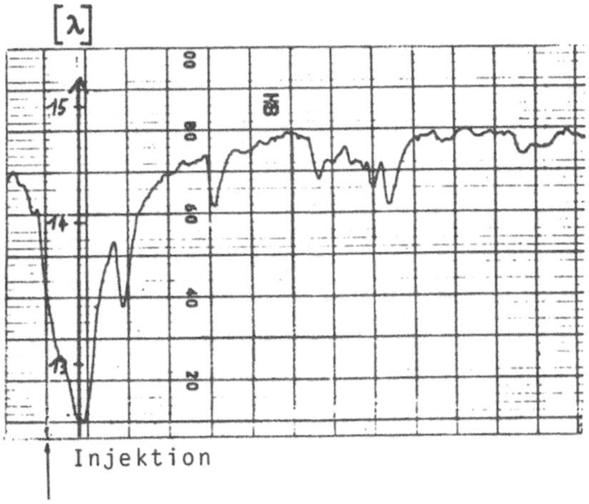

Abb. 28. Änderung der Wärmetransportzahlkurve nach intravenöser Gabe von Hydergin, registriert an der Fingerbeere; Verlaufsbeobachtung von Abb. 27

Für das vollsynthetische Phenyläthylamin Opilon wurden nur Versuche bei einer Raumtemperatur von 22–30 °C durchgeführt. Bei gleichfalls erhöhter Ausgangslage der Wärmetransportzahl kommt es nach Gabe des Medikamentes zu einem weiteren Anstieg derselben um einen Wert von 1,3 λ.

Die 19 ausgewerteten Kurvenbilder zeigten ausnahmslos einen „kontinuierlichen Typ“, bei dem eine deutliche Abnahme der Spontanschwankungen gegenüber der Ruheausgangslage festzustellen war (Abb. 29 und 30).

Somit kann zusammenfassend festgestellt werden, daß alle 3 Medikamente unabhängig von dem Ort ihrer pharmakologischen Wirkung in der Peripherie zu einer Vasodilatation führen, die ihren Ausdruck in einer Steigerung der Wärmetransportzahl findet. Während unter der Umgebungstemperatur von 21 °C im wesentlichen das Kurvenbild des „zeitlich begrenzten Typs“ beobachtet wird, d. h. die medikamentöse Wirkung rasch abklingt, führt eine erhöhte Umgebungstemperatur im Bereich von 22–30 °C zum Kurvenbild des „kontinuierlichen Typs“, ein Hinweis darauf, daß unter erhöhter Ausgangslage die pharmakologische Wirkung aller 3 Medikamente über einen längeren Zeitraum anhält. Allen 3 Medikamenten ist außerdem gemeinsam, daß sie zu einer deutlichen Reduktion der sympathisch-adrenergen Spontanos-

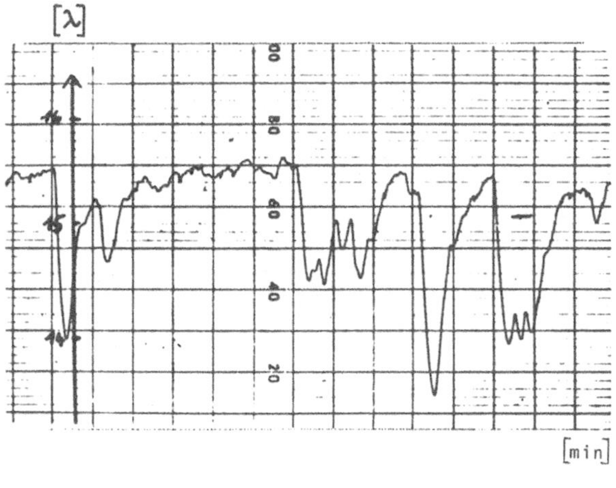

Abb. 29. Ruheausgangsverlauf der Wärmetransportzahlkurve, registriert an der Fingerbeere bei einer Raumtemperatur von 30 °C

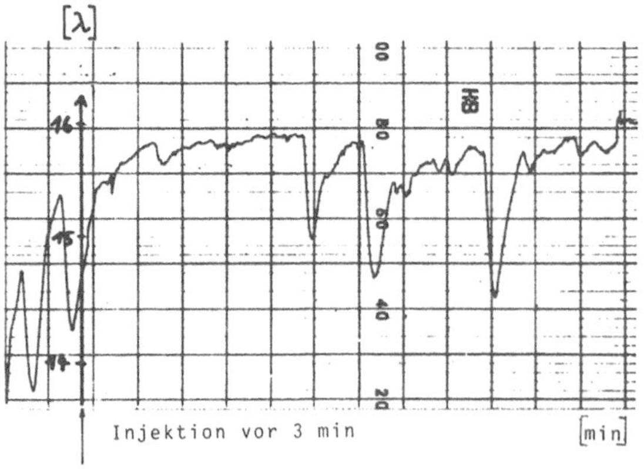

Abb. 30. Änderung der Wärmetransportzahl nach intravenöser Gabe von Opilon, registriert an der Fingerbeere; Verlaufsbeobachtung von Abb. 29

zillationen beitragen und daß dieser Effekt, wie auch die Steigerung der Wärmetransportzahl, innerhalb von 5–6 min erreicht wird.

Im 2. Teil seiner Arbeit geht Hohn dann der Frage nach, ob die durchblutungsfördernde Wirkung der 3 genannten Substanzen Unterschiede erkennen läßt zwischen einem Kollektiv von Probanden, denen das AT nicht vertraut ist, und einem Kollektiv von solchen, die das AT bereits gut beherrschen. Bei Complamin liegt für die Raumtemperatur von 21 °C der Befund vor, daß unter Ruhebedingungen bei den im AT geübten Probanden eine deutliche gefäßerweiternde Wirkung zu beobachten ist im Vergleich zu den Probanden, denen das AT nicht vertraut ist. Die Messungen bei einer Umgebungstemperatur von 22–30 °C erfolgten zu einem späteren Zeitpunkt, als der Trainingsrückstand der AT-unerfahrenen Probanden teilweise ausgeglichen war. Die aus dieser Meßreihe erhobenen Befunde sind daher zu einer vergleichenden Betrachtung nicht geeignet.

Für die Raumtemperatur von 22–30 °C liegen jedoch Befunde bezüglich der Hydergin- und Opilonwirkung vor, denen zufolge sich die ursprüngliche Beobachtung wiederholt, daß unter Ruhebedingungen AT-Erfahrene nach Gabe des Medikamentes eine deutlichere Zunahme der Wärmetransportzahl erkennen lassen als AT-Untrainierte.

Schließlich galt es den Effekt zu überprüfen, den das AT auf die Wirkung eines der Medikamente hat. In der Versuchsreihe mit Hydergin zeigten 12 von insgesamt 16 Kurven unter der Anwendung des AT eine mittlere Zunahme der Wärmetransportzahl um einen Wert von 1,0 λ. Nach intravenöser Gabe von Hydergin stieg sie lediglich um einen Wert von 0,24 λ. Eine im Anschluß daran, jedoch nach einem zeitlichen Intervall durgeführte 2. AT-Übung bewirkte eine weitere Steigerung um einen Wert von 0,2 λ (Abb. 31). Dieser Befund wurde v. a. dann erhoben, wenn es sich um einen „kontinuierlichen Typ" handelte. Bei Kurvenverläufen mit einem „zeitlich begrenzten Typ" konnte nach der Gabe des Medikamentes und nach einem zeitlichen Intervall die durch das Medikament hervorgerufene Steigerung der Wärmetransportzahl mittels einer AT-Übung fast oder vollständig erreicht werden (Abb. 32).

Da Opilon den gleichen zentralen Wirkmechanismus zeigt wie Hydergin, wurde zur vergleichenden Betrachtung dieses Medikament an einem Kollektiv AT-unerfah-

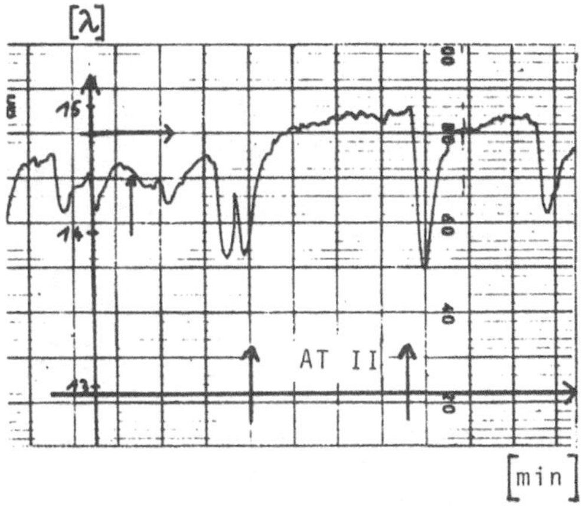

Abb. 31. Änderung der Wärmetransportzahlkurve als Folge des AT, registriert an der Fingerbeere bei einer Raumtemperatur von 30 °C

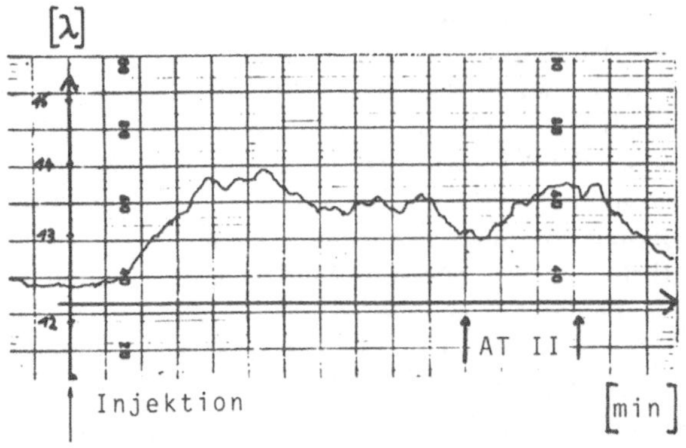

Abb. 32. Änderung der Wärmetransportzahlkurve nach intravenöser Gabe von Opilon und als Folge des AT, registriert an der Fingerbeere; Verlaufskontrolle von Abb. 31

rener Probanden überprüft. Hierbei zeigte sich, daß die erste Ruheübung lediglich zu einer Steigerung der Wärmetransportzahl um einen Wert von 0,17 λ führte. Nach Opilon nimmt diese um einen Wert von 0,93 λ zu, während die anschließende 2. Übung im AT zu einer weiteren Steigerung um einen Wert von 0,53 λ führte. In Abb. 33 sind die Verlaufsbeobachtungen schematisch dargestellt. Neben den bereits beschriebenen Gesichtspunkten sei besonders darauf hingewiesen, daß die Ausgangslage der Wärmetransportzahl bei Probanden, die das AT beherrschen, niedriger ist als bei Untrainierten und daß das erreichte Maximum einer AT-Übung vor und nach der Gabe von Hydergin bei der Gruppe der Fortgeschrittenen deutlich über dem der Anfänger unter Opilongabe liegt. Dieser Befund entspricht der von Wilder im Jahre 1931 formulierten Regel über das Ausgangswertegesetz. Diese Regel besagt:

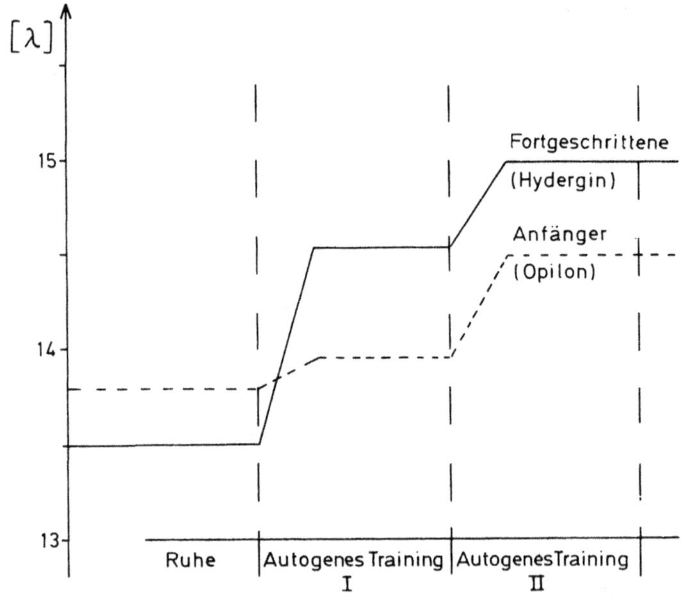

Abb. 33. Wirkung des AT auf die Wärmetransportzahl der Haut vor und nach Gabe von Hydergin bzw. Opilon; beachte den Unterschied zwischen Anfängern und Fortgeschrittenen im AT bezüglich der Ausgangslage und der erreichten Maxima (Reproduktion)

Je höher der Ausgangswert ist, desto flacher wird die steigende und desto steiler die absinkende Kurve und umgekehrt.

In der vorliegenden Arbeit wird diese Regel in mehrfacher Weise bestätigt:

1. Bei einer Umgebungstemperatur von 21 °C ist das Ausmaß der peripheren Vasokonstriktion größer als bei einer solchen von 22–30 °C; demzufolge ist das Ausmaß der sympathisch-adrenergen Spontanschwankungen bei höherer Umgebungstemperatur geringer. Der Ausgangswert der Wärmetransportzahl ist bei höherer Umgebungstemperatur größer als bei niedrigerer. Bei einer Umgebungstemperatur von 21 °C ist somit die Wirkung der gefäßerweiternden Substanzen zunächst auf die Eröffnung der körpernahen arteriovenösen Anastomosen beschränkt; dies führt zum vorzeitigen Abtransport dieser Substanzen aus der Peripherie. Bei höherer Umgebungstemperatur ist der Bereich der präkapillären Sphinkter und der Endstrombahn in einem geringeren Maße enggestellt, so daß der gefäßerweiternde Effekt zusätzlich auf den Sphinkterbereich und das Kapillarbett einwirken kann. Gesichert ist der Befund durch die deutliche Reduktion der sympathisch-adrenergen Spontanschwankungen und die Herausbildung des „kontinuierlichen Typs" nach Gabe von Vasodilatantien; d. h. eine höhere Umgebungstemperatur verlängert die Wirkungsdauer der Vasodilatantien in der Peripherie.
2. Die Tatsache, daß der gefäßerweiternde Effekt bei AT-trainierten Probanden deutlicher ist als bei Untrainierten, ist ein Hinweis darauf, daß das AT selbst die Reagibilität des Sympathikotonus im Sinne einer Senkung desselben fördert und somit im Zusammenspiel mit den Vasodilatantien synergistisch wirkt.
3. Daß das AT selbst einen direkten zentralnervösen Einfluß auf den Sympathikotonus hat, ist daran zu erkennen, daß Fortgeschrittene wie Anfänger im AT nach der intravenösen Gabe von Hydergin bzw. Opilon eine zusätzliche Steigerung der peripheren Wärmetransportzahl erreichen können, die deutlich über dem Niveau der 1. AT-Übung liegt. Das Ausmaß der jeweiligen Vasodilatation folgt den Regeln des Wilder-Ausgangswertegesetzes; die Grenzen der Vasodilatation sind physiologisch bedingt.

Die vorbeschriebenen Beobachtungen über die Änderung der Wärmetransportzahl als Folge und im Verlauf des AT werfen die Frage nach der Reproduzierbarkeit solcher Befunde an einem größeren Kollektiv und an anderen Körperregionen auf. Mittels der simultanen Messung der Wärmetransportzahl an verschiedenen Extremitäten untersuchte Khodaie (1970) 11 männliche und 9 weibliche körperlich gesunde Patienten einer psychotherapeutischen Klinik, von denen insgesamt 160 Verlaufskurven aufgezeichnet wurden. Als auswertbar stellten sich 141 Kurven von 20 Versuchspersonen (Vpn) heraus. Die Übung im AT erfolgte in Ruhelage bei einer konstanten Raumtemperatur. Als Meßstellen dienten die Fingerkuppe bzw. die mediale Seite der unteren Kleinzehenfläche.

In Abb. 34 ist die Ruheausgangslage von 2 Vpn zum Vergleich dargestellt; im oberen Kurvenverlauf handelt es sich um die Temperaturregistrierung einer Vp mit einem schlaff gelähmten linken Arm, im unteren Kurvenverlauf ist die Aufzeichnung einer gesunden Vp ebenfalls von der linken Hand wiedergegeben. Es ist deutlich zu erkennen, daß der Rhythmus der Amplituden beim schlaff gelähmten Arm im Vergleich zum gesunden Arm deutlich verlangsamt ist.

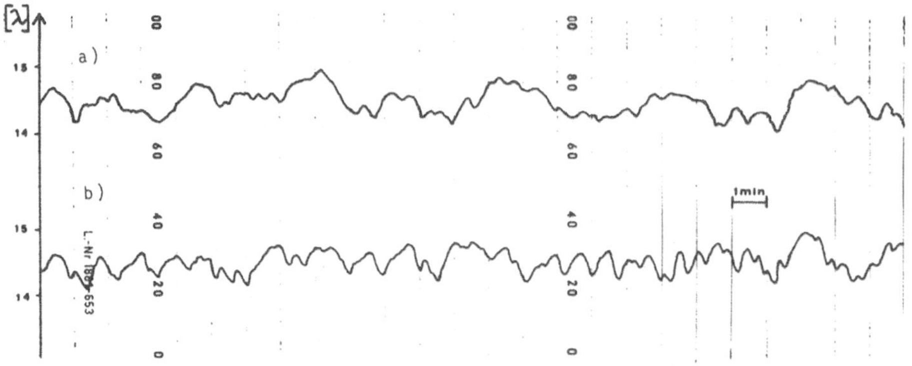

Abb. 34. Ruheausgangsverlauf der Wärmetransportzahl, registriert *a)* an der linken Hand eines Patienten mit schlaff gelähmten linken Arm,
b) an der linken Hand eines gesunden Probanden

In Abb. 35 ist der Einfluß von psychischem Streß auf den Kurvenverlauf wiedergegeben. Die Ableitungen, die bei 2 verschiedenen Vpn erfolgten, zeigen, daß während einer Rechenaufgabe die Kurve als ganze absinkt und eine deutliche Abflachung der spontanrhythmischen Amplituden erfolgt. Abb. 36 gibt den Kurvenverlauf wieder, der an derselben Vp im Abstand von 15 min registriert wurde. Besonders eindrucksvoll ist an diesem Beispiel die Reproduzierbarkeit des Kurvenverlaufes während einer AT-Übung. In Abb. 37 ist ein Seitenvergleich zwischen rechter und linker Hand dargestellt; es ist im wesentlichen ein synchroner Kurvenverlauf festzustellen, der sowohl die Spontanrhythmik vor und nach dem AT als auch den Verlauf während desselben darstellt. Ein Seitenunterschied bezüglich des Ausmaßes der Temperaturzunahme ist nicht zu beobachten.

Anders verhält es sich in Abb. 38, die den Eindruck vermittelt, es fände in der rechten Hand (untere Kurve) eine stärkere Temperaturzunahme statt als in der linken (oberen Kurve). Bezüglich der maximal erreichten Temperatur handelt es sich

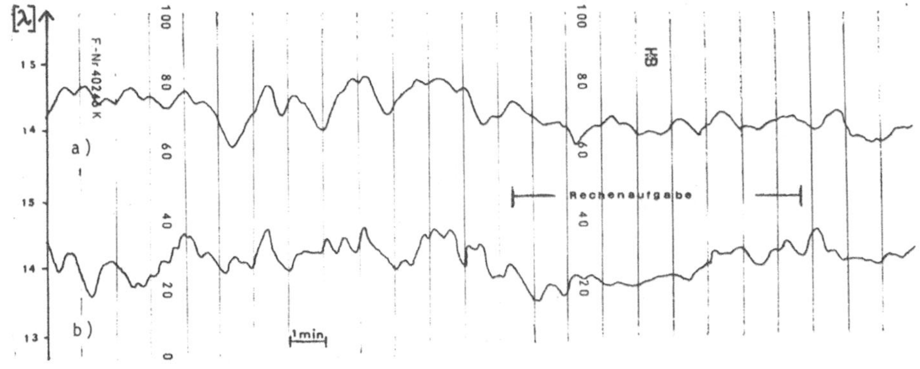

Abb. 35. Einfluß von psychischem Streß (Rechenaufgabe) auf den Verlauf der Wärmetransportzahlkurve, registriert an der linken Hand von 2 gesunden Probanden

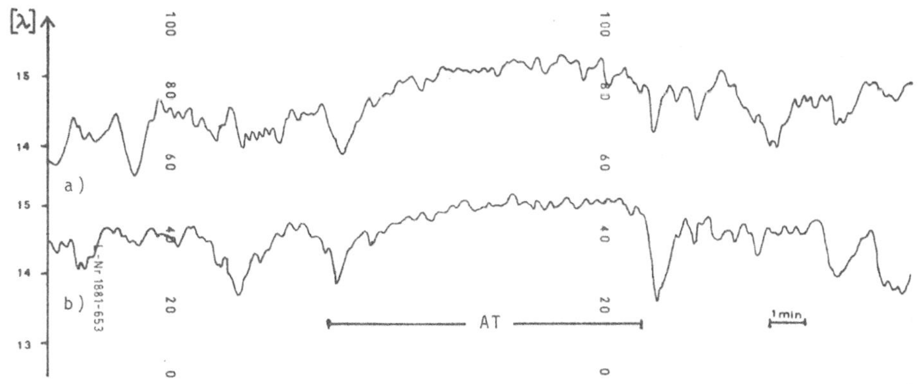

Abb. 36. Änderung der Wärmetransportzahlkurve als Folge des AT, registriert an der linken Hand eines gesunden Probanden in 15minütigem Abstand

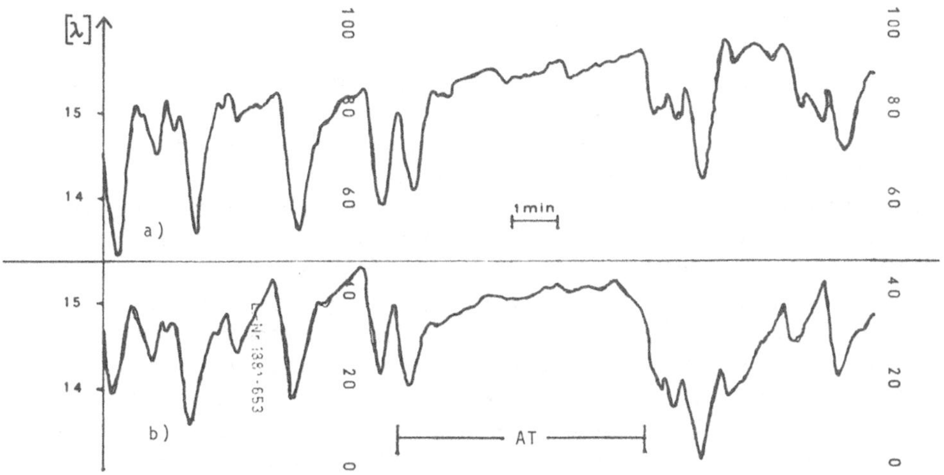

Abb. 37. Änderung der Wärmetransportzahlkurve als Folge des AT, simultan registriert an den Händen eines gesunden Probanden, *a)* links, *b)* rechts

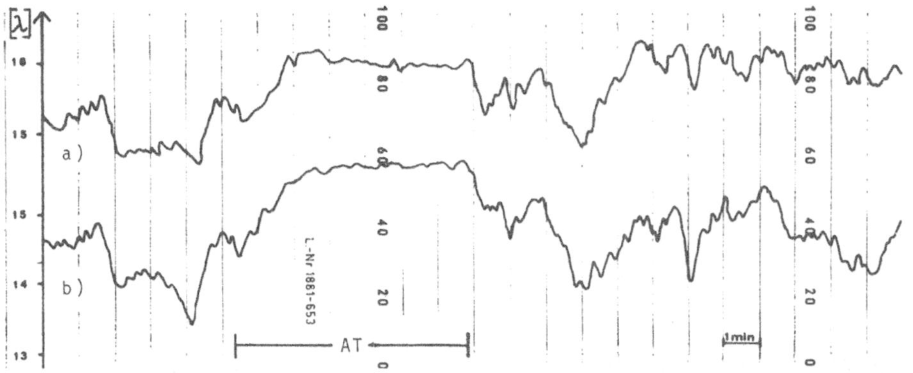

Abb. 38. Änderung der Wärmetransportzahlkurve als Folge des AT, simultan registriert von der linken *(a)* und der rechten *(b)* Hand eines gesunden Probanden

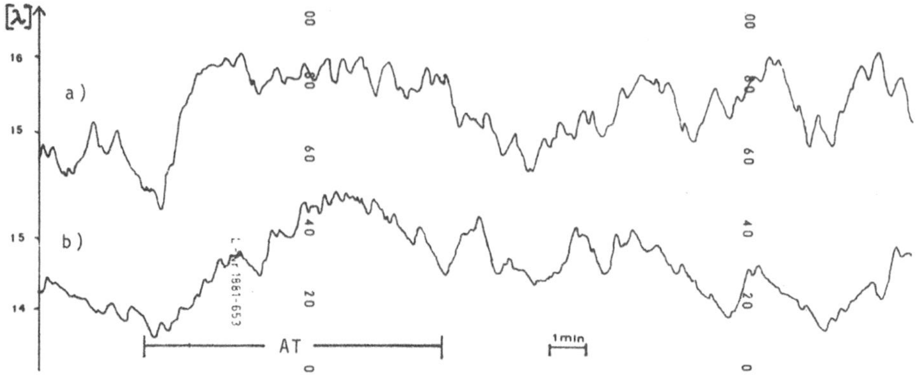

Abb. 39. Änderung der Wärmetransportzahlkurve als Folge des AT, simultan registriert von der linken Hand *(a)* und dem linken Fuß *(b)* eines gesunden Probanden

nicht um eine Seitendifferenz; es wird allerdings deutlich, daß ausgehend von der Initialzacke der Anstieg rechts stärker ist als links, da nicht nur die Ausgangstemperatur rechts geringer ist, sondern auch der initiale Abfall dort niedrigere Werte erreicht.

In Abb. 39 ist die Simultanaufzeichnung von der linken Hand und dem linken Fuß wiedergegeben. In dieser Darstellung ist deutlich zu erkennen, daß die Ausgangstemperatur am Fuß niedriger ist als an der Hand und die Zeit bis zum Erreichen des Plateaus länger ist; jedoch werden an beiden Extremitäten gleiche Maxima erreicht. Noch deutlicher ist dies in Abb. 40 wiedergegeben, wobei hier allerdings ein deutlicher Unterschied zwischen Hand und Fuß bezüglich der erreichten Maximalwerte bzw. der Plateaubildung besteht. Einen inversen Befund zeigt die Abb. 41, in der die Aufzeichnung vom linken Fuß ein sehr viel konstanteres Bild ergibt als die von der linken Hand. Zusätzlich soll auf die kurzfristige Negativierung (A) innerhalb des Plateaus hingewiesen werden, die Folge einer schlagenden Aufzugtür in unmittelba-

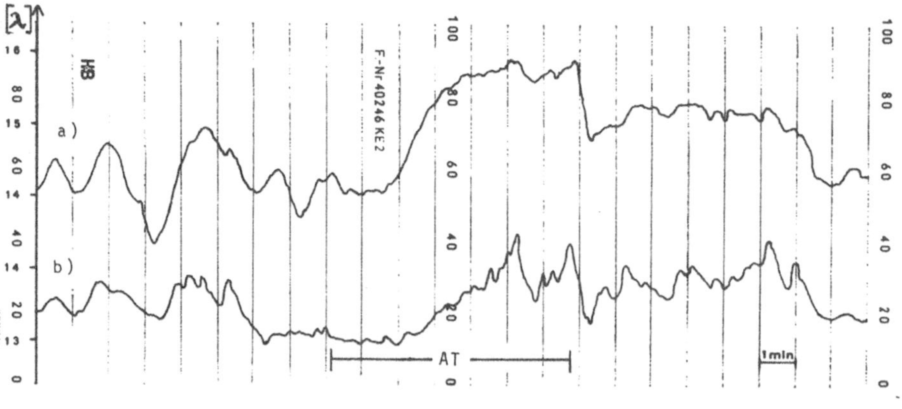

Abb. 40. Änderung der Wärmetransportzahlkurve als Folge des AT, simultan registriert von der linken Hand *(a)* und dem linken Fuß *(b)* eines gesunden Probanden; beachte den verzögerten Abstieg im Fuß

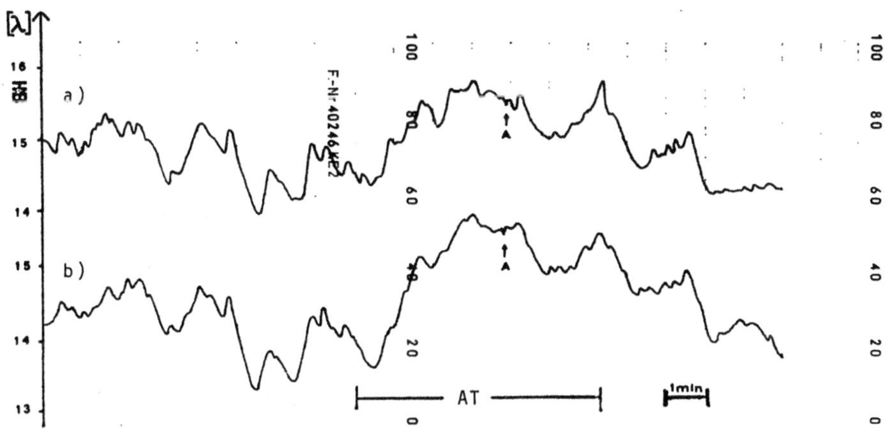

Abb. 41. Änderung der Wärmetransportzahlkurve als Folge des AT, simultan registriert an der linken Hand *(a)* und dem linken Fuß *(b)* eines gesunden Probanden; beachte den deutlichen Anstieg im Fuß

rer Nähe des Untersuchungsraumes ist; sie ist als Ausdruck einer Streßreaktion zu verstehen und weist in diesem Zusammenhang auf die Sensitivität der Meßmethodik hin.

Schließlich gibt Abb. 42 die simultane Registrierung vom rechten und linken Fuß wieder; diese Darstellung ist ein Beispiel für eine völlig synchron verlaufende, vasomotorische Reaktion der beiden unteren Extremitäten vor, während und nach dem AT.

Das umfangreiche Kurvenmaterial (141 Kurven von 20 Vpn) macht es dem Untersucher möglich, die Kurven bezüglich ihres Verlaufs zu klassifizieren und sie jeweiligen Untergruppen zuzuordnen, basierend auf den 5 Abschnitten, die jeder Kurve gemein sind, nämlich:

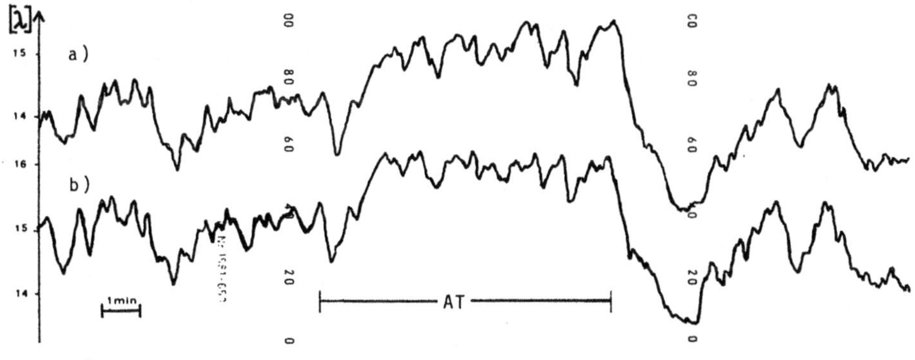

Abb. 42. Änderung der Wärmetransportzahlkurve als Folge des AT, simultan registriert vom rechten *(a)* und linken *(b)* Fuß eines gesunden Probanden

a) der Ruheausgangslage,
b) dem initialen Abfall,
c) der Hauptreaktion mit Plateaubildung,
d) der Schlußzacke und
e) der Nachreaktion.

41% aller Kurven zeigen den charakteristischen Kurvenverlauf mit deutlicher Initialzacke, raschem Anstieg, Plateaubildung, Schlußzacke und Nachreaktion (Abb. 43a). Dieser Kurventyp wurde vorwiegend bei den Vpn gefunden, die das AT gut beherrschten und die Übung beliebig lange ausdehnen konnten. Ebenso war es diesen Vpn möglich, auf ein Zeichen des Versuchsleiters hin den Versenkungszustand zu beenden.

19% zeigen den 2. Kurventyp, der dadurch gekennzeichnet ist, daß nach der Initialzacke eine mehr oder minder diskontinuierliche Vasodilatation unter Zunahme der Wärmetransportzahl zum Ausdruck kommt, die nach Erreichen eines Maximums sehr bald wieder abfällt und durch die Schlußzacke eine weitere Rückläufigkeit erfährt (Abb. 43b). Die Vpn, die diesen Kurventyp erkennen ließen, konnten wie gewohnt 3, 4 oder 5 min lang üben. Danach wurde ihr Ruhezustand spontan gestört, sie konnten sich nicht mehr gut konzentrieren, sondern zeigten von nun an eine Unruhe bis zum Ende des AT. Khodaie stellt diesem Kurvenverlaufstyp den „zeitlich begrenzten Typ“ von Hohn (s. S. 26) vergleichend gegenüber (Abb. 43b).

Der 3. Kurventyp, der in 14% der Fälle gefunden wurde, ist wie alle anderen durch eine Initialzacke gekennzeichnet, auf welche jedoch kein Temperaturanstieg folgt. Die registrierbare Wärmetransportzahl wird jedoch durch die Schlußzacke oder in deren Folge nicht gesenkt. Dieser Kurvenverlauf wurde auch bei gut trainierten Personen beobachtet, v.a. bei solchen, die durch eine vorangegangene Übung eine ausgeprägte Vasodilatation erreicht hatten und bei denen sich zwischenzeitlich keine Vasokonstriktion eingestellt hatte. So war eine Steigerung der Temperaturkurve dann nicht mehr möglich (Abb. 43c).

Neben den bereits beschriebenen wurden 10% der Kurven als atypisch klassifiziert, d.h. sie konnten keinem der 3 genannten Typen zugeordnet werden. Weitere 16% der Kurven waren dagegen mehr oder weniger reaktionslos, d.h. sie zeigten bei der Übung, wenn überhaupt, nur einen geringfügigen Kurvenanstieg.

Betrachtet man den Anstieg der Wärmetransportzahl als Gruppenmittelwert, so zeigt sich, daß am Zeigefinger dieser Anstieg durchschnittlich immer höher war als an der kleinen Zehe. Während der maximal erreichte Wert der Wärmetransportzahl am Finger im Durchschnitt $15{,}3 \pm 0{,}9\ \lambda$ betrug, lag er an der kleinen Fußzehe bei $14{,}4 \pm 0{,}9\ \lambda$.

Das Maximum des Anstiegs der Wärmetransportzahl wurde in der Zehe später erreicht als in den Fingern. Dieser Befund ist seltsamerweise bei Frauen ausgeprägter als bei Männern. Im vorliegenden Untersuchungsmaterial konnte festgestellt werden, daß die Wärmetransportzahl ihren Maximalanstieg für die Finger nach 4–5 min und für die Zehen nach 5–7 min Übungsdauer erreicht. Es darf also angenommen werden, daß eine Übungszeit von 5–8 min als optimal zur Erreichung eines Höchstmaßes an peripherer Vasodilatation anzusehen ist.

Bei der Überprüfung des Einflusses der Umgebungstemperatur auf die Wärmetransportzahl während des AT kommt Khodaie (1970) zu der Überzeugung, daß in

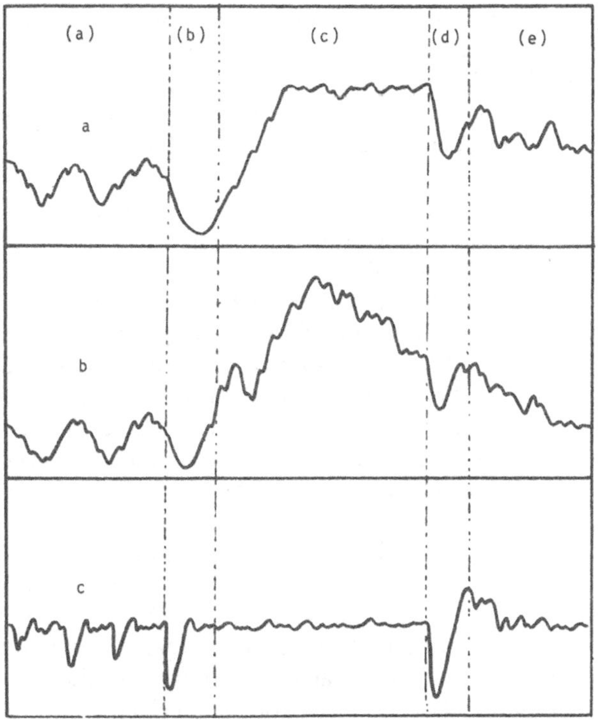

Abb. 43 *(a)* Schematische Darstellung charakteristischer Veränderungen der Wärmetransportzahl während des AT; *(b)* Verlauf des „zeitlich begrenzten" Kurventyps; *(c)* Verlauf des „kontinuierlichen" Kurventyps nach vorangegangener AT-Übung

einem Schwankungsbereich zwischen 22 °C und 25 °C eine Beeinflussung der Versuchsergebnisse nicht erfolgt; er bezieht sich jedoch auf die Vorbefunde von Hohn (1966) und Schwarz (1967) und räumt ein, daß Temperaturschwankungen zwischen 22 °C und 30 °C wegen der größeren Streubreite auch zu Verfälschungen führen können.

In seiner abschließenden Darstellung kommt der Autor noch einmal auf die unterschiedliche Erhöhung der Wärmetransportzahl an den oberen und unteren Extremitäten zu sprechen, wie sie sich aus den Gruppenmitteln, jedoch nicht aus Einzelbeobachtungen ergibt. Als mögliche Ursachen werden angeführt:

1. Die Stärke der Kortikalisierung verschiedener Regionen des Organismus kann möglicherweise die Autonomie der Gefäße mehr oder weniger stark beeinflussen. Da ja bekanntlich die Hand motorisch-sensibel in der Hirnrinde stärker als andere Körperteile repräsentiert ist, wird es verständlich, weshalb Veränderungen der Kapillardurchblutung an den Fingern sich deutlicher abzeichnen als z.B. an den Zehen.
2. Die unterschiedlich starke Verhornung an verschiedenen Erfassungsgebieten könnte eine Rolle spielen.

3. Die Stärke der Hautkapillarisierung scheint von Bedeutung zu sein, da sie an den verschiedenen Meßstellen sicherlich unterschiedliche Ausprägung zeigt.
4. Wichtig ist ebenfalls anzuführen, daß auch die reaktionsschwachen bzw. reaktionslosen Kurven in den Meßergebnissen enthalten sind. Die Reaktionslosigkeit war an den Zehen auffallend häufiger als an den Fingern festzustellen.

Für die beobachteten geschlechtsspezifischen Unterschiede konnte keine überzeugende Erklärung gefunden werden.

Die bisherigen Temperaturverlaufskurven bezüglich der Bestimmung der Wärmetransportzahl erfaßten lediglich den konduktiven Teil des Wärmeaustausches zwischen dem Körper und der Umwelt; genauer gesagt handelte es sich bei der Bestimmung der Wärmetransportzahl um eine Methode, die die Veränderlichkeit der Gefäßdurchblutung im Unterhautbereich, d.h. in einer Tiefe zwischen 1,5 mm und 2,5 mm unter der äußeren Hautgrenze erfaßte. Nicht berücksichtigt wurde bis zu diesem Zeitpunkt die Wärmeabstrahlung der Haut, die in der Temperatur des Coriums sowie in der unmittelbar darübergelegenen Luftschicht zum Ausdruck kommt und dort gemessen werden kann.

An einer von Klock (1977) durchgeführten Studie nahmen 40 Versuchspersonen (Vpn) teil, die das AT seit einem Zeitraum von 2 Wochen bis 2 Jahren regelmäßig praktizierten, d.h. das gemischte Kollektiv aus Studenten und organisch gesunden Patienten der Klinik für Psychotherapie bestand zu einem unbekannten Teil aus Kurztrainierten und Langtrainierten. Das Alter der Teilnehmer lag zwischen 20 und 54 Jahren, das Verhältnis von männlich zu weiblich betrug 5:3; innerhalb der gesamten Versuchsreihe konnten die Aufzeichnungen von 51 Wärmetransportzahlkurven und 47 Hauttemperaturkurven letztlich einer statistischen Auswertung zugeführt werden. Unter konstanten Umgebungsbedingungen bei einer Raumtemperatur von 20–23 °C erfolgte die Ableitung vor, während und nach dem AT in der Zeit zwischen 17.00 und 21.00 Uhr.

Abbildung 44 zeigt den Verlauf der Wärmetransportzahl an der rechten und linken Hand sowie die Registrierung der Hauttemperaturverlaufskurve an der rechten Hand (gestrichelte Kurve im oberen Abschnitt). Innerhalb des Beobachtungszeitraums von 15 min wird eine in gewissen Grenzen nachfolgende Synchronizität der Verlaufskurve beobachtet, wobei die Änderung der Hauttemperatur später als diejenige der Wärmetransportzahl erfolgt. Der Proband dieses Versuchs praktizierte das AT seit 10 Wochen und war offensichtlich zur Realisation der Grundübung fähig.

Abbildung 45 zeigt das Beispiel eines seit 4 Monaten übenden Studenten; hier ist über einen Beobachtungszeitraum von mehr als 20 min eine sehr eindrucksvolle Synchronizität der Änderung der Wärmetransportzahl an den beiden Extremitäten zu beobachten. Parallel dazu ändert sich die Hauttemperatur der rechten Hand, was besonders in der Verlaufskurve bei der Nachreaktion nach dem 2. Versuch sehr deutlich wird.

Neben diesen parallelen Verlaufsmustern kommt es in Einzelfällen auch zu Verläufen, die nach Darstellung des Autors ein „Kreuzungsphänomen" erkennen lassen. In Abb. 46 läßt sich der Verlauf einer Wärmetransportzahl erkennen, die gewohntermaßen nach einem initialen Abfall zu einem Maximum ansteigt; die Hauttemperatur hingegen fällt zu Beginn der AT-Übung sofort stark ab und erreicht zeitlich koinzidierend mit dem Maximum der Wärmetransportzahlkurve ein deutliches Minimum.

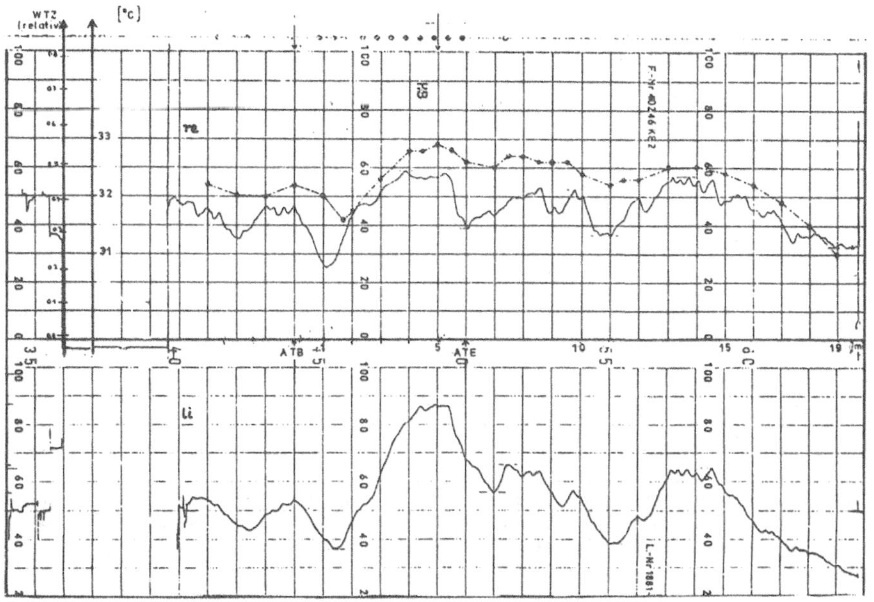

Abb. 44. Änderung der Wärmetransportzahl *(WTZ)* und der Hauttemperatur (gestrichelte Linie, rechte Hand) eines Probanden mit 10wöchiger AT-Praxis; beachte die Synchronizität des Kurvenverlaufs im oberen Abschnitt. *Pfeile* markieren den Beginn *(ATB)* und das Ende *(ATE)* der AT-Übung (*re* rechte Hand, *li* linke Hand)

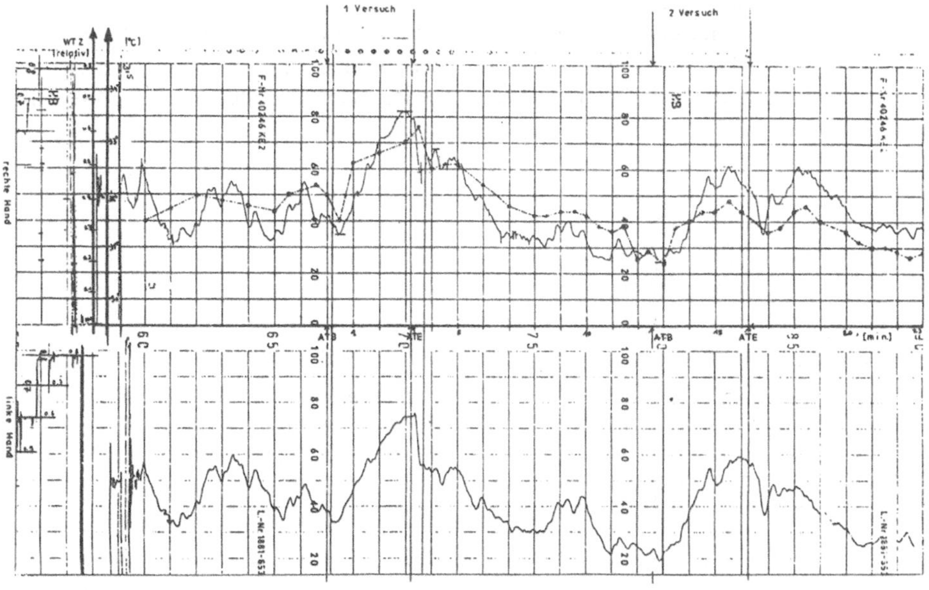

Abb. 45. Änderung der Wärmetransportzahl *(WTZ)* und der Hauttemperatur (gestrichelte Linie, rechte Hand) eines Probanden mit 4monatiger AT-Praxis; beachte die Synchronizität des Kurvenverlaufs im oberen Abschnitt. *Pfeile* markieren den Beginn *(ATB)* und das Ende *(ATE)* der beiden AT-Übungen

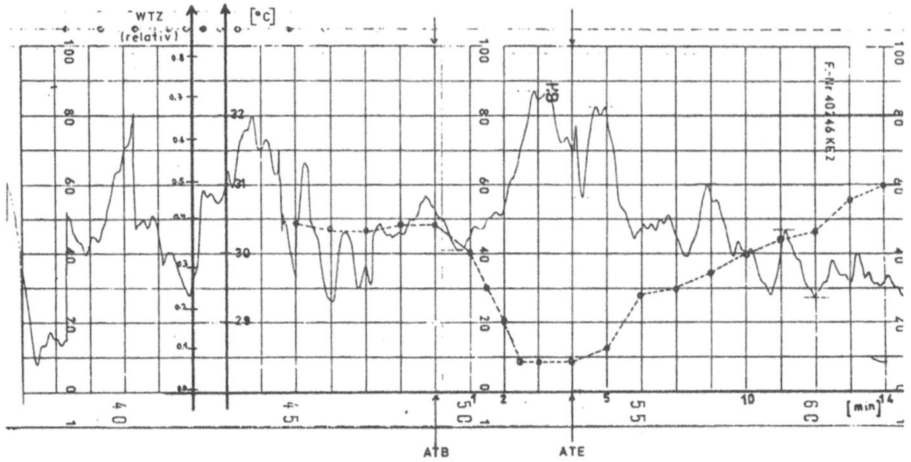

Abb. 46. Änderung der Wärmetransportzahl *(WTZ)* und der Hauttemperatur (gestrichelte Linie) eines Probanden mit 10wöchiger AT-Praxis; beachte den deutlichen Abfall der Hauttemperatur bei erwartungsgemäßem Verlauf der Wärmetransportzahlkurve. *Pfeile* markieren den Beginn *(ATB)* und das Ende *(ATE)* der AT-Übung

Dieses Temperaturminimum wird während des ganzen Trainings beibehalten. Nach Rücknahme der Übung fällt die Wärmetransportzahlkurve langsam ab und die Kurve der Hauttemperatur steigt allmählich an. Auch der umgekehrte Fall ist beobachtet worden. Im Beispiel der Abb. 47 fällt die Wärmetransportzahlkurve langsam ab, während die Temperaturkurve unter der Bedingung einer AT-Übung ansteigt, um am Ende der Übung nach der Rücknahme wieder steil abzufallen. In Abb. 48 handelt

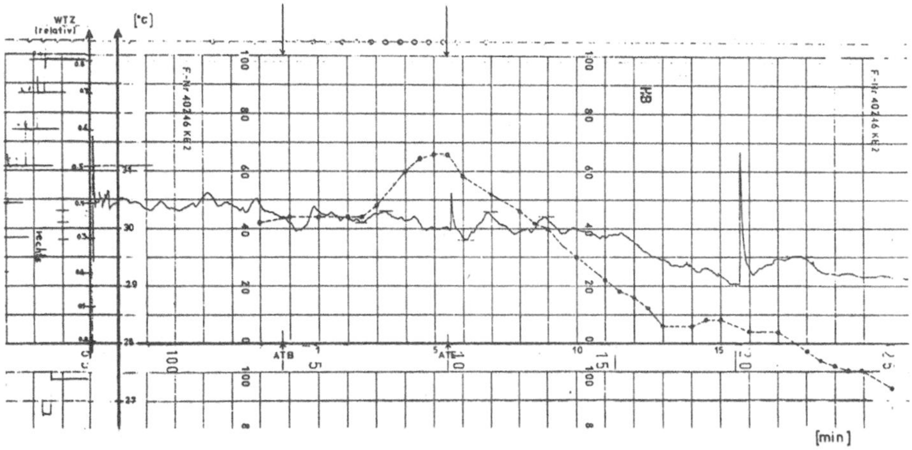

Abb. 47. Änderung der Wärmetransportzahl *(WTZ)* und der Hauttemperatur (gestrichelte Linie) einer Probandin mit 10wöchiger AT-Praxis; beachte den im Vergleich zu Abb. 46 entgegengesetzten Verlauf. *Pfeile* markieren den Beginn *(ATB)* und das Ende *(ATE)* einer AT-Übung

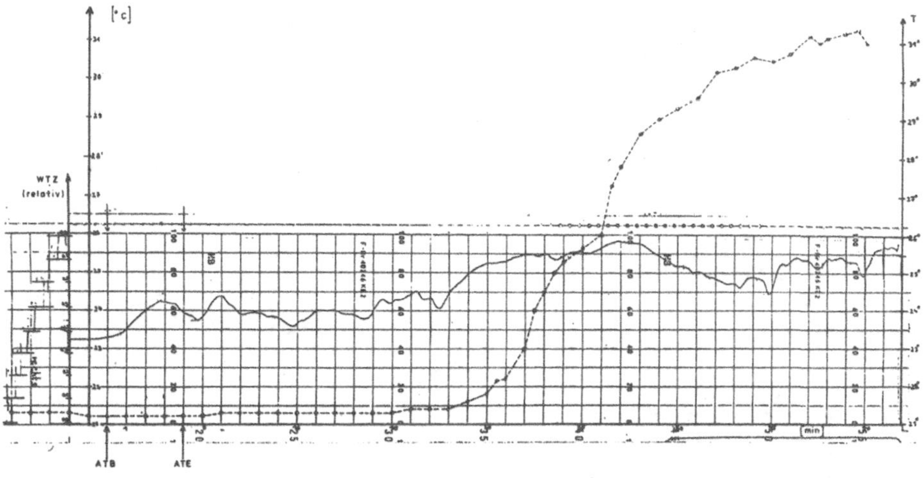

Abb. 48. Änderung der Wärmetransportzahl *(WTZ)* und der Hauttemperatur (gestrichelte Linie) einer 20jährigen Patientin (Anorexia nervosa) mit 7wöchiger AT-Praxis; beachte den charakteristischen Verlauf der WTZ während des AT und die diskrepante Hauttemperatur. *Pfeile* markieren den Beginn *(ATB)* und das Ende *(ATE)* einer AT-Übung

es sich um die Verlaufskurven einer 20jährigen Patientin, die seit 7 Wochen das AT erlernte. Bei unveränderter Temperaturlage stieg die Wärmetransportzahl unter dem AT leicht an und behielt die Höhe auch in der Nachreaktion noch für 15–20 min bei. Erst 11 min nach der Rücknahme der Übung war eine leichte Zunahme der Hauttemperatur zu beobachten. In der 16. Minute nach Beendigung des AT kam es jedoch zu einem plötzlich sehr steilen Anstieg der Temperatur, die etwa 40 min nach Beendigung der Übung – bezogen auf die Ausgangstemperatur von 21,2 °C – ein Maximum von 31,4 °C erreicht hatte. Das bedeutet eine relative Temperatursteigerung an der Meßstelle von 10,2 °C. Gleichzeitig waren die Zeichen der Hyperämie an Händen und Unterarmen zu erkennen. Als Erklärung für den stark verzögerten Temperaturanstieg kommt eine erst sehr spät eintretende „Entkrampfung" in Frage oder auch ein stark erniedrigter Stoffwechsel der Patientin in Ruheausgangslage. Sie befand sich wegen einer Anorexia nervosa in psychotherapeutischer Behandlung und bot deutliche Zeichen der Auszehrung. Dies wäre auch eine Erklärung für die sehr niedrige Ausgangstemperatur; andererseits stellt der sehr ausgeprägte Temperaturanstieg ein klassisches Beispiel für das Wilder-Ausgangswertegesetz dar.

In Analogie zu den Kurventypen der Wärmetransportzahl beschreibt und klassifiziert der Autor Hauttemperaturkurven, die er als „Normaltyp" bezeichnet. In Abb. 49 sind 8 solche Beispiele wiedergegeben, die in eindrucksvoller Weise bei der Einzelbetrachtung erkennen lassen, daß bei höherer Ausgangslage das Ausmaß des Temperaturunterschiedes geringer ist als im umgekehrten Fall. Im einzelnen sind maximale Temperaturzunahmen von mehr als 2 °C zu beobachten. Als 2. Typ beschreibt Klock den „langsam ansteigenden Indifferenztyp", der neben dem langsamen Temperaturanstieg dadurch gekennzeichnet ist, daß nach Ende der AT-Übung

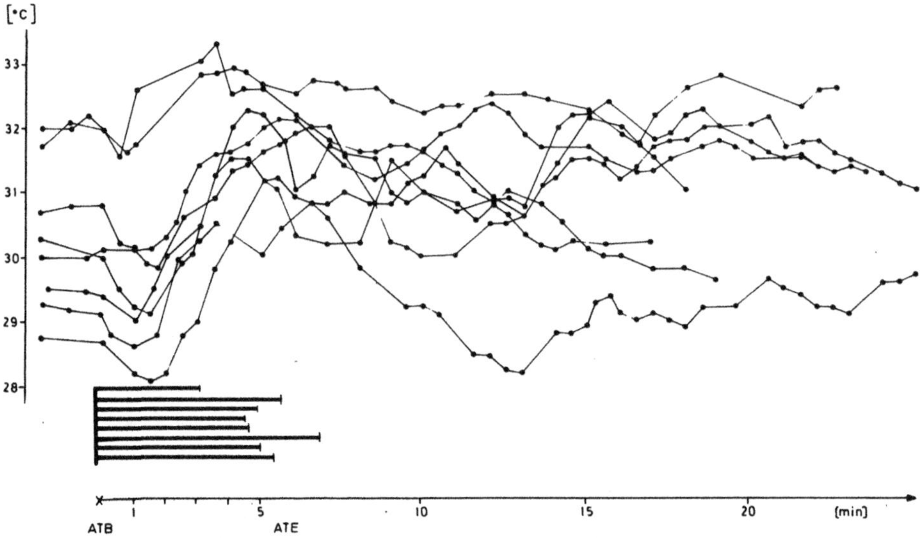

Abb. 49. Punktuelle Darstellung der Änderung der Hauttemperatur während und nach einer AT-Übung (*ATB* Beginn, *ATE* Ende; n = 8; Reproduktion)

und erfolgter Rücknahme das erhöhte Temperaturniveau beibehalten wird. Den 3. Typ nennt Klock den „Nachreaktionstyp", d. h. einen Temperaturverlauf, der nach Beendigung der AT-Übung und nach erfolgter Schlußzacke das Maximum der AT-Übung selbst wieder erreicht oder sogar übersteigt.

Der punktuelle Vergleich charakteristischer Zeitpunkte vor, während und nach einer AT-Übung (Abb. 50) läßt erkennen, daß die Veränderungen der Hauttemperaturkurve 30–60 s später erfolgen als diejenigen der Wärmetransportzahl. Bei dieser Darstellung handelt es sich um die jeweiligen Mittelwerte eines 6 Probanden umfassenden Teilkollektivs, welches vom Kurvenverlauf her zur Klasse des „Normaltyps" gehört.

Bei der vergleichenden Betrachtung der Befunde aus Wärmetransportzahl- und Hauttemperaturmessung kommt der Autor zu dem Schluß, daß sich die subjektive Wärmeempfindung eines Probanden während des AT besser mit den objektiven Veränderungen in der Hauttemperaturkurve deckt als mit denen der Wärmetransportzahlkurve. Letztere hingegen gibt die Veränderungen am Gefäßsystem direkter und daher besser wieder.

Im Rahmen der vorbeschriebenen Medikamentenstudie war – fast beiläufig – erwähnt worden, daß sich die im AT Langtrainierten von Anfängern dadurch unterscheiden, daß die thermometrisch faßbaren Anstiege der Wärmetransportzahl bei ihnen deutlicher sind. Eine entsprechende Verlaufsstudie führte Vogel (1967) mit einer auf qualitativ hohem Niveau stehenden Ableitetechnik durch. Hierzu sei auf Abb. 51 verwiesen, in welcher nicht nur die Zuverlässigkeit der Methodik dokumentiert ist, sondern auch die Reagibilität des meßbaren Blutgefäßtonus auf situative

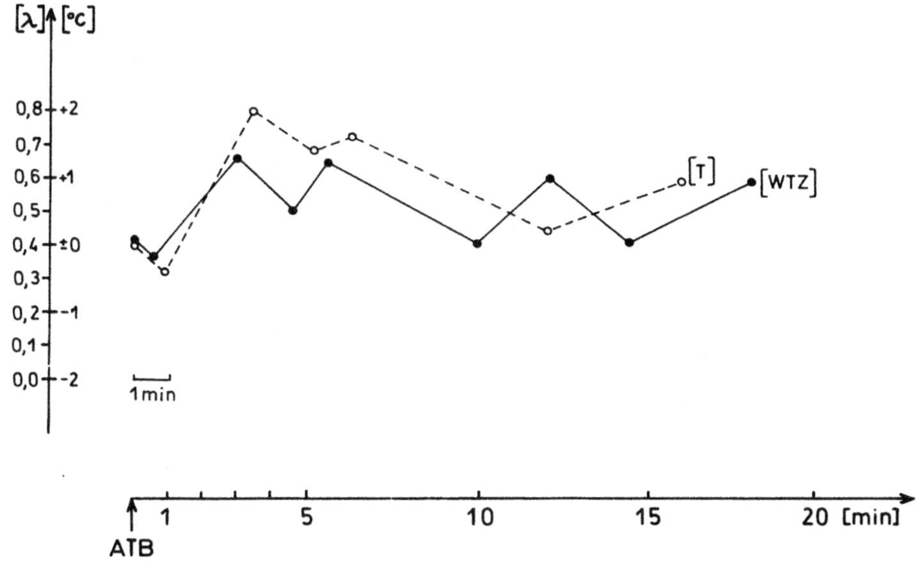

Abb. 50. Zeitlicher Vergleich der relativen Änderung der Wärmetransportzahl *(WTZ)* und der Hauttemperatur *(T)* während und nach einer AT-Übung *(ATB Beginn;* n = 6; Reproduktion)

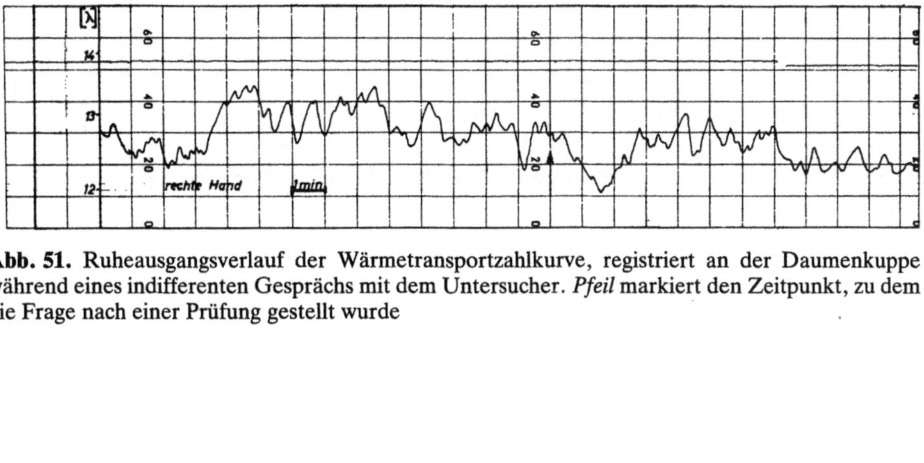

Abb. 51. Ruheausgangsverlauf der Wärmetransportzahlkurve, registriert an der Daumenkuppe während eines indifferenten Gesprächs mit dem Untersucher. *Pfeil* markiert den Zeitpunkt, zu dem die Frage nach einer Prüfung gestellt wurde

Veränderungen; an einem Einzelfall ist das vorübergehende Absinken der Wärmetransportzahl zu erkennen, welches situativ mit einer affektbesetzten Fragestellung durch den Untersucher koinzidiert. In Abb. 52 handelt es sich um eine Ableitung während der 1. Übungswoche, als der Proband das AT noch nicht beherrschte, was an dem deutlichen Abfall der Wärmetransportzahl, rechts wie links, als Ausdruck einer psychophysischen Anspannung zu erkennen ist. Ein anderes Beispiel (Abb. 53) zeigt, daß der Proband bereits in der 1. Übungswoche auch ohne die Wärmesuggestion eine deutliche Vasodilatation erreicht. Eine ähnliche Verlaufskurve ist in Abb. 54 wiedergegeben, die aus der 2. Übungswoche stammt; besonders auffällig ist hierbei, daß die

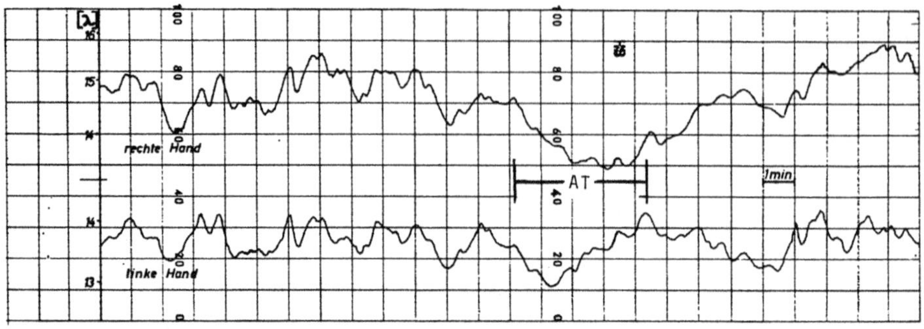

Abb. 52. Änderung der Wärmetransportzahl als Folge des AT, simultan an den Händen während der 1. Übungswoche registriert

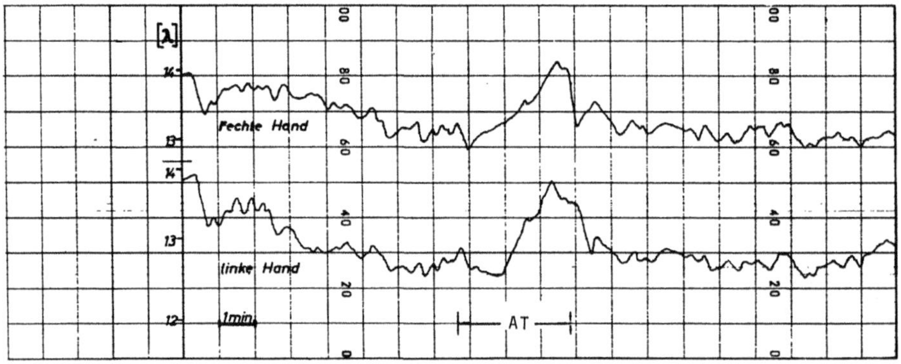

Abb. 53. Änderung der Wärmetransportzahl im Verlauf einer erfolgreichen AT-Übung, während der 1. Übungswoche registriert

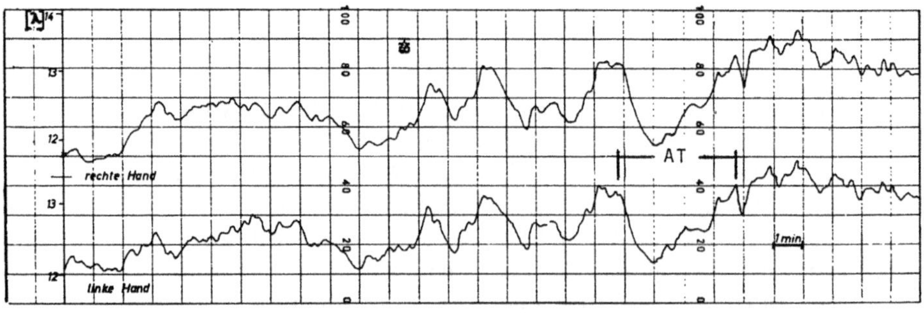

Abb. 54. Änderung der Wärmetransportzahl als Folge des AT, während der 2. Übungswoche registriert

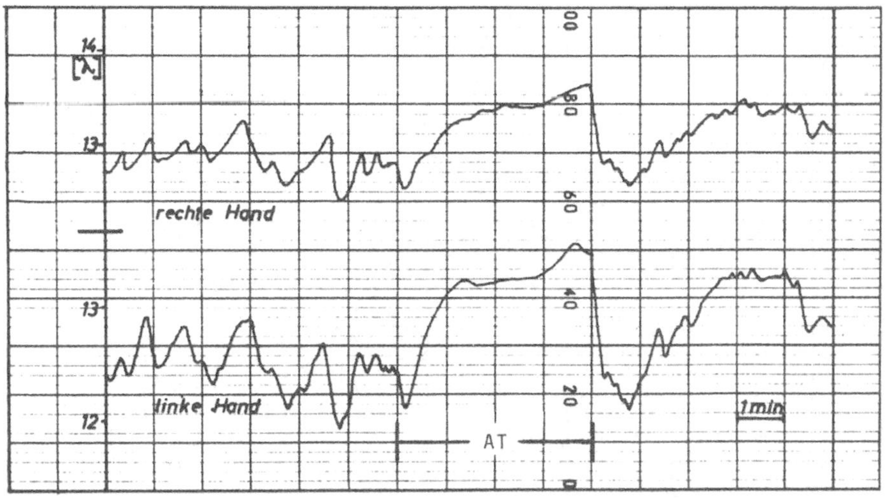

Abb. 55. Änderung der Wärmetransportzahl als Folge des AT, während der 4. Übungswoche registriert

ausgeprägten sympathisch-adrenergen Spontanschwankungen vor der Übung im Beobachtungszeitraum während und nach der Übung nicht mehr zu erkennen sind. In Abb. 55, einer Ableitung der Wärmetransportzahl aus der 4. Übungswoche, ist dann erstmals eine Plateaubildung während des AT zu erkennen; wie Abb. 56 zu entnehmen ist, gewinnt dieses Phänomen mit zunehmender Trainingsdauer an Ausprägung: Diese Ableitung stammt aus der 6. Übungswoche. Noch eindrucksvoller ist dies in Abb. 57 wiedergegeben, einer Ableitung aus der 8. Übungswoche, die den charakteristischen Verlauf der Wärmetransportzahl vor, während und nach einer Übung im AT einer gut trainierten Versuchsperson wiedergibt.

Basierend auf den eigenen Befunden und den Voruntersuchungen der vorgenannten Kollegen (Hohn 1966; Über 1966; Schwarz 1967) faßt Vogel die Verlaufskurven systematisch zusammen und versucht eine deskriptive Unterteilung derselben. In

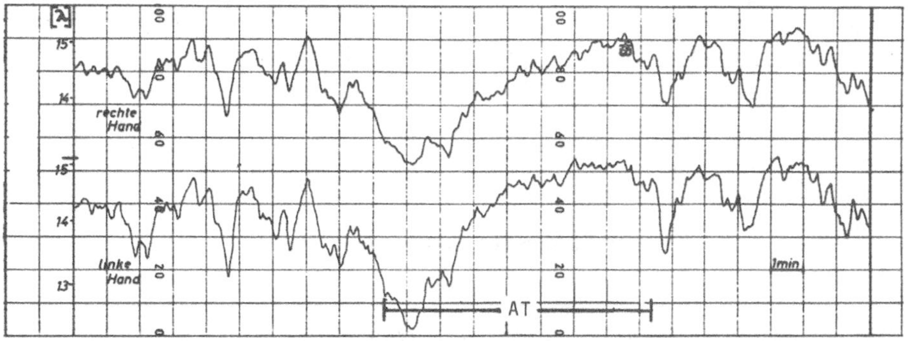

Abb. 56. Änderung der Wärmetransportzahl als Folge des AT, während der 6. Übungswoche registriert

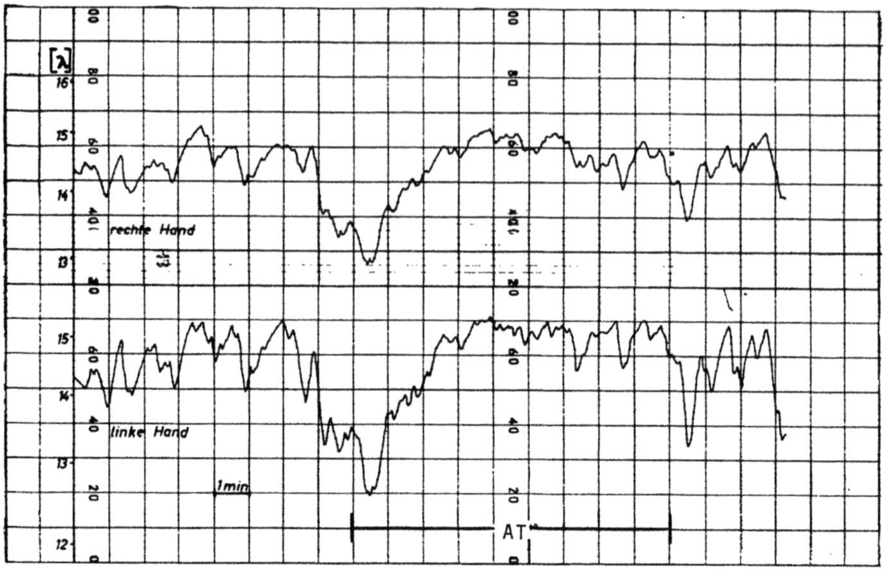

Abb. 57. Änderung der Wärmetransportzahl als Folge des AT, während der 8. Übungswoche registriert

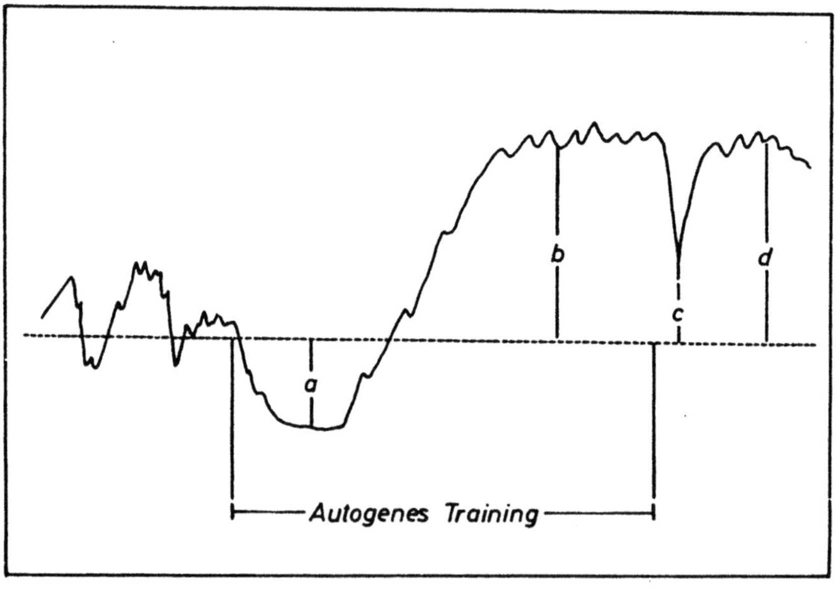

Abb. 58. Schematische Darstellung des typischen Verlaufs der Wärmetransportzahlkurve als Folge des AT, registriert an der Daumenkuppe. *a* Initialabfall, *b* Hauptreaktion, *c* Schlußzacke, *d* Nachreaktion (--- Ruheausgangswert)

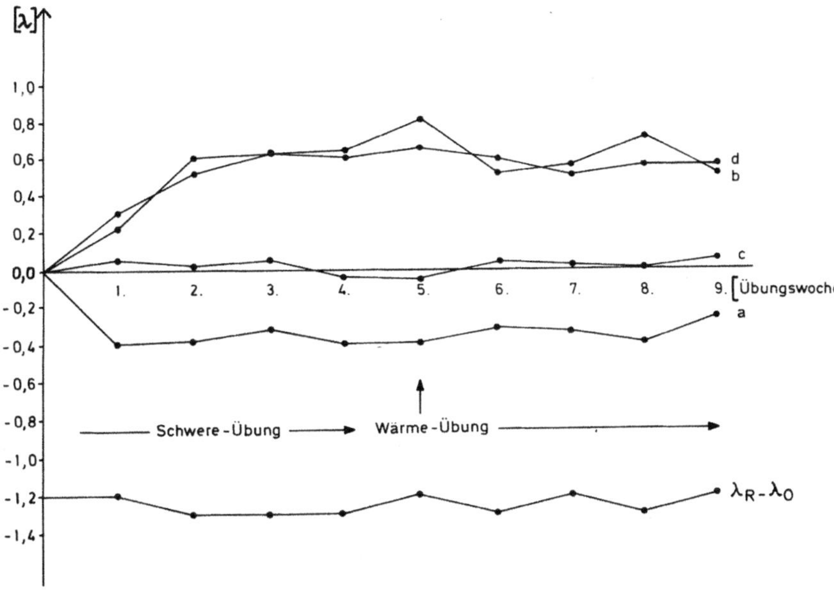

Abb. 59. Änderung der Wärmetransportzahl als Folge des AT, Verlaufsbeobachtungen über einen Zeitraum von 9 Übungswochen; *a* Initialabfall, *b* Hauptreaktion, *c* Schlußzacke, *d* Nachreaktion; $\lambda_R - \lambda_O$ Ruhedurchblutung

Abb. 58 wird für den anfänglichen Rückgang der Wärmetransportzahl der Begriff Initialabfall *(a)* eingeführt; die Plateaubildung der maximal erreichten Wärmetransportzahl während der Übung nach einem mehr oder minder kontinuierlichen Anstieg wird Hauptreaktion genannt *(b)*, der vorübergehende Abfall am Ende der Übung wird als Schlußzacke *(c)* und der Wiederanstieg nach Beendigung der Übung als Nachreaktion *(d)* bezeichnet. In Abb. 59 stellt der Verfasser den Verlauf über den 9wöchigen Beobachtungszeitraum dar. Dabei wird deutlich, daß der Initialabfall *(a)* sowie die Schlußzacke *(c)* bezüglich ihrer Ausprägung keine wesentlichen Unterschiede während des Beobachtungszeitraums erkennen lassen. Anders verhält es sich mit der Hauptreaktion *(b)* und der Nachreaktion *(d)*, die innerhalb der ersten Wochen einem Maximum zustreben, wobei der Verlauf hier im wesentlichen parallel ist; während der 6. und 7. Übungswoche kommt es dann zu einem vorübergehend rückläufigen Prozeß, der sich jedoch wieder stabilisiert.

Während in den vorangehenden Einzelableitungen durchaus der Eindruck entstehen konnte, es gebe bezüglich der Hauptreaktion Seitenunterschiede, korrigiert der Autor diese Beobachtung durch die Erstellung von Mittelwertverläufen. An der Untersuchung nahmen 11 organisch gesunde Probanden teil, von denen bis zur 5. Woche einmal wöchentlich bei einer Umgebungstemperatur von 21–25 °C liegend in Ruhe eine Verlaufsbeobachtung über 20–30 min aufgezeichnet wurde. Drei der 11 Probanden schieden nach der 5. Woche aus. Wie Abb. 60 zu entnehmen ist, sind innerhalb des Beobachtungszeitraums bezüglich der Rechts-Links-Mittelwerte der Hauptreaktion *(b)* keine Seitenunterschiede festzustellen. Die Darstellung zeigt

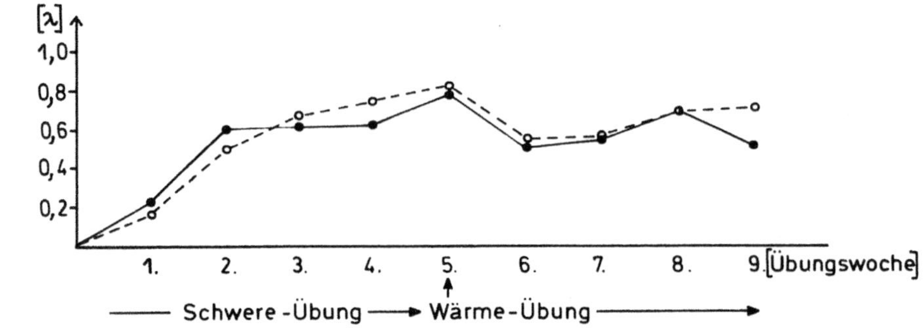

rechts —•—	0,23	0,60	0,62	0,63	0,80	0,51	0,55	0,71	0,52
links --o---	0,17	0,50	0,67	0,74	0,83	0,55	0,57	0,70	0,72

Abb. 60. Mittlere Erhöhung der Wärmetransportzahl als Folge des AT, Seitenvergleich über einen 9wöchigen Beobachtungszeitraum

außerdem, daß das in der 5. Woche erreichte Maximum der Wärmetransportzahl durch die jetzt hinzukommende Suggestion der Wärme nicht gesteigert, sondern vorübergehend sogar vermindert wird.

Eine Innovation stellt Vogels Arbeit insofern dar, als den objektiven Parametern der Wärmetransportzahl bzw. der Haut- oder Rektaltemperatur aus anderen Arbeiten jetzt die subjektive Einschätzung des Probanden selbst vergleichend gegenübergestellt wird. Hierzu wurde jeder Proband nach der wöchentlichen Ableitung gebeten, sein Wärmeerlebnis der vorangehenden Übung den Kategorien „sehr deutlich“, „deutlich“, „gering“ oder „unsicher“ zuzuordnen. Die beiden ersten Kategorien galten als positives, die beiden letzten als negatives Wärmeerlebnis. In Abb. 61 sind der Verlauf der subjektiven Einschätzung und der Meßwert der Hauptreaktion jeweils als Mittelwerte über den 9wöchigen Beobachtungszeitraum wiedergegeben. Es zeigt sich eine Korrelation von $r = 0{,}97$ ($p < 0.001$).

Ergänzend sei hinzugefügt, daß der Autor aus unbekannten Gründen den vorübergehenden Rückgang zwischen der 6. und 9. Woche nicht kommentiert, einen Befund, der in Abb. 39 bereits aus dem Verlauf der Nachreaktion *(d)* zu erkennen war. Der erfahrene Gruppentrainer jedoch weiß, daß ein vorübergehendes Sistieren des Erfolgs oder sogar eine rückläufige Entwicklung häufig bei der Gruppenunterweisung im AT zu bemerken ist. Die Verlaufsbeobachtung zeigt, daß es sich hierbei um eine vorübergehende Erscheinung handelt. Nach Abb. 41 entsprechen sich auch diesbezüglich subjektive und objektive Parameter.

In seiner Diskussion versucht der Autor, die 4 Charakteristika der Verlaufskurve der Wärmetransportzahl während des AT zu interpretieren. Bezüglich des Initialabfalls hält es Vogel für am wahrscheinlichsten, daß eine geringe reflektorische Zunahme des Sympathikotonus bei der bewußten Fokussierung der Aufmerksamkeit zu Beginn des AT eine Engstellung peripherer Blutgefäße zur Folge hat, die ihrerseits zu einer vorübergehenden Reduktion der Wärmetransportzahl führt. Im weiteren Verlauf der Übung geht dann offenbar die initiale Vasokonstriktion der Hautgefäße

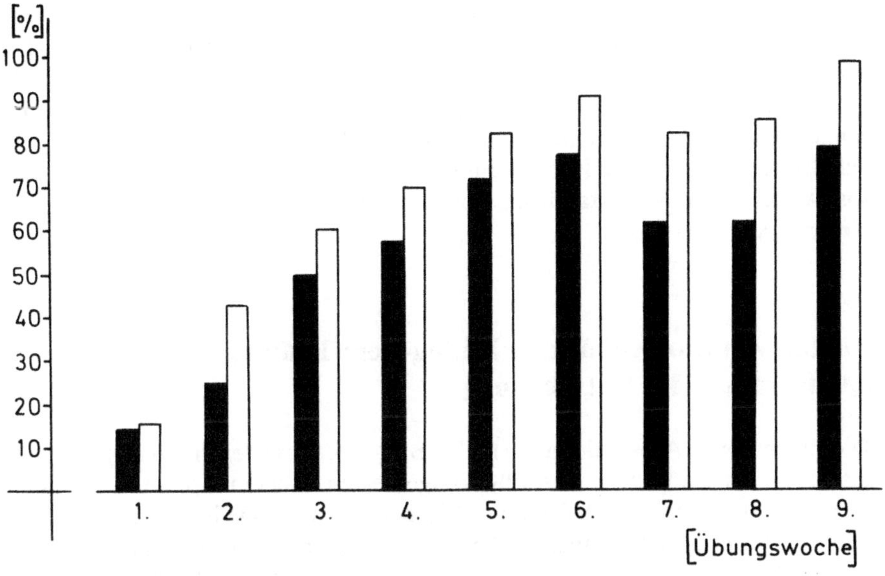

Abb. 61. Korrelation zwischen subjektivem Wärmeerlebnis *(schwarz)* und meßbarem Anstieg der Wärmemetransportzahl *(weiß)* als Folge des AT während eines 9wöchigen Beobachtungszeitraums ($n = 5–10$; $r = 0{,}97$; $r^2 = 0{,}95$; $p < 0.001$)

als Folge einer zentral-nervösen Reduktion des Sympathikotonus rasch zurück. Diese wiederum ist von einer peripheren Vasodilatation gefolgt, die in der Plateaubildung der Wärmetransportzahl ihren Ausdruck findet. Für die Ausbildung der Schlußzacke macht Vogel „zweifellos" die tiefe, willkürliche Einatmung am Ende der Übung verantwortlich. Es ist sicherlich richtig, und das wissen wir aus Vorbefunden, daß eine tiefe Inspiration zu einem vorübergehenden Rückgang der Wärmetransportzahl führt. Es muß jedoch verwundern, daß Vogel für das Auftreten des initialen Abfalls die „bewußte Fokussierung der Aufmerksamkeit zu Beginn des AT" als Ursache und Begründung anführt, während eben eine solche „bewußte Fokussierung der Aufmerksamkeit" am Ende des AT nicht mit in Betracht gezogen wird. Der Herausgeber vertritt die Auffassung, daß für beide Phänomene der Begriff der „Orientierungsreaktion" seine berechtigte Verwendung findet, zumal jeder im AT selbst Erfahrene weiß, daß die Beendigung des Zustands der Versenkung und des eingeschränkten Bewußtseins eine „bewußte Fokussierung der Aufmerksamkeit" zur Voraussetzung hat. So handelt es sich also aller Wahrscheinlichkeit nach in beiden Situationen, zu Beginn wie am Ende der AT-Übung, um ein vorübergehendes Widerstandsphänomen, welches mit einer sympathisch-adrenergen Engstellung der peripheren Blutgefäße einhergeht.

In diesem Zusammenhang wäre auch der rückläufige Erfolg zwischen der 6. und 9. Woche zu verstehen; nach dem in dieser Arbeit praktizierten Unterweisungsschema wurde zu eben diesem Zeitpunkt die Wärmeübung schrittweise vermittelt. Es liegt also nahe, daß das verstärkte Bemühen des einzelnen Probanden, das Wärmeerlebnis intensiver nachzuvollziehen, zu einer unwillkürlichen Anspannung führt, die das Eintreten eines subjektiven Erfolgserlebnisses sowie des objektivierbaren Erfolges zeitlich verzögert.

So ist der vorübergehende initiale wie auch terminale Abfall der Wärmetransportzahl das somatische Korrelat der von Schultz beschriebenen „Initialunruhe"; bereits Schultz betrachtete diese Initialunruhe als eine Art von Widerstand der Versuchsperson, wobei dieser Widerstand im psychoanalytischen Sinne als unbewußt ablaufender Vorgang anzusehen ist.

Einfluß von Biofeedback und autogenem Training auf die muskuläre Entspannung

Die zunehmende Anwendung des EMG-Biofeedback in der Praxis des Allgemeinarztes und des Psychotherapeuten läßt es angemessen erscheinen, einen experimentellen Vergleich zwischen dem AT und der Biofeedbackmethode bezüglich der therapeutischen Effizienz und des Langzeiteffektes anzustellen. Die Biofeedbackmethode stellt bekanntlich ein aus der Verhaltenstherapie kommendes Verfahren dar, welches geeignet ist, im Sinne einer Verhaltenstherapie ein Umkonditionieren des Fehlverhaltens oder ein Desensibilisieren gegenüber bestimmten Situationen auf dem direkten Wege der akustisch oder optisch vermittelten Biosignale herbeizuführen.

In diesem Zusammenhang versuchte Czornik (1979) im Rahmen einer Verlaufsbeobachtung der Frage nachzugehen, wie sich im Längsschnittbefund die EMG-Werte des rechten Unterarmflexors bzw. des M. frontalis in einer Gruppe von Patienten, die das AT erlernen, vor bzw. nach einer AT-Übung im Vergleich zu denen eines Kollektivs von Patienten verhalten, die über den gleichen Beobachtungszeitraum an regelmäßigen Biofeedbacksitzungen von 30minütiger Dauer teilnehmen. Die AT-Gruppe umfaßte 12 Probanden, davon 4 weibliche und 8 männliche; das mittlere Alter betrug 35,7 ± 13 Jahre; die EMG-Gruppe umfaßte 10 Probanden, davon 6 weibliche und 4 männliche; das mittlere Alter betrug 31,1 ± 7 Jahre. Bei dem Untersuchungsgerät handelte es sich um ein akustisches Biofeedbackgerät, dessen Signale bei nachlassender Muskelspannung abnehmen. Die statistische Absicherung der erhobenen Befunde erfolgte intragruppal mittels des Wilcoxen-Tests für paarige Stichproben und des U-Tests, wobei als Signifikanzniveau $p < 0.05$ festgelegt worden war.

Abbildung 62 zeigt den Ausgangswert zum Zeitpunkt T_0 sowie den Wert vor und nach einer AT-Übung, gemittelt über die Gruppe zum Zeitpunkt T_1, d.h. nach 3 Wochen, und zum Zeitpunkt T_2, d.h. nach 10 Wochen am Ende des Unterweisungskurses in der Grundübung des AT. Der Unterschied der Meßergebnisse zwischen der 3. und der 10. Übungswoche ist statistisch auf dem 5%-Niveau signifikant. Bei K_1 und K_2 sind die Befunde der Kontrolluntersuchung 3 Monate nach Ende der Unterweisung im AT wiedergegeben; es zeigt sich gegenüber T_2 ein neuerlicher Abfall, während die Unterschiede zwischen K_1 und K_2 statistisch nicht signifikant sind.

Analog zur Abb. 62, die die Befunde des Unterarmflexors rechts wiedergibt, stellt Abb. 63 die Befunde der EMG-Messung am M. frontalis desselben Probandenkollektivs zu den gleichen Meßzeitpunkten dar. Auch hier sind die Unterschiede zwischen

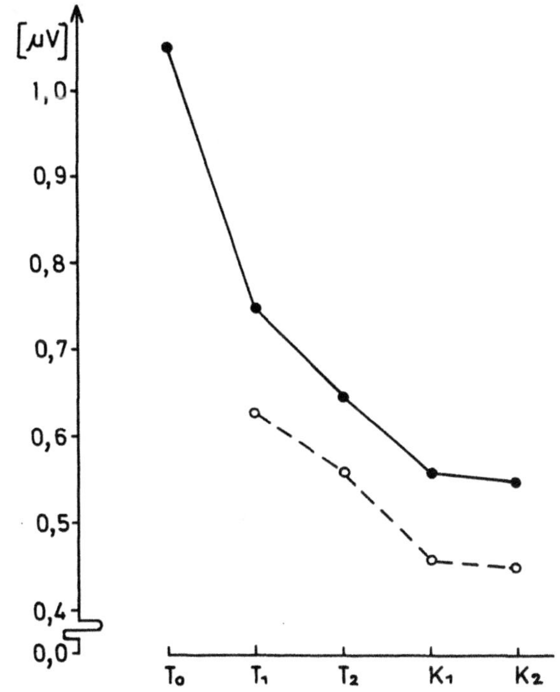

Abb. 62. Änderung der EMG-Aktivität in der Beugemuskulatur des Armes als Folge regelmäßiger AT-Praxis (AT-Gruppe n = 12); beachte den Fortgang der Entwicklung nach Unterweisungsende (Reproduktion)

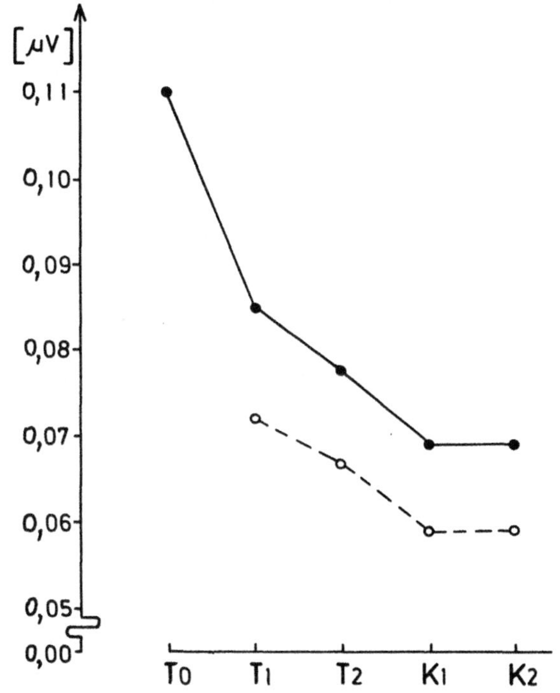

Abb. 63. Änderung der EMG-Aktivität in der Stirnmuskulatur als Folge regelmäßiger AT-Praxis (AT-Gruppe n = 12); beachte den Fortgang der Entwicklung nach Unterweisungsende (Reproduktion)

der 3. und der 10. Woche bzw. den Kontrolluntersuchungen statistisch auf dem 5%-Niveau signifikant, während die Werte K_1 und K_2 nicht voneinander unterschieden sind.

In Abb. 64 und 65 sind die Verlaufswerte der EMG-Gruppe wiedergegeben, wie sie über den Beobachtungszeitraum von 10 Wochen 1 mal wöchentlich als Gruppenmit-

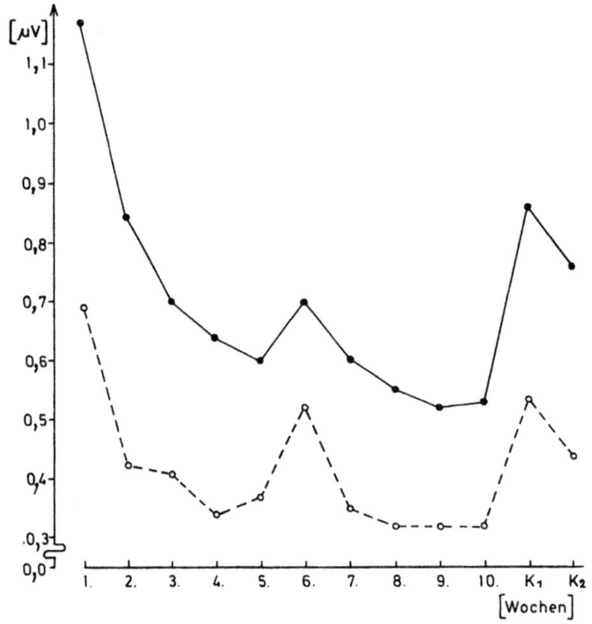

Abb. 64. Änderung der EMG-Aktivität in der Beugemuskulatur des Armes als Folge regelmäßiger Biofeedbackbehandlung (EMG-Gruppe n = 10); beachte die rückläufige Entwicklung nach Behandlungsende (Reproduktion)

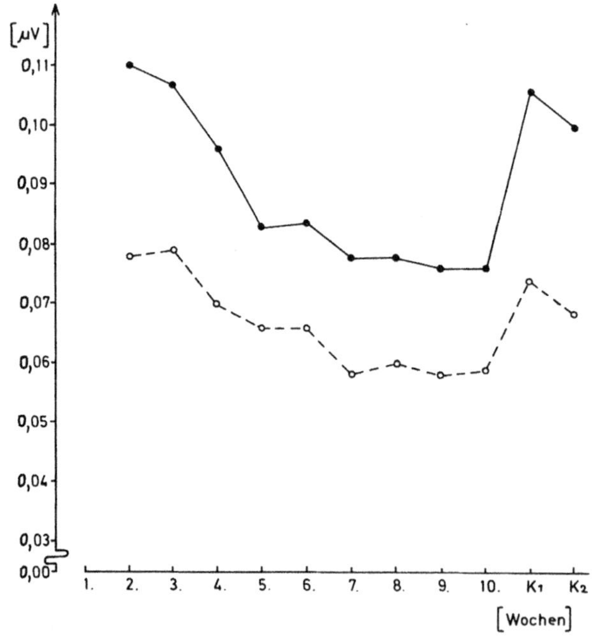

Abb. 65. Änderung der EMG-Aktivität in der Stirnmuskulatur als Folge regelmäßiger Biofeedbackbehandlung (EMG-Gruppe n = 10); beachte die rückläufige Entwicklung nach Behandlungsende (Reproduktion)

telwerte erfaßt wurden; Abb. 64 gibt die Befunde des Unterarmflexors wieder, Abb. 65 diejenigen des M. frontalis. Die obere Kurve ist jeweils die Vormessung zu Beginn der EMG-Übung, die untere Kurve stellt die Befunde am Ende der 30minütigen Übung dar. Global kann man feststellen, daß an beiden Meßstellen während des Beobachtungszeitraums von 10 Wochen eine fallende Tendenz beobachtet werden kann, die in Abb. 64 durch die Ausreißerwerte einer Probandin nur vorübergehend rückläufig ist. Drei Monate nach Beendigung der EMG-Behandlung nimmt der Erfolg ab; sowohl die Ausgangs- als auch die Endwerte nach 30minütiger EMG-Übung liegen zwischen den Werten der 1. und 2. Übungswoche. Während die Unterschiede zwischen der 3. und 10. Woche als statistisch signifikant auf dem 5%-Niveau angegeben werden, unterscheiden sich die beiden Kontrollmessungen nach 3 Monaten statistisch nicht voneinander. Eine vergleichende Betrachtung der Abb. 62 und 64 bzw. 63 und 65 läßt erkennen, daß das Ausmaß der nach 10wöchiger Unterweisung im EMG erreichten muskulären Entspannung größer ist als nach 10wöchiger Unterweisung im AT (Entspannungswert 0,32 μV gegenüber 0,52 μV). Die Verlaufskontrolle zeigt jedoch einen weiteren Entspannungseffekt der AT-Gruppe innerhalb des Beobachtungszeitraumes von 3 Monaten, während der Therapieerfolg der EMG-Gruppe rückläufig ist. Weniger eindeutig bezüglich des unmittelbaren Therapieerfolgs sind die Befunde am M. frontalis; hier erreicht die AT-Gruppe nach 10 Wochen einen mittleren Wert von 0,067 μV gegenüber 0,059 μV in der EMG-Gruppe; auch hier ist im Längsschnittbefund eine weitere Abnahme auf Werte von 0,059 μV in der AT-Gruppe zu beobachten, während der Entspannungseffekt in der EMG-Gruppe rückläufig ist.

Eine Erklärung für diesen Langzeiteffekt mag zum einen sein, daß jeder Teilnehmer der AT-Gruppe eine Methode erlernt hat, die er unabhängig von einem Therapeuten und einem Gerät nach eigener Willensentscheidung und somit freiwillig auch nach Beendigung der aktuellen Unterweisung fortführen kann. Der muskelrelaxierende Effekt des AT wird auf diese Weise nicht nur beibehalten, sondern noch intensiviert. Zum andern ist es naheliegend, daß die Abhängigkeit von einem Biofeedbackgerät akut den Effekt verstärken kann, zumal der Übende momentan ein realisierbares und daher realistisch anmutendes Signal erhält, welches seine Empfindung verstärkt. Es bildet sich jedoch offenkundig eine Abhängigkeit von dem Gerät aus, die nach Ausscheiden aus der direkten Betreuung und in Ermangelung des Gerätes den ursprünglichen Therapieerfolg allmählich wieder versiegen läßt.

Über diesen Rahmen hinaus stellt Czornik als grundsätzlichen Sachverhalt fest, daß sich eine Unterweisung im AT wegen der Möglichkeit des gruppentherapeutischen Settings und der damit höheren Effizienz als überlegene Methode von der EMG-Biofeedbackbehandlung abhebt, die neben der Abhängigkeit von einem Gerät wegen der erforderlichen Einzelbetreuung und des sehr viel höheren Zeitaufwands frühzeitig an Kapazitätsgrenzen stößt.

Einen ähnlichen experimentellen Ansatz unternimmt Kersting (1981) bei dem Vergleich der Grundübung des AT und der von Schultz (1970) beschriebenen Unterstufe des Verfahrens. Dabei sollte der Frage nachgegangen werden, ob das Ausmaß der erreichbaren Entspannung bei Anwendung unterschiedlicher Übungsverfahren gleich groß ist und ob zusätzliche Übungsformeln, wie etwa die von Schultz empfohlenen vegetativen Übungen, einen Einfluß auf die Schwererealisation während des AT haben.

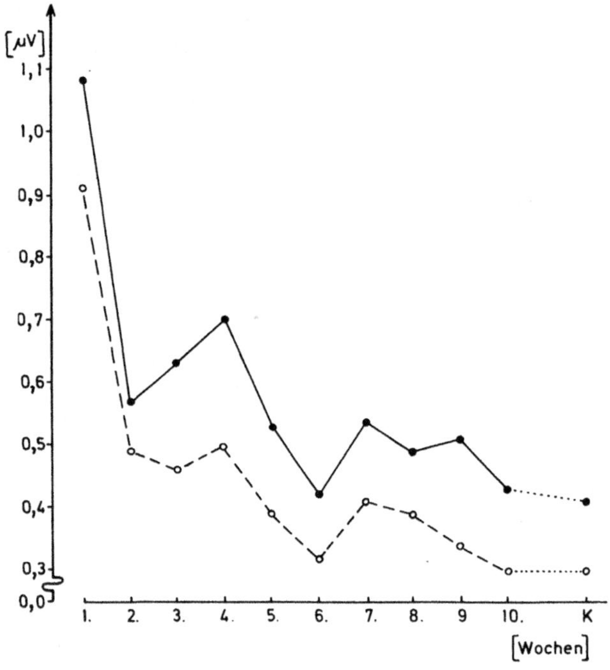

Abb. 66. Änderung der EMG-Aktivität in der Beugemuskulatur des Armes am Beispiel eines Kollektives (n = 12), das nur die Grundübung des AT erlernte (Reproduktion)

An der Untersuchung nahmen 21 Personen teil, davon 10 Männer und 11 Frauen; das Alter der organisch gesunden Probanden lag zwischen 19 und 31 Jahren. Die elektromyographische Ableitung erfolgte bei einer konstanten Umgebungstemperatur von 23 °C. Abgeleitet wurden die Elektromyogramme des Unterarmflexors rechts und des M. frontalis jeweils vor einer AT-Übung nach einer Adaptationszeit von 7 min und ca. 2 min nach Übungsbeginn. Das Probandenkollektiv wurde in 2 Gruppen aufgeteilt, wovon die 1. Gruppe lediglich die Einstellung von Ruhe, Schwere und Wärme einstudierte und dieses Trainingsprogramm von der 7. bis zur 10. Woche beibehielt, während die 2. Gruppe zwischen der 6. und 10. Woche die Atemübung, die Herzübung, die Sonnengeflechtsübung und die Kopfübung erlernte. Beide Teilkollektive wurden 3 Monate nach Ende des Unterweisungskurses elektromyographisch nachuntersucht. Die statistische Überprüfung der Werte erfolgte für den intragruppalen Vergleich mittels des Wilcoxen-Tests ($p < 0.05$) und für den intergruppalen Vergleich mittels des U-Tests ($p < 0.05$).

Wie Abb. 66 zu entnehmen ist, gelang es den Teilnehmern der 1. Gruppe, während des Erlernens der Grundübung innerhalb der ersten 6 Wochen im Bereich des Unterarmflexors eine deutliche Reduktion der Muskelaktivität herbeizuführen, die in gewissen Grenzen über das Ende der 10wöchigen Unterweisung hinaus erhalten blieb und auch bei der Kontrolluntersuchung nach 3 Monaten fortbestand. Gleiches gilt für die EMG-Aktivität des M. frontalis (Abb. 67). Für beide Serien trifft zu, daß die gemittelten Meßergebnisse der 6. und 10. Woche sowie der Kontrolluntersuchung gegenüber dem Ausgangsniveau auf dem 5%-Niveau statistisch signifikant waren, jedoch nicht untereinander.

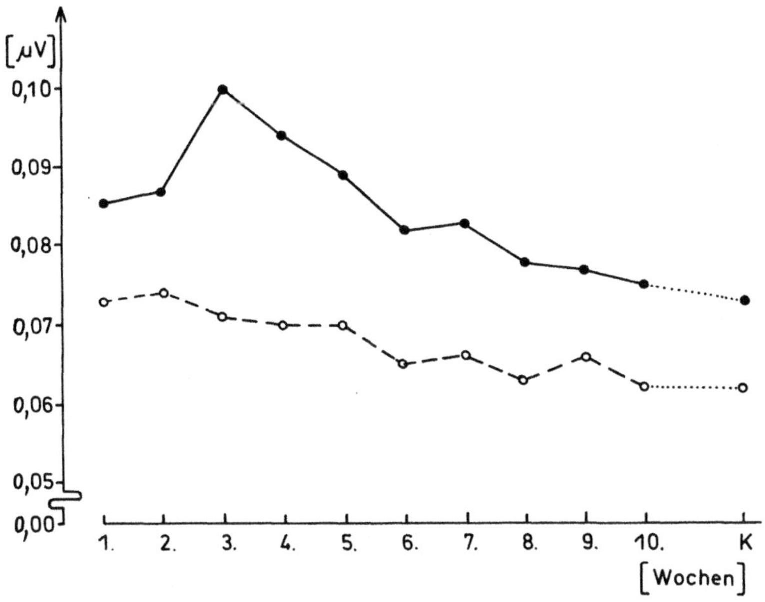

Abb. 67. Änderung der EMG-Aktivität in der Stirnmuskulatur am Beispiel eines Kollektives (n = 12), das nur die Grundübung des AT erlernte (Reproduktion)

Analog hierzu verhält sich der Kurvenverlauf der 2. Untersuchungsgruppe, zumindest während der ersten 6 Wochen. Innerhalb der sich anschließenden 4 Wochen, in denen die Organübungen einstudiert wurden, kommt es dann vorübergehend zu einer rückläufigen Tendenz (Abb. 68), d.h. das Ausmaß der durch die AT-Übung erreichten muskulären Entspannung ist vorübergehend geringer, um sich gegen Ende der AT-Unterweisung wieder zu verbessern. Zur Kontrolluntersuchung hin ist die Tendenz weiterhin fallend. Diese Beobachtungen sind für den Bereich des M. frontalis nur andeutungsweise ausgeprägt; allerdings gilt auch hier für die Befunde aus der 6. und 10. Stunde sowie der Kontrolluntersuchung, daß sich diese auf dem 5%-Niveau statistisch signifikant von dem Ausgangswert unterscheiden (Abb. 69).

Der intergruppale Vergleich für die Meßpunkte der 1., 6. und 10. Unterweisungsstunde sowie der Kontrolluntersuchungen läßt weder für den Bereich des Unterarmflexors noch für den M. frontalis statistisch signifikante Unterschiede erkennen. Der Autor weist jedoch darauf hin, daß mit einer generalisierten Schwere- und Wärmerealisation nach 6 Übungswochen ein Entspannungszustand erreicht wird, der auch bei weiterem Üben nicht mehr erheblich verbessert werden kann. Außerdem wird aus den Befunden ersichtlich, daß die Versuchspersonen offensichtlich gelernt haben, sich auch in Ruhe besser zu entspannen. Die vorübergehende Verschlechterung der Entspannungsergebnisse beim Einüben der vegetativen Übungen führt Kersting (1981) darauf zurück, daß die zusätzliche Einstellung einer Organübung nicht zu einer besseren Entspannung führt, sondern anfänglich den Versuchspersonen sogar gewisse Schwierigkeiten bei der Entspannung bereitet – ein passagerer Effekt, der nach einer gewissen Latenz rückläufig ist.

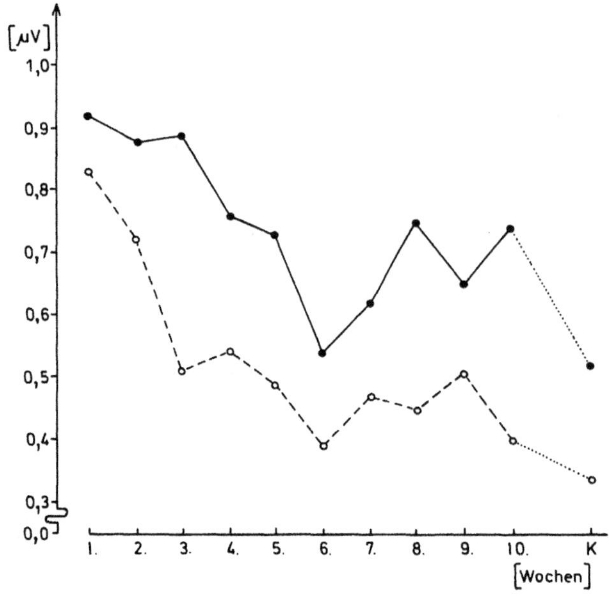

Abb. 68. Änderung der EMG-Aktivität in der Beugemuskulatur des Armes am Beispiel eines Kollektives (n = 9), das neben der Grundübung auch die vegetativen Übungen des AT erlernte; beachte die vorübergehend rückläufige Entwicklung (Reproduktion)

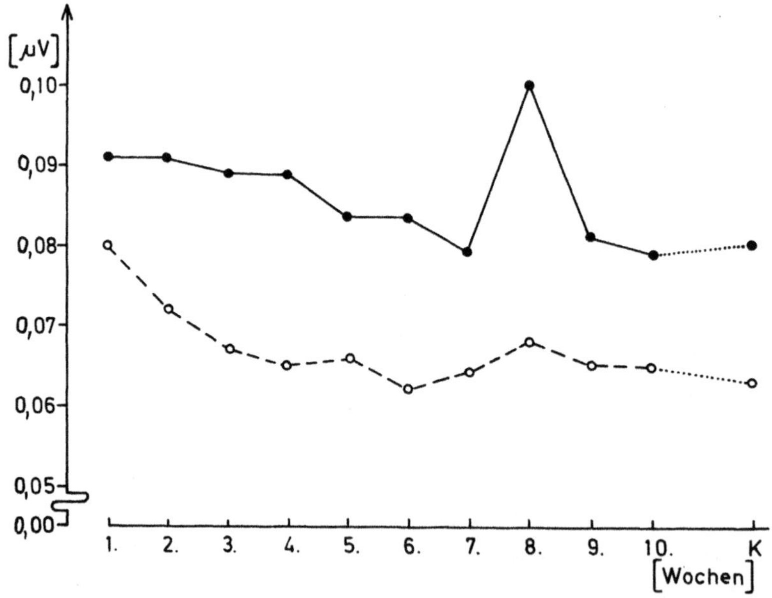

Abb. 69. Änderung der EMG-Aktivität in der Stirnmuskulatur am Beispiel eines Kollektives (n = 9), das neben der Grundübung auch die vegetativen Übungen des AT erlernte (Reproduktion)

Zusammenfassend sei bezüglich der Arbeiten von Czornik und Kersting festgestellt, daß die Schwererealisation als subjektives Erleben des Übenden ein physiologisches Korrelat in dem objektivierbaren EMG-Befund hat, der infolge einer AT-Übung als allgemeiner Entspannungseffekt in einer Tonusminderung des Unterarmflexors und des M. frontalis des Probanden zum Ausdruck kommt.

Zirkadiane Schwankungen der Hauttemperatur und deren Veränderung während des autogenen Trainings

Stetters Arbeit aus dem Jahre 1982 über thermometrisch erfaßbare Veränderungen während des AT in Abhängigkeit von der Tagesperiodik stellt insofern eine Innovation der physiologischen Erforschung des AT dar, als erstmals der bisher unberücksichtigt gebliebene tagesperiodische Einfluß auf den Erfolg oder Mißerfolg einer AT-Übung untersucht wird. Eine 2. Neuerung dieser 1982 in Mainz vorgelegten Arbeit besteht darin, daß eine kontaktlose Infrarotmessung zur Anwendung kommt, die den störenden Einfluß während des Meßvorgangs wesentlich reduziert und dennoch aufgrund der besonderen technologischen Gegebenheiten eine Beurteilung der Durchblutungsänderung im subkutanen Gewebe ermöglicht. Die 3. Besonderheit der Arbeit liegt darin, daß ein Patientenkollektiv untersucht wird, welches nach den Kriterien von v. Zerssen (1976) der großen Diagnosegruppe der „vegetativen Dystonie" zugeordnet werden kann.

Das gesamte Patientenkollektiv wurde in 2 Gruppen unterteilt; in einer Testgruppe ($n = 41$) waren 16 Männer im Alter von 41,6 ± 10,0 Jahren und 25 Frauen im Alter von 42,3 ± 9,7 Jahren. Die Mitglieder der Testgruppe hatten alle über einen kürzeren oder längeren Zeitraum das AT erlernt und beherrschten es in der Grundübung. In einer Kontrollgruppe ($n = 41$) befanden sich 15 männliche Probanden im Alter von 45,4 ± 10,0 Jahren und 26 weibliche Probanden im Alter von 43,9 ± 8,5 Jahren, die weder das AT noch eine andere Entspannungsübung je erlernt hatten. Bezüglich der Geschlechtsverteilung und der Alterszugehörigkeit kann von 2 vergleichbaren Probandenkollektiven gesprochen werden.

Basierend auf den Voruntersuchungen von Aschoff (1963) und anderen geht Stetter davon aus, daß zwischen der Hauttemperatur und dem vegetativen Nervensystem ein zirkadianer Zusammenhang insofern besteht, als die Hauttemperatur in den Nachtstunden ihr Maximum erreichen muß, einen Abfall zum Mittag hin erkennen läßt und zwischen 13.00 und 15.00 Uhr ein relatives Tagesmaximum aufweist, um in den späten Abendstunden erneut abzufallen. Diese tageszeitliche Zuordnung veranlaßte den Autor dazu, die Messung der Hauttemperatur mittels eines Infrarotmeßgerätes kontaktlos an der dorsalen Seite der mittleren Phalange des rechten Mittelfingers um 8.00, 12.00 und 14.00 Uhr durchzuführen; die entsprechenden Verlaufskontrollen erfolgten in der AT-Gruppe vor, während und 5 min nach Beendigung einer 5minütigen AT-Übung. Diese zeitliche Abfolge wurde auch für das Kontrollkollektiv beibehalten; für beide Kollektive trifft zu, daß nur die maximale Temperaturdifferenz zwischen der Initialmessung und den beiden nachfolgenden Messungen in die statistische Auswertung einging. Darüber hinaus wurden die Probanden der AT-Gruppe aufgefordert, nach Beendigung der Übung subjektiv das Ausmaß des Übungserfolgs den Kategorien „gar nicht“, „gering“, „mäßig“, „stark“ oder „sehr stark“ zuzuordnen. Die Untersuchung erfolgte in der Zeit von Januar–März 1981 in einer Psychosomatischen Klinik des Einzugsbereiches Wiesbaden Nord; die Messungen wurden bei einer Raumtemperatur von 21–23 °C durchgeführt; jeder Proband hatte die Möglichkeit, sich für die Dauer von 15–20 min an die Umgebungstemperatur und die Bedingungen der Untersuchung zu gewöhnen, bevor die Meßreihe durchgeführt wurde.

Die statistische Evaluation der erhobenen Befunde erfolgte mittels des Wilcoxen-Tests, des U-Tests nach Mann und Whitney und des „exakten Fisher-Tests“. Als Signifikanzniveau wurden 5% festgelegt.

Ausgehend von Stetters Feststellung, daß zwischen der Test- und der Kontrollgruppe keine Unterschiede bezüglich des Alters, des Geschlechts, des Körpergewichts (bezogen auf die Körpergröße) und der Scores der Beschwerdeliste bestanden, wurde von der Vergleichbarkeit auch der Ausgangstemperaturen in den beiden Kollektiven ausgegangen. So fanden sich in beiden Gruppen 25 Probanden, deren Ausgangstemperatur um 12.00 Uhr niedriger war als um 14.00 Uhr ($p < 0.001$), und 16 Probanden, deren Ausgangstemperatur um 12.00 Uhr höher war als um 14.00 Uhr ($p < 0.001$). Dies veranlaßte den Autor dazu, den Begriff des „Reaktionsmusters“ einzuführen, wobei die Probanden, deren Ausgangstemperatur um 12.00 Uhr niedriger ist als um 14.00 Uhr, in die Kategorie des „Reaktionsmusters A“ fallen, während diejenigen, deren Ausgangstemperatur um 12.00 Uhr höher ist als um 14.00 Uhr, in die Kategorie des „Reaktionsmusters B“ gehören. Bezüglich des Reaktionsmusters A ist demzufolge festzustellen, daß sowohl in der AT-Gruppe als auch in der Kontrollgruppe die Temperaturanstiege um 12.00 und 14.00 Uhr als Folge des AT bzw. des ruhigen Sitzens bezogen auf den Ausgangspunkt erheblich sind ($p < 0.001$); die

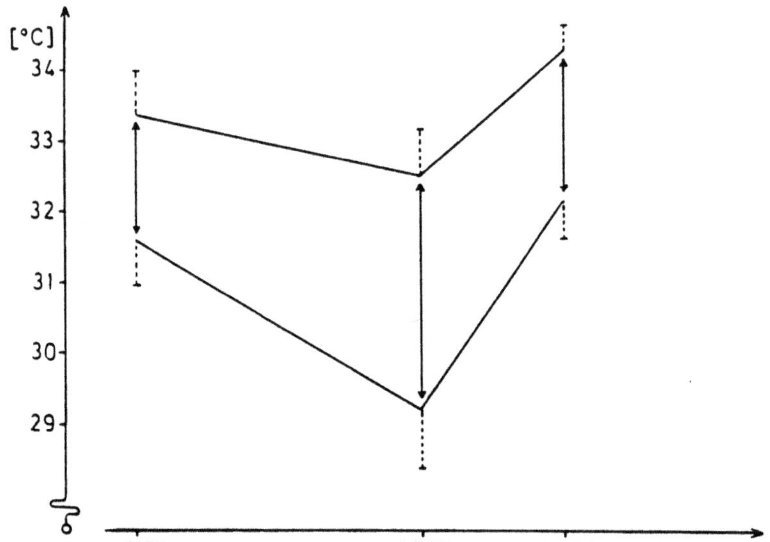

Abb. 70. Verlauf der Hauttemperatur und erreichte Endtemperaturen zwischen 8.00 und 14.00 Uhr der Testgruppe (n = 25) mit dem Reaktionsmuster A

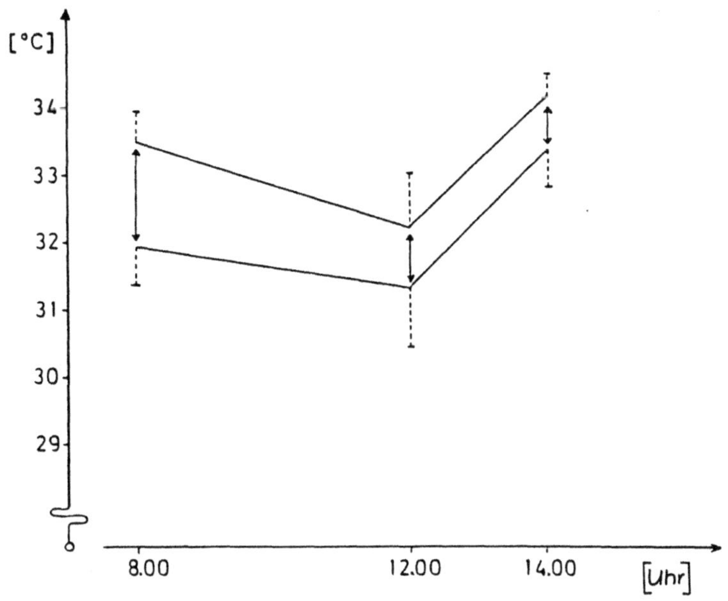

Abb. 71. Verlauf der Hauttemperatur und erreichte Endtemperaturen zwischen 8.00 und 14.00 Uhr der Kontrollgruppe (n = 25) mit dem Reaktionsmuster A

intergruppalen Unterschiede zwischen der AT- und der Kontrollgruppe sind auf gleichem Niveau statistisch signifikant ($p < 0.001$). Die entsprechenden Verläufe (bezogen auf den Wert von 8.00 Uhr) sowie Ausgangs- und Endtemperaturen sind in den Abb. 70 und 71 wiedergegeben.

Bei den Probanden mit dem Reaktionsmuster B sind die Ausgangstemperaturen von 12.00 und 14.00 Uhr in der AT-Gruppe niedriger als in der Kontrollgruppe; ein signifikanter Unterschied besteht jedoch nicht. Die erreichten Endtemperaturen der AT-Gruppe sind um 12.00 Uhr zwar höher als diejenigen der Kontrollgruppe, allerdings auch nicht statistisch signifikant. Um 14.00 Uhr sind weder die erreichten Endtemperaturen noch die intergruppalen Unterschiede statistisch signifikant (Abb. 72 und 73).

Die Beantwortung der Frage, wie relevant die Selbsteinschätzung für den Erfolg des AT ist, setzte voraus, daß das AT-Kollektiv in Lang- und Kurzzeittrainierte unterteilt wurde, in der Erwartung, daß die Langtrainierten eine sicherere Trefferquote der subjektiven Einschätzung im Vergleich zur objektiven Messung erzielen würden. Diese Erwartung konnte nicht bestätigt werden; Lang- und Kurzzeittrainierte unterscheiden sich diesbezüglich nicht voneinander. Darüber hinaus läßt sich feststellen, daß die Probanden mit dem Reaktionsmuster A, die sich im Tagesverlauf falsch eingeschätzt haben (n = 19), das allgemeine Wärmeerlebnis um 14.00 Uhr zu stark bewerteten, also zu einem Zeitpunkt, zu dem die Ausgangslage gegenüber dem Meßpunkt von 12.00 Uhr eine deutlich höhere Temperatur erkennen läßt. Die Probanden des Reaktionsmusters B, die sich im Tagesvergleich falsch eingeschätzt haben (n = 8), hielten das allgemeine Wärmeerlebnis um 12.00 Uhr für sehr stark,

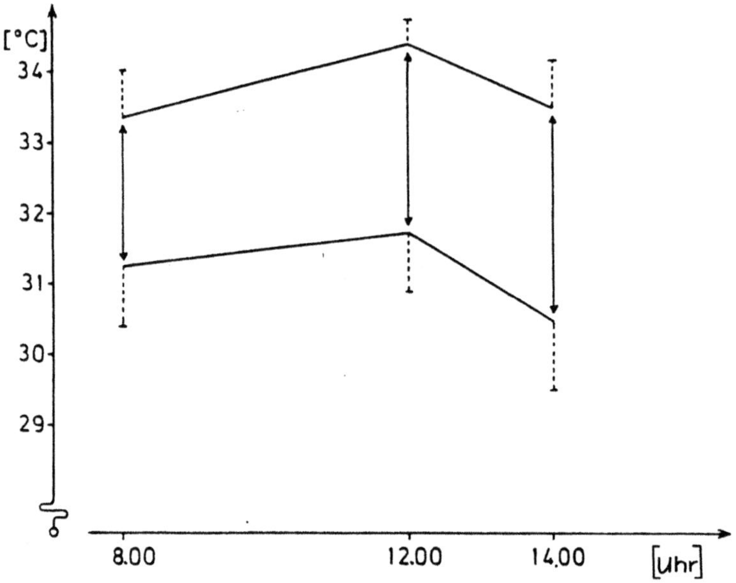

Abb. 72. Verlauf der Hauttemperatur und erreichte Endtemperaturen zwischen 8.00 und 14.00 Uhr der Testgruppe (n = 16) mit dem Reaktionsmuster B

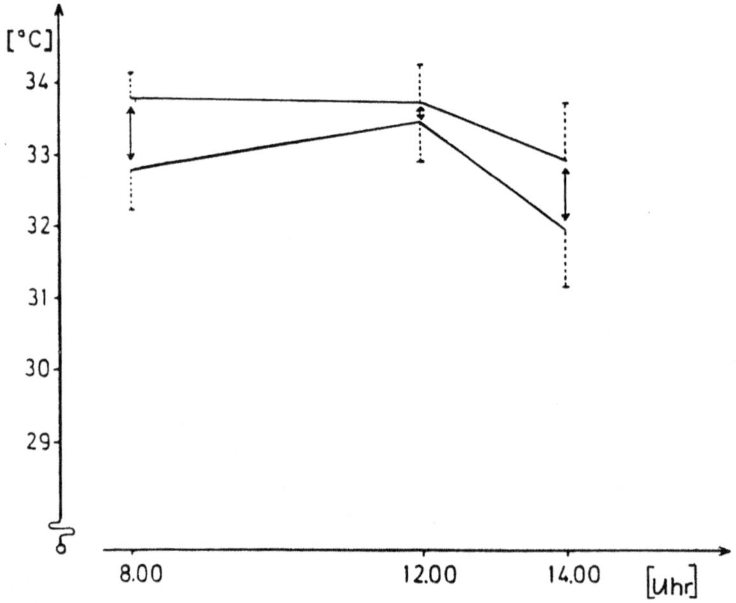

Abb. 73. Verlauf der Hauttemperatur und erreichte Endtemperaturen zwischen 8.00 und 14.00 Uhr der Kontrollgruppe (n = 16) mit dem Reaktionsmuster B

also zu einem Zeitpunkt, zu dem der Ausgangswert gegenüber 14.00 Uhr eine höhere, wenn auch nicht statistisch signifikante Temperatur erkennen läßt.

Beim intergruppalen Vergleich sieht Stetter eine mögliche Erklärung für diese Befunde darin, daß außerhalb des Zeitraums der Übung die Wirkung des AT auf die zentrale Regulation der Körpertemperatur in einer Anhebung des Sollwerts der Körperkerntemperatur besteht, die mit einer niedrigeren peripheren Hautdurchblutung korreliert. Bei Probanden, die das AT nicht beherrschen, findet diese Verstellung des Sollwerts der Kerntemperatur nicht statt; sie bleibt vergleichsweise niedrig, was mit einer peripheren Vasodilatation, d.h. mit einem höheren Temperaturausgangswert einhergeht. So kann zusammenfassend festgehalten werden, daß auch bei Patienten mit der Diagnose einer „vegetativen Dystonie" durch das AT ein Energiesparmechanismus herbeigeführt werden kann, der auf zentralnervösem Wege zur vegetativen Stabilisierung des Gesamtorganismus beiträgt.

Einfluß von autogenem Training und Bhastricā-Prāṇāyāma auf die Flimmerverschmelzungsfrequenz

Die vielfach diskutierte mögliche Beziehung zwischen dem AT in seiner heutigen Form und seinen Ursprüngen in den asiatischen Versenkungstechniken, auf die Langen (1963) wiederholt hingewiesen hatte, stellte Gottmann (1972) bei der Untersuchung der Flimmerverschmelzungsfrequenz wissenschaftlich dar. Gefragt war, ob das AT einerseits und Bhastrikā-Prāṇāyāma (eine Atemübung im Yoga) andererseits einen Einfluß auf die Flimmerverschmelzungsfrequenz haben. Bei der Darstellung der historischen Entwicklung des Yoga kommt Gottmann auf die Entstehung des Yoga-Sūtra des Patañjali zu sprechen, welches innerhalb der brahmanistisch-hinduistischen Tradition entstand und als umfassende und synkretistische Darstellung verschiedenster Yogaarten angesehen werden kann. Es wird traditionellerweise in 4 Kapitel unterteilt, wobei das 2. Kapitel mit dem „Sādhanāpāda"[1] für die vorliegende Arbeit von größerer Bedeutung ist. In ihm werden 8 Stufen meditativer Versenkung beschrieben, von denen die ersten 5 zu dem sog. äußeren Yoga und die letzten 3 zu dem sog. inneren Yoga gezählt werden. Der äußere Yoga enthält die ethischen Voraussetzungen bzw. die Anweisungen zur Vorbereitung auf die Versenkung, während der innere Yoga die Versenkung selbst mit der Zielsetzung der inneren Einswerdung beinhaltet. Im Rahmen der Vorbereitung auf die Versenkung wird nach der Einnahme einer bestimmten Sitzhaltung von einer Atemübung (Prāṇāyāma) gesprochen, die in einer Sonderform, genannt Bhastrikā-Prāṇāyāma, Gegenstand eines Teils der nachfolgenden Untersuchung ist. Hierbei handelt es sich um eine besondere Atemtechnik, bei der die Einatmung 8 s dauern soll, gefolgt von 32 s des angehaltenen Atems, an den sich 16 s Ausatmung anschließen. Hierbei sprechen kürzere Verweildauern in den einzelnen Abschnitten für einen niedrigen Trainingsstand.

---

1 Sādhanāpāda": Ausführungen über die Mittel zur Erreichung von Samā dhi, dem tiefsten meditativen Versenkungszustand des Yoga-Sūtra.

Die Wirkung der Grundstufe des AT mit der Kurzform „Ruhe–Schwere–Wärme“ bzw. die des Bhastrikā-Prāṇāyāma auf das zentrale Nervensystem wird durch die Ermittlung der Flimmerverschmelzungsfrequenz bestimmt. Diese Methode besteht darin, daß ein Proband einen Lichtstrahl mit ansteigender Flimmerfrequenz beobachtet und den Augenblick angibt, zu welchem er gerade das Flimmern nicht mehr beobachten kann. Diejenige Schwingungsrate (in Hz), bei der das Flackern einem stetigen Helligkeitseindruck weicht, wird als Flimmerverschmelzungsfrequenz bezeichnet und ist nach den Befunden anderer Autoren ein Indikator für den Wachheitsgrad des Probanden zum Zeitpunkt der Untersuchung.

Es soll die Frage untersucht werden, ob durch die Grundstufe des AT eine Änderung der Flimmerverschmelzungsfrequenz gegenüber der individuellen Ausgangslage eintritt. Des weiteren soll geklärt werden, ob durch die Atemtechnik des Bhastrikā-Prāṇāyāma eine Verschiebung eben dieser Flimmerverschmelzungsfrequenz gegenüber dem individuellen Ausgangsniveau zu verzeichnen ist. Ausgangspunkt für die Fragestellung ist die subjektive Schilderung der Probanden nach dem AT, die sich im wesentlichen auf einen Zustand der Beruhigung, der verbesserten Erholung und der Änderung des Sinneserlebnisses beschränkt, im Vergleich zu subjektiven Empfindungen nach Prāṇāyāma, die einen Ermüdungsabbau sowie die Empfindung einer Beruhigung bei gleichzeitig gesteigerter Wachheit und Frische umfassen. Im subjektiven Erleben ähneln sich somit die Wirkungen von AT und Prāṇāyāma trotz der Andersartigkeit der Methode, i.e. der konzentrativen Selbstentspannung auf der einen und der Atemmanipulation auf der anderen Seite.

Aus testpsychologischen Gründen bildete Gottmann insgesamt 4 Probandengruppen, 2 für das AT (I und II) und 2 für das Prāṇāyāma (III und IV); in den beiden AT-Gruppen befanden sich 6 weibliche und 10 männliche Probanden im Alter zwischen 22 und 23 Jahren, also insgesamt 32 Versuchspersonen (Vpn), in den beiden Prāṇāyāma-Gruppen befanden sich 2 weibliche und 6 männliche Versuchspersonen, also insgesamt 16 Vpn, im Alter zwischen 22 und 25 Jahren. Jeweils die 1. Gruppe machte beim 1. Versuchsdurchgang den Hauptversuch mit einer AT-Übung bzw. Prāṇāyāma und erst beim zweiten einen Kontrollversuch ohne die jeweilige Übung, während die 2. Gruppe im 1. Versuch den Kontrollauf ohne Übung absolvierte, um dann beim 2. Durchlauf den Hauptversuch mit der jeweiligen Übung zu absolvieren. Zusätzlich stellte der Autor mittels eines bestimmten Fragebogens sicher, daß der zeitliche Ablauf des Haupt- und Kontrollversuches konstant war und daß die individuellen äußeren Bedingungen keine allzugroßen Abweichungen zwischen den beiden Versuchen erkennen ließen.

Die Abb. 74 und 75 geben das Verteilungsmuster der Ausgangswerte der Flimmerverschmelzungsfrequenz der beiden Hauptgruppen wieder. Diesen Abbildungen ist zu entnehmen, daß sich die beiden Gruppen bezüglich ihrer mittleren Ausgangslage nicht voneinander unterscheiden, lediglich die Streubreite ist in der AT-Gruppe etwas größer; eine statistische Überprüfung hat nicht stattgefunden. In Abb. 76 sind die Werte der mittleren Verschmelzungsfrequenz pro Gruppe und Meßzeitpunkt für die beiden Teilgruppen (I und II) jeweils für den Haupt- und den Kontrollversuch wiedergegeben; es sei daran erinnert, daß nur im Hauptversuch nach den beiden Vormessungen (*A* und *B*) eine 5minütige AT-Übung erfolgte, an die sich 2 weitere Kontrollmessungen (*C* und *D*) anschlossen. Für beide Teilgruppen ist deutlich zu erkennen, daß das AT in reproduzierbarer Weise die Flimmerverschmelzungsfre-

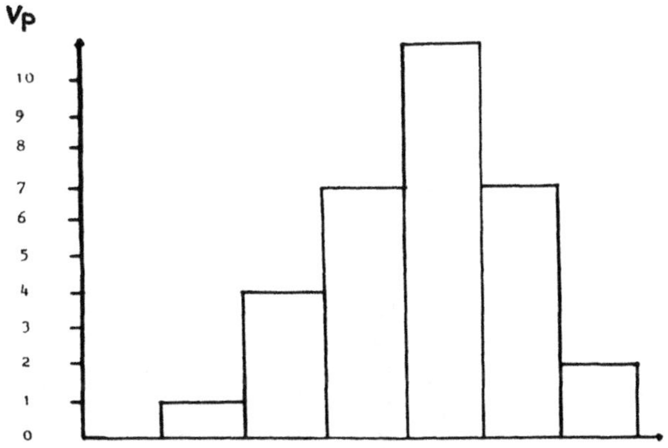

Abb. 74. Verteilung des Ausgangswertes der Flimmerverschmelzungsfrequenz (Hz) vor dem AT (n=16)

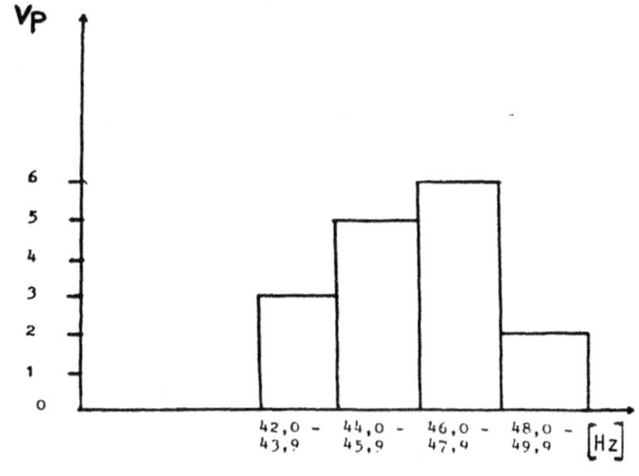

Abb. 75. Verteilung des Ausgangswertes der Flimmerverschmelzungsfrequenz (Hz) vor Bhastrikā-Prāṇāyāma (n = 16)

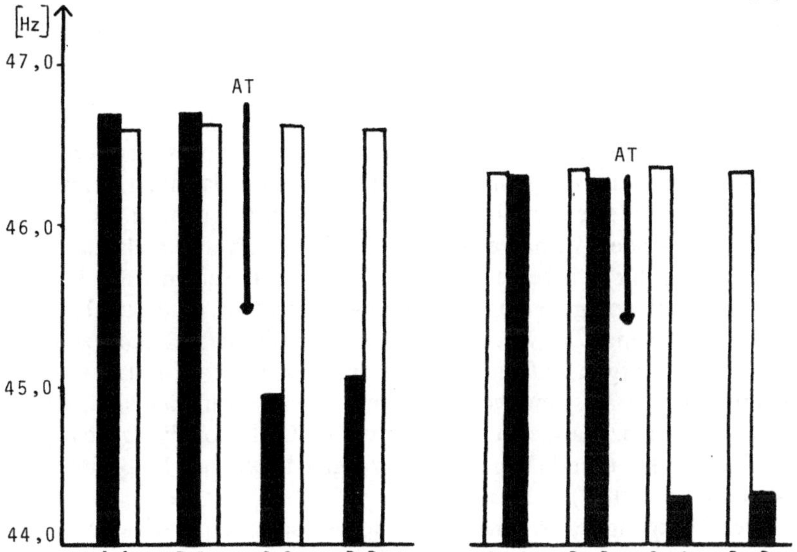

Abb. 76. Änderung der Flimmerverschmelzungsfrequenz als Folge des AT (n = 16); *schwarz* Hauptversuch (mit AT), *weiß:* Kontrollversuch (ohne AT); *links:* Gruppe I, *rechts:* Gruppe II

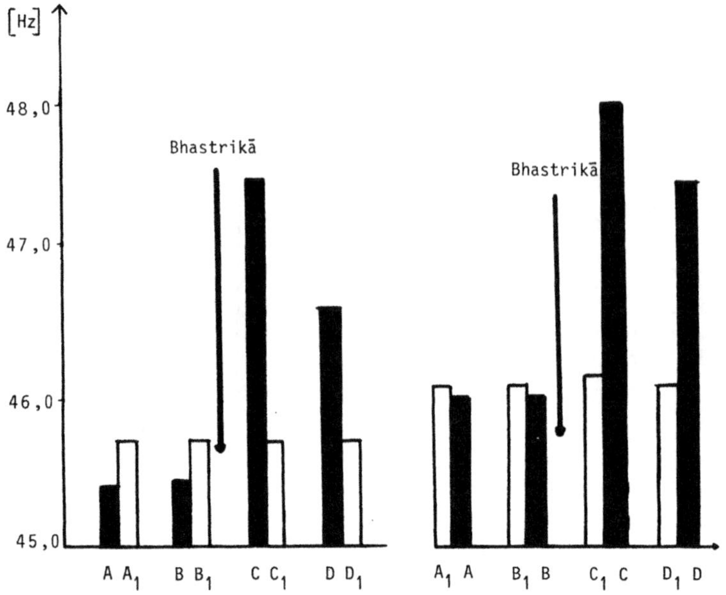

Abb. 77. Änderung der Flimmerverschmelzungsfrequenz als Folge von Bhastrikā-Prāṇāyāma (n = 8); *schwarz:* Hauptversuch (mit Bhastrikā), *weiß:* Kontrollversuch (ohne Bhastrikā); *links:* Gruppe III, *rechts:* Gruppe IV

quenz deutlich senkt, ein Befund, der auch bei der Kontrollmessung (*D*) noch zu erheben ist. Im Kontrollversuch, in welchem kein AT gemacht wurde, stellen sich konstante Werte für die 4 Meßzeitpunkte A_1–D_1 ein. Die AT-relevanten Unterschiede sind statistisch hochsignifikant in der 2fachen Varianzanalyse ($p \leqslant 0.01$) bzw. im Orthogonalvergleich ($p \leqslant 0.001$).

In Abb. 77 sind die Befunde der Gruppen wiedergegeben, die im Hauptversuch die Atemtechnik Bhastrikā-Prāṇāyāma durchführten. Abgesehen von den geringfügigen Unterschieden der Ausgangswerte ist festzustellen, daß auch hier im Kontrollversuch die mittleren Werte der Flimmerverschmelzungsfrequenz in allen 4 Messungen konstant sind. Anders verhält es sich mit der Flimmerverschmelzungsfrequenz nach der Atemübung; hier wird eine deutliche Zunahme derselben schon innerhalb der ersten 2 min nach Beendigung der Atemübung beobachtet, eine Zunahme, die sich bei der Kontrollmessung (*D*) zwischen der 7. und 9. Minute rückläufig zeigt; die statistische Überprüfung ergibt, daß die Werte beider Messungen (*C* und *D*) statistisch hochsignifikant von den Ausgangswerten (*A* und *B*) unterschieden sind, und zwar nach der 2fachen Varianzanalyse ($p \leqslant 0.01$) bzw. im Orthogonalvergleich ($p \leqslant 0.05$) für die Meßzeitpunkte *C* und *D* und für den Vergleich zwischen Meßzeitpunkt *A* und *C* bzw. *A* und *D* ($p \leqslant 0.01$).

Der Rückgang der Flimmerverschmelzungsfrequenz nach einer AT-Übung ist nach Meinung Gottmanns nicht als Sensibilitätsverschlechterung, sondern als Sensibilitätsänderung, bezogen auf den vorangegangenen Zustand, anzusehen. Es werden andere Autoren zitiert, nach denen ein derartiger Rückgang zwar Folge von Übersättigung,

Konfliktspannung oder arbeitsbedingter Ermüdung, jedoch auch durch den Zustand psychischer Entspannung verursacht sein kann. Wenn dies zutrifft, kann das Absinken der Flimmerverschmelzungsfrequenz nach AT als Ausdruck trophotroper Umschaltung und Entspannung angesehen werden. Gegenüber anderen Untersuchungen, nach denen erst ein Ruhezustand von 30 min zu einer Reduktion der Flimmerverschmelzungsfrequenz führte, kommt dem AT jetzt insofern eine besondere Stellung zu, als schon eine 5minütige Übung einen solchen Effekt herbeiführt, der noch 7–9 min nach Beendigung der Übung anhält.

Schwieriger ist die Zunahme der Flimmerverschmelzungsfrequenz nach Bhastrikā-Prāṇāyāma zu erklären. Bezogen auf Untersuchungen anderer Autoren kann eine mögliche Hypoxie oder auch die Hyperventilationswirkung unter dieser Atemtechnik nicht als hinreichende Erklärung für diese Befunde angegeben werden. Der Autor vermutet jedoch, daß unter Bhastrikā-Prāṇāyāma durch den Wechsel von Hyperventilation leichterer Art durch die kurzen Atemstöße einerseits und die leichte respiratorische Azidose durch das längere Anhalten der Atmung andererseits das Atemzentrum durch diesen ständigen Wechsel von Über- und Untersäuerung des Blutes unterschiedlich stark gehemmt bzw. erregt wird. Diese wechselnde Erregung und Hemmung könnte auf die benachbarten vegetativen Zentren des Hirnstammes übergreifen und zu einer ergotropen Umschaltung führen, die sich in der gesteigerten Frische bei erhöhtem Niveau der Flimmerverschmelzungsfrequenz manifestiert.

Zusammenfassend kann also festgehalten werden:
Den anhaltenden Abfall der Flimmerverschmelzungsfrequenz nach AT kann man als Ausdruck von Entspannung und trophotroper Umschaltung deuten. Der auch noch gegen Ende der Untersuchung nachzuweisende Anstieg der Flimmerverschmelzungsfrequenz nach Bhastrikā-Prāṇāyāma dürfte Ausdruck einer gesteigerten Frische und einer ergotropen Umschaltung sein, die durch Ausbreitung von erregenden Impulsen vom Atemzentrum auf benachbarte vegetative Zentren ausgelöst ist. Jedoch wird die Dämpfung der Affekte, die Beruhigung, die unter Prāṇāyāma empfunden wird, hiermit nicht genügend erklärt. Die Beeinflussung weiterer, besonders auch kortikaler Zentren durch Prāṇāyāma ist wahrscheinlich. In bezug auf die Flimmerverschmelzungsfrequenz verhalten sich das AT und Bhastrikā-Prāṇāyāma somit gegensätzlich, trotz mancher, subjektiv als ähnlich empfundener Wirkungen im Anschluß an beide Übungen.

Es sei hinzugefügt, daß es sich bei der Atemübung des Bhastrikā-Prāṇāyāma um eine willkürlich herbeigeführte, vollbewußte Atemtechnik handelt, die noch in den Bereich des äußeren Yoga gehört; dieser ist im wesentlichen dadurch charakterisiert, daß sich das Individuum ethisch und körperlich diszipliniert, bevor es den Weg zum Versenkungszustand im inneren Yoga beschreitet. Demgegenüber steht die freie, fließende Atmung im AT, welche ihrerseits bereits eine psychophysische Umschaltung darstellt. Es erscheint daher konsequent, daß die trophotrope Umschaltung im AT mit einer Reduktion der Flimmerverschmelzungsfrequenz einhergeht, was nicht einer Verschlechterung der Vigilanz gleichzusetzen ist, während die ergotrope Umschaltung nach Bhastrikā-Prāṇāyāma, die mit einer Zunahme der Flimmerverschmelzungsfrequenz einhergeht, sicher auch nicht als Vigilanzsteigerung anzusehen ist, sondern als vorübergehende Aktivierung relevanter kortikaler und subkortikaler Gehirnzentren.

Beeinflussung der Atmung und des Herz-Kreislauf-Systems durch autogenes Training

In einer lerntheoretischen Darstellung des AT auf der Grundlage von Experimenten zum Verhalten des Kreislaufs und der Atmung befaßte sich Linden (1974) mit der simultanen Registrierung der Herzaktionen des Karotis- bzw. Femoralispulses und der Bestimmung der CO_2-Konzentration in der Atemluft. Beobachtet wurden 12 männliche Studenten im Alter zwischen 18 und 28 Jahren, die während eines Zeitraums von 6 Monaten, innerhalb dessen sie das AT erlernten, bezüglich der genannten Parameter in einem regelmäßigen, 14tägigen Abstand untersucht wurden. Die Untersuchungen fanden unter konstanten Raumbedingungen bei einer Umgebungstemperatur von 23 °C statt. Basierend auf den punktuellen Messungen der Wärmetransportzahl zu definierten Zeitpunkten der Übung wurde zunächst überprüft, ob und in welchem Ausmaß Veränderungen dieses Parameters während der einzelnen Sitzungen und im Verlaufe des Beobachtungszeitraums feststellbar sind. Abb. 78 gibt die Mittelwerte des 12köpfigen Probandenkollektivs für die jeweiligen Übungsabschnitte wieder. Nach Beginn jeder Übung sieht man zunächst einen tiefen Abfall der Kurve, gefolgt von einem Anstieg während der Übung, der in den meisten Fällen über das Niveau des Ausgangswertes vor Beginn des Trainings hinausgeht. Betrachtet man die Maxima der Übungen, so zeigt sich ein Anstieg der Werte bis zum Ende der jeweiligen Sitzung. Allerdings ist die Steilheit des Anstiegs bis zur Herzübung *(H)* größer als in den folgenden letzten Sitzungen. Nach der Rücknahme der Übung sieht man dann einen besonders steilen Abfall der Kurve, gefolgt von einem deutlich positiven Anstieg, der in allen Sitzungen im Mittel das maximale Niveau während des Trainings übersteigt. Ein prinzipieller Unterschied bezüglich dieser Nachreaktion zwischen der 1. und 6. Sitzung (etwa 3 Monate später) läßt sich nicht erkennen. Die Trendanalyse der beobachteten Maxima aller Übungen für alle Sitzungen zeigt einen monotonen Anstieg, der bei einer Irrtumswahrscheinlichkeit von $p \leq 0.001$ statistisch signifikant ist. Allerdings erreicht die Initialzacke der 4. Sitzung in einer Reihe von Fällen das Signifikanzniveau $p \leq 0.05$ nicht mehr, da bei einigen Versuchspersonen diese Zacke nicht mehr auftritt. Während des Trainings sind besonders steile Änderungen bei den ersten Übungsschritten zu beobachten, v. a. bei der Wärmeübung, die im Vergleich zu allen anderen Übungen den eindeutigsten Einfluß auf die Zunahme der Wärmetransportzahl zeigt. Nach der Wärmeübung sind im wesentlichen keine signifikanten Zunahmen der Wärmetransportzahl mehr nachweisbar, d. h., daß sich ein in etwa konstantes Niveau eingependelt hat.

In Abb. 79 sind die Veränderungen der CO_2-Konzentration in der endexspiratorischen Atemluft wiedergegeben. Während in den beiden ersten Sitzungen, d.h. innerhalb der ersten 4 Wochen, keine wesentlichen Unterschiede festzustellen sind, erkennt man für den restlichen Beobachtungszeitraum eine deutliche Zunahme der CO_2-Konzentration innerhalb der ersten Minuten der Übung, eine Veränderung, die nur noch wenigen Schwankungen im Verlauf der Übungen unterliegt. Die maximale Zunahme der CO_2-Konzentration beträgt schließlich 8,65%. Analog hierzu verhält sich die Atemdauer, die ab der 2. Sitzung über den restlichen Beobachtungszeitraum hinweg deutlich zunimmt, d.h. die Atmung wird langsamer.

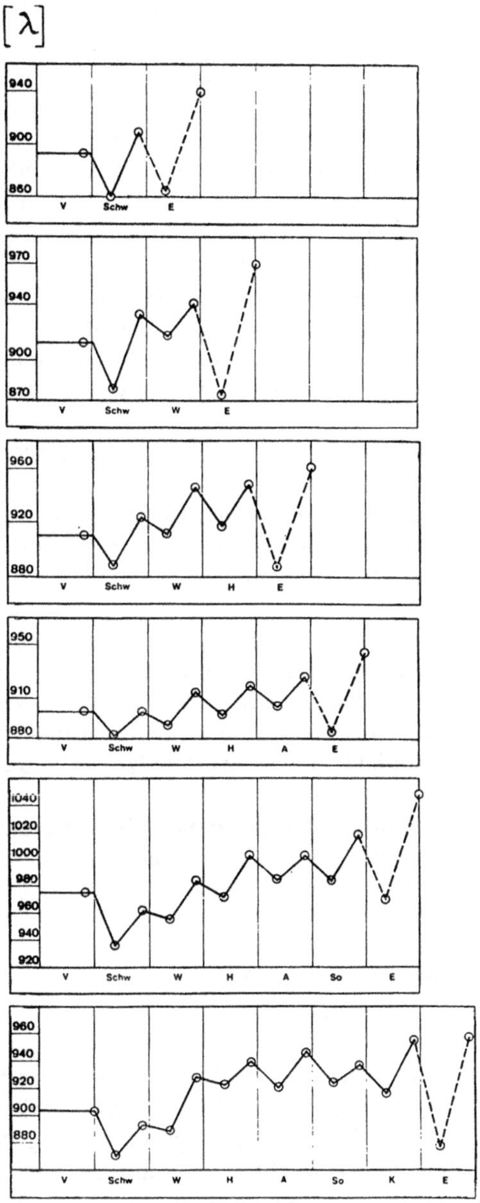

Abb. 78. Punktuelle Darstellung der Änderung der Wärmetransportzahl (Initialabfall und Hauptreaktion) über einen Beobachtungszeitraum von 6 Monaten (n = 12); *V* Vormessung, *Schw* Schwere, *W* Wärme, *H* Herz, *A* Atmung, *So* Sonnengeflecht, *K* Kopf, *E* Ende

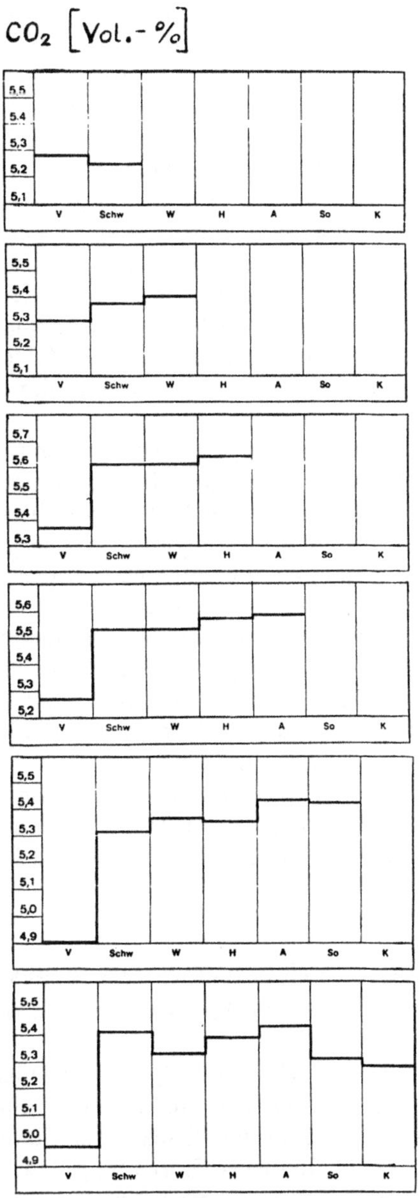

Abb. 79. Fraktionierte Darstellung der Änderung der endexspiratorischen CO_2-Konzentration (in Vol.-%) über einen Beobachtungszeitraum von 6 Monaten, bezogen auf die jeweiligen Übungsinhalte (n = 12); *V* Vormessung, *Sch* Schwere, *W* Wärme, *H* Herz, *A* Atmung, *So* Sonnengeflecht, *K* Kopf, *E* Ende

Weniger eindrucksvoll sind die Befunde, die sich aus Parametern des Herz-Kreislauf-Systems ergeben. Weder die Beobachtungen der veränderten Herzfrequenz noch Änderungen der Pulswellengeschwindigkeit oder der Grundschwingungsdauer des Femoralispulses lassen, einzeln oder im Zusammenhang betrachtet, Rückschlüsse zu, die Aussagen über die Wirkung des AT auf das Herz-Kreislauf-System ermöglichten. Wenngleich in anderem Zusammenhang später noch einmal grundsätzlich auf die experimentelle Problematik bei der Erfassung von Herz-Kreislauf-Parametern eingegangen wird, soll schon jetzt darauf verwiesen werden, daß das Auszählen von 5 oder 6 Herzschlägen innerhalb einer bestimmten Zeiteinheit sicherlich nicht ausreicht, um Spontaneffekte von Trainingseffekten zu unterscheiden. Um so interessanter ist eine mehr spekulative Äußerung von Linden, die da heißt:

„Vereinfachend läßt sich also folgern, daß beim Autogenen Training eher mit einer Abnahme, denn mit einer Zunahme von Herzschlagvolumen und Herzzeitvolumen zu rechnen ist."

Ein nicht zu unterschätzender Nebenbefund, der über den Rahmen des bisher Gesagten hinausgeht, besteht darin, daß

1. bezogen auf die hier untersuchten physiologischen Parameter, jeder neue Suggestionsinhalt wie Wärme, Atmung, Herz, Bauch und Stirn, im Sinne einer Orientierungsreaktion mit einer vorübergehenden relativen Negativierung der Temperaturverlaufskurve einhergeht;
2. nach Erlernen der Wärmegeneralisation physiologischerseits keine zusätzlichen Veränderungen beobachtet werden, die statistische Signifikanz erreichen;
3. die vegetativen Übungen, wie Atmung, Herz, Bauch oder Stirn, bei einem Teil der Probanden subjektiv eine Intensivierung des hypnotischen Versenkungszustandes bewirken, bei einem anderen Teil jedoch subjektive Negativerlebnisse im Sinne einer Blockbildung hervorrufen.

Somit wird in dieser Arbeit erstmals die Sinnhaftigkeit der allgemeinen Vermittlung der vegetativen Übungsinhalte, d.h. der Organübungen, in Frage gestellt.

Vergleich zwischen autosuggestiver und heterosuggestiver Vermittlung des autogenen Trainings bei Kindern

Die von Schultz (1970) immer wieder betonten therapeutischen Effekte des AT sind Gegenstand einer Studie von Schuth und Habersetzer (1977, 1978), die sich mit der Relevanz solcher Effekte bei Kindern im Kinderdorf Marienpflege in Ellwangen befaßt. In dieser Einrichtung finden solche Kinder Aufnahme, „die in ihrer leiblichen, seelischen, geistigen oder gesellschaftlichen Entwicklung gefährdet sind" oder „bereits Verhaltensauffälligkeiten zeigen". Bevorzugt werden Geschwister und Kinder aufgenommen, die voraussichtlich einer längeren Heimunterbringung bedürfen. Ausgeschlossen sind Kinder, „die einer solch speziellen medizinischen Behandlung bedürfen, die in der Gruppe nicht mehr geleistet werden kann", und die solche Krankheitssymptome besitzen, „daß sie die psychische Belastbarkeit der anderen Kinder in der Gruppe übersteigen", oder Kinder „mit derartigen Verhaltensstörungen, die einen längeren Aufenthalt in einem heilpädagogischen Heim erforderlich machen".

Die Fragestellung im einzelnen umfaßte:
1. den Komplex der Erlernbarkeit des AT,
2. die Diskriminationsfähigkeit zwischen autosuggestiver und heterosuggestiver Unterweisungsmethode des AT,
3. die Effizienz des AT bei Kindern im Alter zwischen 10 und 14 Jahren.

Einschlußkriterien für die Teilnahme an einem 3monatigen Kurs im AT innerhalb einer geschlossenen Gruppe waren:
1. Kinder beiderlei Geschlechts im Alter zwischen 10 und 14 Jahren,
2. Kinder ohne grobe Verhaltensauffälligkeiten, d. h. mit einer sozialen Anpassungsfähigkeit innerhalb der Gruppe,
3. ein gewisses Maß an Selbstverfügbarkeit und Vorstellungskraft bei gleichzeitig ausreichender Intelligenz,
4. eine alters- und intelligenzentsprechende Introspektions- und Verbalisationsfähigkeit,
5. das Fehlen von Teilretardierung und regressivem Grundverhalten.

Die Experimentalgruppe umfaßte 45 Kinder, davon 26 Jungen und 19 Mädchen. Die Teilnahme war freiwillig, eine positive Erwartungshaltung sowie eine gewisse ungerichtete Begeisterung waren beabsichtigt und traten erwartungsgemäß ein. Als testpsychologischer Parameter bediente sich Schuth folgender Instrumente:
1. Ein Test der sozialen Einstellung (SET), der Änderungen der sozialen Einstellung erfassen soll, die als relativ überdauernde Verhaltensbereitschaften definiert sind.
2. Der "Draw-a-person"-Test (DAP), der die formale Entwicklung außerhalb der individuellen Gestaltfindung erfaßt, wobei in der Zeichnung nicht einzelne Teile, sondern Bereiche externalisiert werden und diese Externalisierung als Gesamtqualität aufgefaßt werden muß; im vorliegenden Projekt wurde der Test zur Bestimmung der formalen Leistungshöhe benutzt, zu der ein bestimmter Entwicklungsstand befähigt.
3. Ein Soziogramm, hier unter der Verwendung als Außenkriterium zur Quantifizierung der Therapieerfolge; der Autor geht davon aus, daß veränderte Einstellungen veränderte Verhaltensweisen zur Folge haben müßten, die ihrerseits zu einer Neudefinition des Rollenmusters in bestimmten Gruppen führen müßten und damit zu einer veränderten Einstellung der Teilnehmer gegenüber diesem sozialen Umfeld, nämlich der AT-Gruppe; der Nachteil dieser Soziometrie liegt darin, daß in der soziometrischen Wahl das Individuum seine sämtlichen Beziehungen auf verschiedenen Ebenen in einer einzigen Entscheidung zusammenfaßt, so daß einzelne die Entscheidung bestimmende Faktoren nicht extrahiert werden können.
4. Zusätzlich wurden Fragebögen zur Motivation, zur Gesamtbeurteilung des Projekts und zum Verhalten der Versuchsleiter ausgegeben, die einer separaten Auswertung unterliegen.

Im Test-Retest-Verfahren wurden folgende Befunde erhoben:

Erwartungsgemäß erhöhten sich im SET die Werte für soziale Reife, soziale Integration und Vitalität sowie für Solidarität gegen die Autorität; im Sinne der Hypothese reduzierten sich die Werte für soziale Passivität und Unloyalität im

Rahmen der Legalität. Konstant blieb der Wert für die soziale Erwünschtheit, was als Argument gegen die behauptete soziale Überanpassung durch das AT angeführt werden kann. Eine kursbedingte Zunahme der sozialen Reife und Aktivität darf angesichts der eindeutigen und konsistenten Tendenz der Werte angenommen werden, wenn auch nur auf einem niedrigen Signifikanzniveau ($p < 0.05$). Unerwartet zeigt sich im DAP eine Abnahme des Mittelwertes, so daß sich die angenommene Zunahme der formalen Entwicklung durch den Kurs nicht bestätigen ließ. Extrahiert man allerdings die von Brill (1937) angegebenen Items, die die soziale Anpassung im Sinne des Ausgleichs zwischen individuellen und sozialen Ansprüchen erfassen, läßt sich eine auf dem 5%-Niveau signifikante Verbesserung der sozialen Anpassung registrieren.

Im Soziogramm wurde eine Zunahme der abgegebenen Stimmen bei den Wahlentscheidungen und eine Abnahme der Ablehnungen als Ausdruck vermehrter sozial anerkannter Verhaltensweisen beobachtet. Entgegen den Hypothesen zeigte sich jedoch keine auffällige Änderung dieser 3 Kennwerte, die Anzahl der Ablehnungen nahm sogar geringfügig zu.

Zur Frage der Diskriminationsfähigkeit zwischen eher autosuggestiver bzw. eher heterosuggestiver Unterweisung im AT war für die heterosuggestiv unterwiesene Gruppe ein schnellerer Übungserfolg erwartet worden, während bei der autosuggestiv unterwiesenen Gruppe ausgeprägtere therapeutische Erfolge angenommen wurden. In den 4 aussagekräftigsten Kategorien des SET ließ sich bei den autosuggestiv unterwiesenen Gruppen im Sinne der Hypothese eine statistisch signifikant höhere Abnahme des Wertes für die soziale Passivität bei Kursende feststellen. Die übrigen Kategorien ließen keine Unterschiede hinsichtlich der beiden Techniken erkennen. Bezüglich der statistisch auffälligen Werte ließ sich bei der Trennung der Variablen „Technik“ und „Versuchsleiter“ insgesamt ein stärkerer Einfluß des Versuchsleiters als der Technik nachweisen, wobei erhebliche Wechselwirkungen zwischen beiden Faktoren vorhanden sind. Das heißt, daß bestimmte Versuchsleiter bestimmte Techniken „besser“ anwenden können, was sicher für die große Anzahl „trainerspezifischer“ Vermittlungsweisen des AT verantwortlich ist. Wenngleich nicht beantwortet werden kann, ob die Kinder im Alter zwischen 10 und 14 Jahren in der Lage sind, die autosuggestive oder heterosuggestive Vermittlungsmethode ihrer intellektuellen Aufnahmefähigkeit oder emotionalen Umsetzungsfähigkeit gemäß voneinander zu unterscheiden, so läßt sich zusammenfassend doch eine Stärkung der Ich-Funktion, z.B. der sozialen Reife, der Durchsetzungsfähigkeit und der Integration, aus den SET-Ergebnissen ablesen. Ob diese Ich-Stärkung, die eine reifere Konfliktbewältigung des Individuums ermöglicht, durch die Gruppe und die soziale Umwelt des Kindes positiv verstärkt wird und daher kognitiv internalisiert werden kann oder auf der Basis einer psycho-vegetativen Umschaltung und im Rahmen sozialer Interaktion in der Gruppe zustande kommt, ist dann nur noch eine Frage von theoretischem Interesse. Die beobachtete Zunahme der Ich-Stärke widerlegt jedoch eindrucksvoll die behauptete generelle Zunahme der sozialen Erwünschtheit und Überangepaßtheit bei gleichzeitiger Schwächung der Ich-Funktionen durch das AT als Kennzeichen zudeckender Psychotherapie bei Kindern.

Bei der Erörterung der klinischen Relevanz der erhobenen Befunde räumt Schuth einschränkend ein, daß es sich bei der vorliegenden Stichprobe um eine von der Norm in mehrfacher Hinsicht abweichende Gruppe handelt.

Die Kinder in einem Kinderdorf ohne bewußten Leidensdruck dürften nicht ohne weiteres mit solchen, die einen ausgeprägten Leidensdruck besitzen, vergleichbar sein. Das gleiche gilt noch ausgeprägter für den Vergleich mit Familienkindern, wobei sicher wieder zu definieren ist, aus welchen Gründen und mit welchen subjektiven Einstellungen diese Kinder das AT erlernen wollen bzw. müssen. Ist die Population, aus der unsere Stichprobe stammt, eben das Kinderdorf, schon nicht repräsentativ, so läßt sich dies auch nicht für die Stichprobe bezüglich der Population „Kinder eines Kinderdorfes" behaupten, da die Heilpädagogin, die die Kinder wegen des Kursbesuches ansprach, zumindest hinsichtlich des Faktors „Intelligenz" Kinder mit höheren Werten ansprach. Daß unsere Stichprobe auch in der Einschätzung der anderen Kinder eine positive Auslese darstellt, darf aus dem Soziogramm geschlossen werden.

Diesem einschränkenden Kommentar sei hinzugefügt, daß die Qualität der testpsychologischen Instrumente, die hier zur Anwendung kamen bzw. zum Zeitpunkt der Untersuchung für die Psychopathometrie von Kindern zur Verfügung standen, keineswegs den Erfordernissen einer solchen Untersuchung auch nur im Ansatz gerecht werden kann. Somit ist die geringe Ausbeute dieser Untersuchung weniger auf das Kollektiv, die Fragestellung oder die Durchführung zurückzuführen als vielmehr auf das unzureichende testpsychologische Instrumentarium.

In Anlehnung an die vorgenannte Fragestellung formuliert Habersetzer (1978) 5 Hypothesen, die kurzgefaßt hier wiedergegeben werden sollen.

1. Hypothese:

Bei einer zum Heterosuggestiven verschobenen Vermittlungsmethode des AT tritt die physiologische Umschaltung in deutlicherem Ausmaß ein als bei einer rein autosuggestiven Vermittlungsmethode.

2. Hypothese:

Bei streng nach Schultz durchgeführter „autosuggestiver" Vermittlung des AT treten deutlichere psychotherapeutische Änderungen ein als bei einer „heterosuggestiv gestützten" Vermittlungsmethode.

3. Hypothese:

Zwei Übungsleiter, die in vergleichbaren Gruppen einen Kurs für AT durchführen, bedingen ein unterschiedliches Ausmaß der physiologischen Umschaltung und der psychotherapeutischen Erfolge.

4. Hypothese:

Kinder, die AT lernen, erreichen nach einiger Zeit während einer AT-Übung deutlichere Änderungen physiologischer Kennwerte als Kinder, die nicht AT üben, in einer vergleichbaren Situation.

5. Hypothese:

Nach dem AT-Kurs erreichen Kinder bessere Testergebnisse, die sich als Folge der psychotherapeutischen Wirksamkeit des AT deuten lassen.

Die abhängigen Variablen, die als Kenngrößen für die physiologischen Effekte des AT und als Untersuchungsparameter in Frage kamen, waren die Messung der Puls-

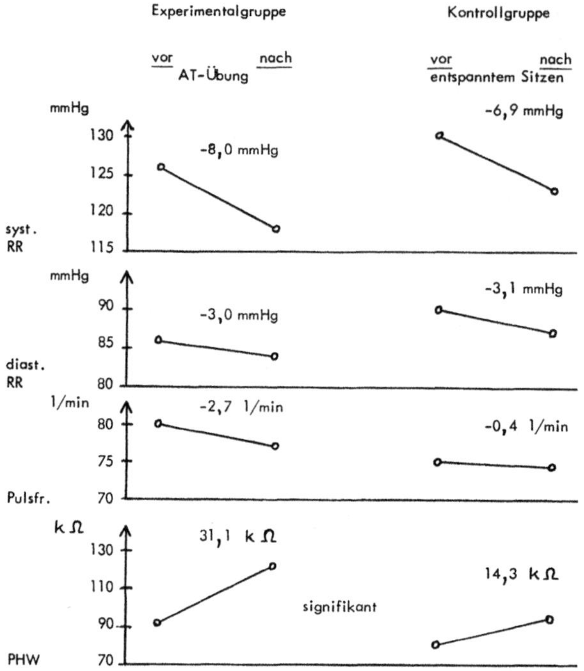

Abb. 80. Vergleichende Darstellung der Änderung physiologischer Parameter (systolischer und diastolischer Blutdruck, Pulsfrequenz, psychogalvanischer Hautwiderstand *PHW*) bei einer AT-Gruppe (n = 43) nach 3wöchiger AT-Praxis und einer Kontrollgruppe (n = 40)

frequenz und des Blutdrucks sowie der psychogalvanische Hautwiderstand; darüber hinaus wurde ein Streßbelastungstest (Stroop-Test) durchgeführt, der die Streßbelastbarkeit bzw. die streßbezogene Reaktivität nach Erlernen des AT überprüfen soll.

Zu dieser Untersuchung war es naheliegend, neben der bereits bekannten Experimentalgruppe eine Kontrollgruppe aufzustellen. Die Experimentalgruppe umfaßte, wie bereits bekannt, 45 Personen, davon 26 Jungen und 19 Mädchen, die Kontrollgruppe 40 Personen mit 26 Jungen und 14 Mädchen.

Im Test-Retest-Verfahren wurden an beiden Kollektiven die physiologischen Parameter 3 Wochen nach Kursbeginn sowie zu Kursende, d. h. nach 6 Wochen, erfaßt. Bei der Experimentalgruppe erfolgte die Messung vor Beginn und nach Beendigung einer 3- bis 5minütigen AT-Übung, bei der Kontrollgruppe fanden die beiden Messungen im Abstand von 2–3 min in ruhiger, sitzender Position statt. Wie Abb. 80 zu entnehmen ist, fällt in beiden Gruppen der systolische wie auch der diastolische Blutdruck während des Beobachtungszeitraums ab; auch die Pulsfrequenz zeigt eine negative Tendenz innerhalb der beiden Messungen, eine Veränderung, die jedoch in physiologischen Grenzen liegt und daher unbedeutend ist. Für alle 3 Parameter besteht kein intergruppaler, statistisch signifikanter Unterschied. Lediglich für den psychogalvanischen Hautwiderstand besteht ein Unterschied auf dem 5%-Niveau insofern, als der Anstieg des Hautwiderstandes in der Experimentalgruppe fast 2,5 mal so groß ist wie derjenige in der Kontrollgruppe.

Keineswegs gleichsinnig und den Erwartungen entsprechend sind die Befunde bei der Nachuntersuchung zu Kursende. Wie Abb. 81 zeigt, ist jetzt der Abfall des

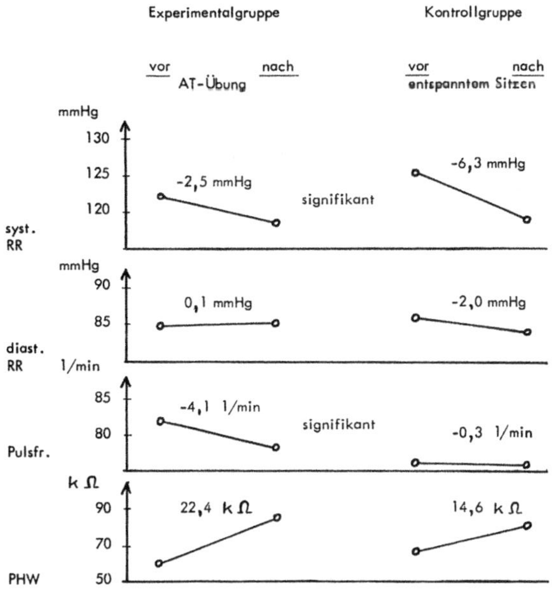

Abb. 81. Vergleichende Darstellung der Änderung physiologischer Parameter (systolischer und diastolischer Blutdruck, Pulsfrequenz, psychogalvanischer Hautwiderstand *PHW*) bei einer AT-Gruppe (n = 42) nach 6wöchiger AT-Praxis und einer Kontrollgruppe (n = 38)

systolischen Blutdrucks in der Experimentalgruppe auf lediglich – 2,5 mm Hg geschrumpft, während in der Kontrollgruppe das vorgenannte Niveau von etwas mehr als 6 mm Hg beibehalten ist. Der Unterschied wird als auf dem 5%-Niveau signifikant angegeben. Keine Unterschiede und Fortbestehen der Vorbefunde werden für den diastolischen Blutdruck angegeben; deutlich ist wiederum der Unterschied der Abnahme der Pulsfrequenz in der Experimentalgruppe um 4 Schläge/min gegenüber einem auf dem ursprünglichen Niveau gleichbleibenden Wert der Kontrollgruppe. Im intergruppalen Vergleich ist dieser Unterschied auf dem 5%-Niveau statistisch signifikant. Der psychogalvanische Hautwiderstand läßt im Vergleich zum Vorbefund keine intergruppalen Unterschiede mehr erkennen. Diese Befundänderung erklärt sich aus 2 Anteilen:

1. Die Zunahme des Hautwiderstands beträgt im Vergleich zur Kontrollgruppe jetzt nur noch das 1,5fache (im Vergleich zum 2,2fachen der Voruntersuchung).
2. Das ursprüngliche Ausgangsniveau von 90 kΩ ist jetzt auf 60 kΩ zurückgegangen und entspricht somit in etwa dem des Kontrollkollektivs.

Änderungen der vegetativen Reaktionen bei psychischer Belastung wurden mittels des Stroop-Tests standardisiert überprüft. Abb. 82 gibt die Befunde bezüglich der 4 zu erhebenden psychophysiologischen Parameter wieder. Im intragruppalen Vergleich der Experimentalgruppe vor Erlernen des AT und nach Abschluß eines Kurses, also nach 6 Wochen, zeigt sich, daß der durch die Streßbelastung hervorgerufene Anstieg des systolischen Blutdrucks erhalten bleibt und in der Größenordnung etwa gleich ist, daß jedoch das Ausgangsniveau nach Erlernen des AT deutlich niedriger ist. Der diastolische Blutdruck läßt unter Streßbelastung keine Unterschiede erken-

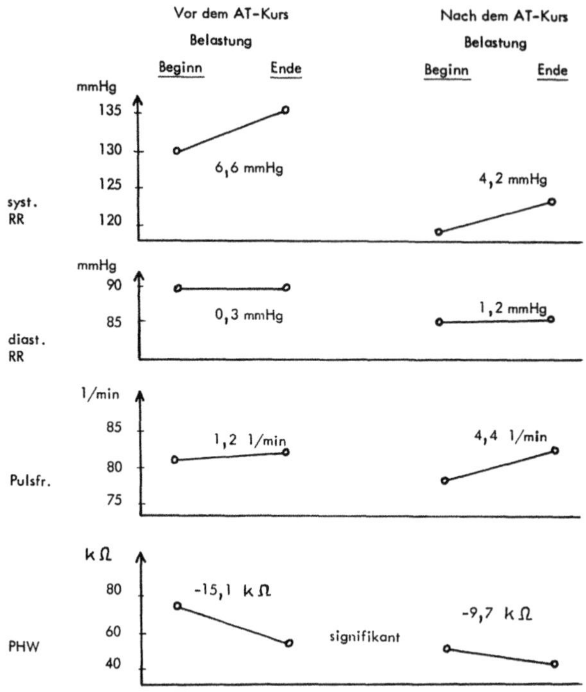

Abb. 82. Vergleichende Darstellung der Änderung physiologischer Parameter (systolischer und diastolischer Blutdruck, Pulsfrequenz, psychogalvanischer Hautwiderstand *PHW*) als Streßbelastungsreaktion vor Erlernen des AT (n = 44) und nach 6wöchiger AT-Praxis (n = 42)

nen; auch die Ausgangslage nach Erlernen des AT läßt keinen wesentlichen Unterschied im Vergleich zum ursprünglichen Ausgangswert erkennen. Die Veränderungen der Pulsfrequenz sind in ihrer Tendenz ansteigend, aber nicht eindeutig. Lediglich die Änderung des galvanischen Hautwiderstandes ist nach Erlernen des AT deutlich geringer und nach Angaben des Autors auf dem 1%-Niveau statistisch signifikant. Dieser Unterschied setzt sich aus 2 Komponenten zusammen, die im Sinne des Wilder-Ausgangswertegesetzes den Befund relativieren:

1. Das Ausgangsniveau vor Erlernen des Autogenen Trainings ist mit 75 kΩ gegenüber dem Wert von 55 kΩ nach Erlernen desselben deutlich höher und erlaubt somit einen ausgeprägteren Abfall.
2. Der Unterschied des Abfalls, ein Wert von 1,5 : 1, spricht dafür, daß die Varianzen für die jeweiligen Meßpunkte geringer geworden sind und somit eine statistische Signifikanz ermöglichen.

Im Sinne einer 2fachen Varianzanalyse untersucht Habersetzer die Veränderungen der physiologischen Parameter an den beiden Trainervariablen und an den Variablen der autosuggestiven und der heterosuggestiven Vermittlungstechnik. Zusammenfassend kann festgestellt werden, daß sich varianzanalytisch keine statistisch signifikanten Unterschiede ergaben, d.h., das hier untersuchte Kollektiv von 45 Kindern eines Kinderdorfs ist nach testpsychologischen Kriterien und psychophysiologischen Parametern nicht in der Lage, die Trainervariablen und die unterschiedliche Unterweisungstechnik im AT deutlich und nachprüfbar voneinander zu unterscheiden. Einschränkend bezüglich dieser Feststellung muß jedoch angemerkt werden, daß die Bedingungen, unter denen die physiologischen Parameter erhoben wurden, experimentalmedizinischen Voraussetzungen nicht genügen; so ist beispielsweise keine Angabe bezüglich der Ruheausgangslage gemacht, die Örtlichkeit nicht beschrieben, die Dauer der Ruheeinstellung vor der Erstmessung nicht definiert und nach Darstellung des Autors auch das Instrumentarium nicht derart, daß es einer so sensitiven Fragestellung genügen könnte. Man darf aber auch in diesem Zusammenhang die Vermutung äußern, daß sich das Kollektiv der hier untersuchten Kinder nicht nur psychologisch, sondern auch psychophysiologisch und somit physiologisch von einem Normalkollektiv deutlich unterscheidet.

In der Arbeit von Schrappe (1978) war erstmals von den sog. Trainingsfernbleibern gesprochen worden. Bezüglich des Ausgangsbefunds nach der EWL (Eigenschaftswörterliste) hatte der Autor festgestellt, daß sich keine statistisch signifikanten Unterschiede innerhalb der einzelnen Subskalen ergeben hatten. Bezüglich anderer Arbeiten, insbesondere derjenigen von Schuth (1977) und Habersetzer (1978), darf man wegen der sich ändernden Fallzahl pro Gruppe schließen, daß einzelne Teilnehmer ausgestiegen sind; ausdrücklich ist hierauf jedoch nicht verwiesen worden. Aus dieser allgemeinen Beobachtung erwächst die Frage, warum die Teilnehmerzahl im Rahmen eines AT-Kurses ohnehin meist abnimmt. Ist es mangelndes Interesse, ist es eine enttäuschte Erwartungshaltung, ist es der Mißerfolg, oder gibt es andere Gründe, die hierfür als Erklärung herangezogen werden könnten?

Physiologische Aspekte der gestuften Aktivhypnose

Geisteswissenschaftliche Hintergründe der „zweigleisigen Psychotherapie"

Die vorbeschriebenen Befunde über Veränderungen physiologischer Parameter unter der Bedingung des AT fügen sich nahtlos in die Untersuchungsergebnisse anderer Autoren, wie dies den selektiven und präzisen Literaturübersichten von v. Rensen (1967) und Schaumberger (1974) zu entnehmen ist. Die wissenschaftliche Bereicherung besteht darin, daß die Sensitivität der Bestimmung der Wärmetransportzahl anderen Unterschungsmethoden qualitativ überlegen zu sein scheint. Darüber hinaus muß der stete Bezug zur klinischen Praxis beeindrucken. In diesen Rahmen reiht sich allerdings auch eine theoretisch-philosophische Abhandlung von Hilla (1975) ein, die die geisteswissenschaftliche Grundlage und Rechtfertigung der von Kretschmer entworfenen und von Langen (1977) weiterentwickelten „zweigleisigen Psychotherapie (Kombination von gestufter Aktivhypnose und analytischem Gespräch) darstellt.

An Störrings (1953) Persönlichkeitsmodell versucht Hilla den Begriff „Kristallisationskerne" zu erklären; vereinfacht ausgedrückt handelt es sich hierbei um „frühe Wegmarken unseres Lebens, die unser Denken, Fühlen, Werten und Handeln in entscheidendem Maße ausrichten". „Kristallisationskerne" werden diese Anteile unserer künftigen Persönlichkeit deshalb genannt, weil besonders in der Kindheit und in der frühen Jugend die ersten entscheidenden Erlebnisse mit Gegenständen und Verhaltensweisen unserer Umwelt mit positiven oder negativen Gefühlen einhergehen. Die positiven Gefühlsqualitäten erlebt das Kind primär nicht aus der Einsicht heraus, sondern weil es in einem ganz bestimmten sozial anerkannten Sinn handelt. Dieses Handeln wird dem Kind dann genehm und angenehm; es wird ihm zugleich zur Möglichkeit, diejenigen sozialen Anerkennungen immer wieder zu erlangen, die jene positive Gefühlstönung mit sich bringen. Das Gefühl kristallisiert sich also an das Handeln an. Wenn das Kind sich nach jenem positiven sozialen Gefühl sehnt, wird es die Handlungen wiederholen, die seiner Erfahrung nach mit ihm gekoppelt sind. Handeln und Fühlen sowie später auch Werten und Denken sind somit einen Kristallisationsprozeß eingegangen, durch welchen die individuelle Persönlichkeit wesentlich charakterisiert ist.

Bei der Darstellung der „zweigleisigen Psychotherapie" geht Hilla auf das aktiv autohypnoide Verfahren der gestuften Aktivhypnose einerseits und das analytische

Gespräch andererseits ein. Der gestuften Aktivhypnose und dem AT ist vom Selbsterleben des Patienten her gemeinsam, daß dieser zunächst eine Distanzierung psychischer und psychophysischer Art von seiner Umwelt anstrebt und sie dann auch erreicht. Der Faktor Motorik als wesentliches Vehikel für die Wahrnehmung und Auseinandersetzung mit der Umwelt bzw. Flucht vor ihr wird zum Beginn des übenden Verfahrens in seiner Grundwertigkeit bedeutungslos. Der Akt der Distanzierung von der Umwelt jedoch schafft gleichzeitig eine Freiheit von dieser, so daß unschwer einzusehen ist, daß in dem neu erworbenen Raum relativer Freiheit von eingefahrenen Haltungsmustern entweder neue Haltungsmuster gelernt oder bisher falsch gelernte einem Wandlungsprozeß zugänglich gemacht werden. Besondere Bedeutung kommt dem Wärmeerlebnis zu, welches als physiologische Realität mit einer psychologischen Wertigkeit besonderen Ausmaßes einhergeht. Die körperliche Wärme, die mittels des autohypnoiden Verfahrens vom Patienten selbst hervorgerufen, intensiviert und wahrgenommen wird, ist erlebnismäßig assoziiert mit dem Gefühl warmer Geborgenheit, Zuflucht und Sicherheit und steht in letzter Konsequenz in direkter Beziehung zu dem in frühester Kindheit durch den Mutterkontakt erworbenen Urvertrauen; dieses kann, biographisch begründbar, entweder eine erhebliche Einbuße erfahren haben oder gänzlich in den Hintergrund getreten sein, so daß im Hinblick auf eine möglichst erfolgreiche Psychotherapie die Revitalisierung dieses Urvertrauens unabdingbare Voraussetzung zu sein scheint.

Ähnlich verhält sich der Entwicklungsprozeß während des 1. Teils der Psychotherapie bezüglich der analytischen Gesprächsführung. Das erste anzustrebende Ziel gilt der Erreichung eines Abstands von innerpsychischen Vorgängen bzw. deren somatischen Korrelaten. Die durch den Therapeuten geförderte Abstandsgewinnung erweitert den Raum der Wahrnehmung für Gegenstände im allgemeinen. Der einzelne Gegenstand kann nach erfolgter Abstandsgewinnung in seiner Relativität, d. h. in seiner Verknüpfung mit anderen Gegenständen, objektiver gesehen und mit ihnen verglichen werden. Er besitzt so eher die Möglichkeit, in seiner Normalwertigkeit erkannt zu werden. Er verliert allerdings seinen Ausschließlichkeitsanspruch, zentriert die Aufmerksamkeit der Person nicht mehr auf sich allein als dem einzigen Wahrnehmungsobjekt, und verliert an Schärfe und Konturierung zugunsten anderer Wahrnehmungsobjekte. So kann der Patient allmählich lernen, daß Vorgänge und Zustände als Elemente des Psychischen keineswegs in sich abgeschlossen und in ihrer Wertigkeit festgelegt sind, sondern einen relativen Charakter haben, d. h. aufs engste miteinander verflochten und voneinander beeinflußt sind. Die Person muß lernen, daß selbst die einfachsten Orientierungsfunktionen einer solchen Relativität unterworfen sind. Der Patient muß im Laufe des analytischen Geschehens erfahren, daß das logische Denken, das von der Begriffsbildung ausgehend zu Urteilen kommt und bei Vorliegen mehrerer Urteile nach Art eines Schlußverfahrens zu einem Erkenntnisfortschritt führt, in diese Relativität gebunden bleibt.

Diese Abstandsgewinnung beinhaltet den Erwerb, die Zunahme bzw. die Revitalisierung von Charaktereigenschaften, die für den weiteren therapeutischen Prozeß von tragender Bedeutung sind. Hierzu gehört die Eigenschaft der Gelassenheit, d. h. nicht Ausdruck von Trotz oder Gleichgültigkeit, sondern die Fähigkeit, Unverständliches auf sich beruhen zu lassen, wenn dies dadurch relativiert wurde, daß anderes in den Blick kam und Bedeutung gewann. Gelassenheit bedeutet aber auch die Fähigkeit, ruhig abwarten und hinnehmen zu können, was an Unbekanntem auf einen zukommt, eine Fähigkeit, die notgedrungenermaßen erworbene Sicherheit im Umgang mit sich und der Umwelt einschließt.

Die 2. angestrebte Eigenschaft ist das Gleichmaß, welches eine Haltung der Angemessenheit und des rechten Einschätzens der Wirklichkeit sowie des Reagierens auf sie beinhaltet. Das Gleichmaß setzt den wahrhaftigen Umgang mit realen Prozessen und das sich hieraus ableitende richtige Handeln innerhalb der gegebenen Grenzen und Fähigkeiten voraus. Das Akzeptieren von inner- und außerpsychischen Grenzen beschreibt gleichzeitig die Eigenschaft der Bescheidenheit, die ihrerseits überleitet in die Haltung der Gerechtigkeit, welche den Umgang einer Person mit sich und ihrer Umwelt sinnvoll und harmonisch gestaltet.

Basierend auf diesen Vorbedingungen sind die Möglichkeiten geschaffen, bisher für unabdingbar gehaltene Handlungs- und Haltungsmuster im Hinblick auf einen Neubeginn zu ändern. Entsprechend dem Wärmegefühl des stützend übenden Verfahrens und dessen psychologischer Bedeutung, dem Wiedererwerb des Urvertrauens, folgt das analytische Gespräch der Zielsetzung, Selbstvertrauen, Selbstsicherheit und Mut als innerpsychische Anteile eines Patienten zu verdeutlichen und anzureichern. Die Abstandsgewinnung von der realen Umwelt einerseits und von angestammten Handlungs- und Haltungsmustern, welche inzwischen Krankheitswert bekommen haben, andererseits, stellt den Ausgangspunkt für die Neuorientierung und Erarbeitung veränderter Handlungs- und Haltungsmuster dar, die, basierend auf den biographischen Vorerlebnissen der betreffenden Person, für diese sinnvoll, akzeptabel und umsetzbar sind.

Bezüglich der zu entwickelnden und zu formulierenden wandspruchartigen Leitsätze ist daher festzustellen, daß diese nicht von außen aufgesetzt sind, sondern sich konsequent aus den Inhalten des analytischen Gesprächs ergeben. Sie sind nicht das Phantasieprodukt des Psychotherapeuten, sondern Folge von therapeutischer Eigenleistung, Abstandsgewinnung, Relativierungsprozessen sowie Wertigkeits- und Wichtigkeitsänderungen, d. h. sie sind therapeutische Eigenleistungen des Patienten im Rahmen des analytischen Gesprächs. So gesehen stellt die Verknüpfung der gestuften Aktivhypnose mit der Anwendung von wandspruchartigen Leitsätzen das vorläufige Ende der therapeutischen Beziehung zwischen einem Patienten und einem Psychotherapeuten dar; andererseits beginnt mit dem Einsatz von wandspruchartigen Leitsätzen der Abschnitt der psychotherapeutischen Selbsthilfe, im Rahmen derer der Patient mit Hilfe seines Leitsatzes die ihm wichtigen Anteile seiner Persönlichkeit einer strukturellen Änderung unterzieht. Nach lerntheoretischen Konzepten handelt es sich also hierbei in der Tat um das Nachlernen von bisher nicht Gelerntem bzw. das Umlernen von bisher falsch Gelerntem und, bezogen auf das Persönlichkeitsmodell von Störring, um das Nachvollziehen von Kristallisationsprozessen, wobei die „Kristallisationskerne" die Form von wandspruchartigen Leitsätzen angenommen haben. Es sind diese Leitsätze, die bei konsequenter, wiederholter Anwendung das Denken, Fühlen, Werten und Handeln eines Menschen in einem für ihn positiven Sinne beeinflussen und somit inhaltlich und themenzentriert den Erwerb von Neueinstellungen innerpsychischer Art ermöglichen.

Es sei hinzugefügt, daß jeder Interessierte, der sich mit den geisteswissenschaftlichen Hintergründen der wandspruchartigen Leitsätze im besonderen und der „zweigleisigen Psychotherapie" nach Kretschmer und Langen (1977) im allgemeinen etwas intensiver befassen möchte, gut daran tut, die hier besprochene Arbeit von Hilla im Original zu studieren.

Methodik der gestuften Aktivhypnose

Die Beobachtung, daß das zusätzliche Praktizieren der vegetativen Übungen keine weitere muskuläre Entspannung herbeiführt, ist insofern von besonderer Bedeutung, als die von Kretschmer und Langen (1977) aus der Synthese von Hypnose und Autogenem Training (AT) entwickelte „gestufte Aktivhypnose" auf das Üben dieser vegetativen Übungen grundsätzlich verzichtet. Daher soll an dieser Stelle zunächst das Wesen der gestuften Aktivhypnose umrissen werden.

Die gestufte Aktivhypnose baut auf der Grundstufe des AT auf, d.h. auf der Abstandsgewinnung durch die Suggestion von Ruhe, der muskulären Entspannung und dem damit verbundenen Schwereerlebnis sowie der peripheren Gefäßerweiterung, welche subjektiv zu einem Wärmeerlebnis, objektiv zu einer Temperaturzunahme der Haut führt. Kretschmer nannte diesen Vorgang „induktive Tonussteuerung". Bei richtigem Training der beschriebenen Grundübung tritt der hypnoide Zustand automatisch als natürliche Folge des gestuften Einsatzes ein. Die Technik der Einleitung der gestuften Aktivhypnose unterscheidet sich nur unwesentlich von der Einleitung der Heterohypnose; Voraussetzung ist, daß der Proband die Grundübung des AT beherrscht, um das heterosuggestive Angebot nach Akzeptieren desselben autosuggestiv umzusetzen und zu verstärken. Im 2. Teil wird dann im Sinne einer Suggestion durch den Arzt oder Therapeuten ein zuvor besprochener „formelhafter Vorsatz" oder „wandspruchartiger Leitsatz" einige Male vorgesprochen, damit sich der Proband dann im Zustand des hypnotisch eingeengten Bewußtseins erlebnismäßig mit dem Inhalt der entsprechenden Suggestion auseinandersetzen kann. Die Methodik der gestuften Aktivhypnose ist also durch folgende Punkte charakterisiert:

1. Verzicht auf eine ausschließlich heterosuggestive Einleitung,
2. Aufspaltung des Hypnosevorgangs in Untereinheiten,
3. progressiv gestufter, streng methodischer Aufbau dieser Einzelkomponenten,
4. Einbeziehung der Eigenaktivität des Patienten in den hypnotischen Prozeß.

Die Beendigung des hypnotischen Versenkungszustands erfolgt entweder durch den Arzt oder den Therapeuten mittels einer systematischen Rücknahme, wie diese aus der Hypnose bekannt ist; oder aber sie kann auch im Sinne einer konsequenten Rücknahme durch den Probanden selbst erfolgen.

Vergleich der Wärmetransportzahl während autogenem Training und gestufter Aktivhypnose

Uber (1966) stellte als erster die Ergebnisse einer vergleichenden Studie vor, in der thermometrisch faßbare Unterschiede und Gemeinsamkeiten zwischen dem AT und der gestuften Aktivhypnose aufgezeigt werden. Bei der vergleichenden Untersuchung wurde die Wärmetransportzahl an den Daumenkuppen, am Daumenballen und an der Unterarmstreckseite etwa 10 cm distal vom lateralen Epicondylus humeri kontinuierlich gemessen. Es nahmen 38 Versuchspersonen (Vpn) teil, davon 21 Studenten im Alter zwischen 20 und 25 Jahren sowie 17 organisch gesunde Patienten einer Psychosomatischen Abteilung im Alter zwischen 22 und 53 Jahren. Insgesamt wurden 140 Einzelkurven vor, während und nach einer Übung im AT abgeleitet sowie 42 Kurven vor, während und nach einer gestuften Aktivhypnose. Bei einer durchschnittlichen Zimmertemperatur von 22 °C lagen die Vpn angekleidet auf einer Liege; die Meßelemente wurden an dem Arm angebracht, an welchem nach Angaben des Probanden das Wärmeerlebnis deutlicher wahrgenommen wurde.

Bezüglich des Verlaufs der Wärmetransportzahl während einer Übung im AT konnte Uber feststellen, daß diese in 74% aller Fälle am Anfang der Übung abfällt und etwa 1,5 min nach Übungsbeginn im Vergleich zum Ausgangswert einen Tiefpunkt erreicht. Im weiteren Verlauf steigt die Kurve in 90% aller Fälle über den Ausgangswert an und erreicht zwischen der 2. und 6. Minute ihren Höchstwert während der Übung. Bei Beendigung der Übung fällt die Kurve wieder ab, was einer vorübergehenden allgemeinen Anspannung entspricht, um dann noch einmal anzusteigen. In 32% der beobachteten Fälle wird nach Beendigung der Übung eine Zunahme der Wärmetransportzahl erreicht, die noch über dem Höchstpunkt während des Trainings liegt. Ein Beispiel für diesen Kurvenverlauf ist Abb. 83, die über das Gesagte hinaus erkennen läßt, daß das Ausmaß der sympathisch-adrenergen Spontanschwankungen in diesem Falle bei einer Ableitung vom Daumenballen deutlich abnimmt; allerdings kommt es im vorliegenden Beispiel schon vor Beendigung der Übung zu einem Abfall der Wärmetransportzahl.

Geht man davon aus, daß die Wärmetransportzahl als Maß für die gesteigerte periphere Durchblutung auch als Maß für den Entspannungszustand und die Gelöst-

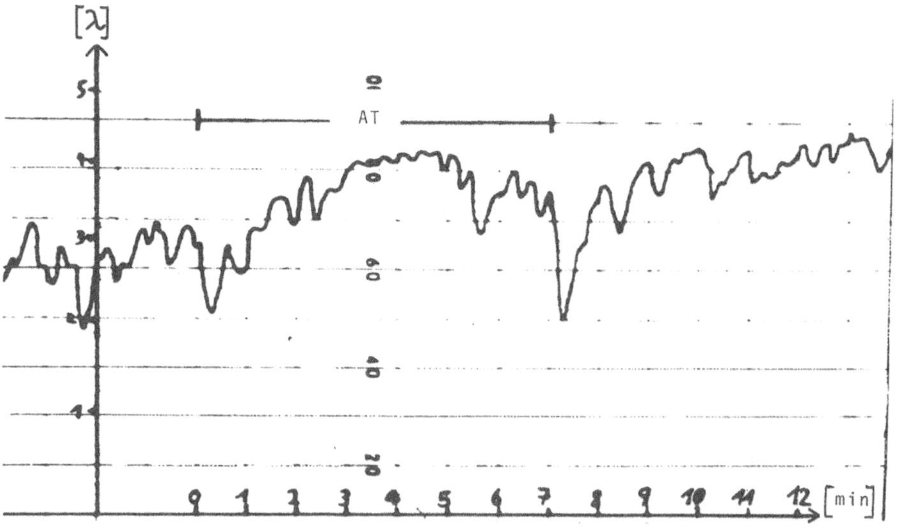

Abb. 83. Änderung der Wärmetransportzahl als Folge des AT, registriert am Daumenballen eines 20jährigen Probanden mit 4monatiger AT-Praxis

heit des übenden Probanden bzw. des Kollektivs angesehen werden kann, so zeigen die vorliegenden Kurven nicht nur eine Entspannungswirkung des AT, sondern auch anspannende Faktoren. Diese sind erkennbar an dem vorübergehenden Abfall zu Beginn der Übung und an der Verhinderung des größten Anstiegs während des Trainings; diese Verhinderung ist an einer nach dem Ende der Übung noch ansteigenden Wärmetransportzahl erkennbar. Zwar bleibt die Vp nach dem Zurücknehmen liegen, ohne die Arme zu bewegen, doch hat sie die Augen offen und unterhält sich zeitweise mit dem Versuchsleiter, so daß keine idealen Entspannungsbedingungen mehr gegeben sind. Wenn die Kurve trotzdem nach dem Ende der AT-Übung über den Höchstwert während des Trainings ansteigt, muß einerseits die Entspannung vom Training her weiterwirken, zugleich aber ein anspannender Faktor jetzt wegfallen, der während des Trainings vorhanden war. Die Vermutung liegt nahe, daß diese Vpn „nicht ganz richtig" üben, sondern sich während der Übung anstrengen. Vergleicht man nun die Teilgruppe derjenigen Probanden, bei denen die subjektive Wärmeempfindung mit einer objektivierten Zunahme der Wärmetransportzahl einhergeht, mit der Teilgruppe derjenigen, bei denen keine subjektive Wärmeempfindung dokumentiert wurde, objektiv jedoch eine Zunahme der Wärmetransportzahl vorliegt, so stellt man fest, daß in der letzteren Gruppe der Höchstpunkt während des Trainings im Durchschnitt sogar unter dem Ausgangswert liegt und die Kurve in 68% der Fälle nach dem Ende der Übung einen höheren Wert erreicht als während der Übung. Hinzu kommt die häufige Beobachtung, daß die Wärmetransportzahl während der Übung nicht größer war als auch schon vorher bzw. lange Zeit danach. Bei 6 von 62 Kurven, abgeleitet an der Daumenkuppe bzw. am Daumenballen, mit angeblich vorhandenem Wärmeempfinden war kein Anstieg der Kurve erkennbar. Einmal blieb die Kurve waagrecht, 5 mal fiel sie sogar ab. Als Erklärung für diese Diskrepanz zwischen der Aussage der Vp, sie habe deutliche Wärme empfunden, und dem Verlauf der Kurve in diesen 6 Fällen kommt, abgesehen von „bewußter Täuschung", laut Uber folgendes in Frage:

„Es können Wärmeempfindung und Kurve von verschiedenen Körperstellen stammen, die ungleich reagierten, oder die gemessene Hautstelle ist tatsächlich warm, war es aber schon vor dem Training mindestens ebenso sehr wie während des Trainings, woran sich die Versuchsperson aber nicht mehr erinnert. Möglicherweise gibt die Versuchsperson auch ein Wärmegefühl an, das erst am Ende des Trainings auftritt, ohne daß sich die Versuchsperson dessen bewußt ist."

Schließlich ist der Erfolg oder Mißerfolg einer Übung vom Einfluß des Versuchsleiters auf die Vp abhängig. Als Beispiel hierfür dient die Abb. 84, derzufolge ein Anfänger im AT zuerst auf die Anweisung des Versuchsleiters, eine Übung durchzuführen, mit einem Widerstand reagiert, und die Übung nach dem Kurvenverlauf erfolglos verläuft. Wenige Minuten später wird eine Übung ohne die Anweisung des Versuchsleiters durchaus erfolgreich absolviert. In diesem Fall korreliert die objektivierte Durchblutungssteigerung mit einer subjektiven Wärmeempfindung.

Im Vergleich zum Kurvenverlauf unter der Bedingung des AT läßt die gestufte Aktivhypnose eine allgemeine Verzögerung des Ablaufs erkennen. Nicht nur die Gesamtdauer einer gestuften Aktivhypnose ist um ein mehrfaches verlängert, auch die einzelnen Phasen folgen langsamer aufeinander. Daß der vorübergehende Abfall am Ende der gestuften Aktivhypnose länger dauert als beim AT, erklärt sich aus der absichtlich protrahierten Beendigung der Hypnose. Aber auch der Abfall am Anfang

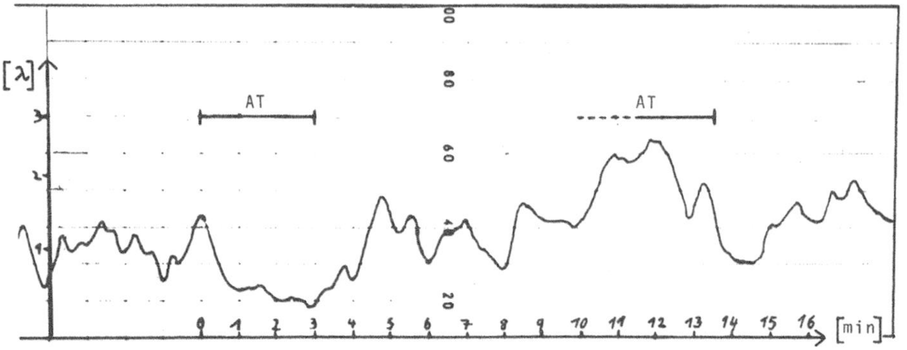

Abb. 84. Änderung der Wärmetransportzahl als Folge des AT, registriert am Daumenballen eines 23jährigen AT-Anfängers; beachte die Verweigerung bei dem ersten AT-Versuch

der gestuften Aktivhypnose und die verstreichende Zeit bis zum Erreichen des Wärmemaximums sind gegenüber dem AT etwa um das Doppelte erhöht. Diese Verlängerung könnte durch die protrahierte Fingerfixation bedingt sein. Im Gegensatz zum AT fühlt sich der Proband bei der gestuften Aktivhypnose weder für sich selbst noch für die Situation verantwortlich, er strengt sich also nicht so sehr an, einen Erfolg herbeizuführen. Wenn dieser jedoch nur in 59% aller beobachteten Fälle auftrat, so liegt das möglicherweise daran, daß der Rapport zwischen dem Untersucher und dem Probanden schlecht war; dies wurde auch von einigen Vpn bestätigt. Einerseits wollten sie sich der Suggestion hingeben, andererseits hatten sie das Bedürfnis, die Kontrolle über sich zu behalten. Die Senkung der Kurve dauerte so lange an, bis der Führungswechsel entschieden war. Als Beispiel hierfür sei Abb. 85 wiedergegeben, der Kurvenverlauf eines langtrainierenden Probanden.

Die spezielle Suggestion der Wärme im Arm führte in der Verlaufsbeobachtung zu Unterschieden, die eine Abgrenzung zwischen AT und gestufter Aktivhypnose möglich machen. In 10 von 16 Fällen kam es zu einem Kurvenabfall, der protrahiert war; unter fortdauerndem hypnotischen Zustand kam es in 14 von 23 Fällen zu einem

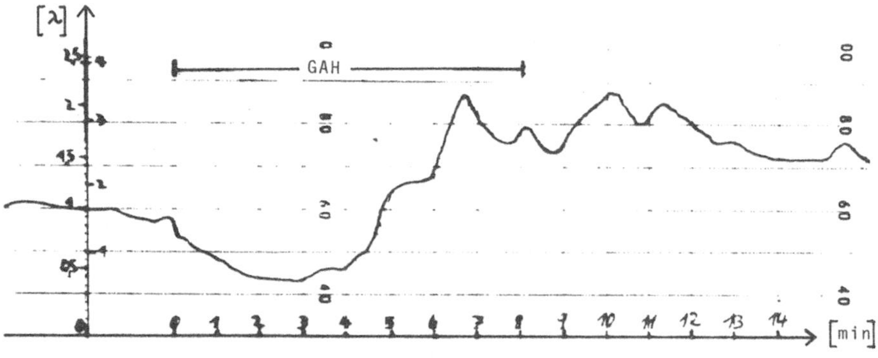

Abb. 85. Änderung der Wärmetransportzahl als Folge einer gestuften Aktivhypnose (GAH), registriert am Daumenballen eines 23jährigen, im AT fortgeschrittenen Probanden

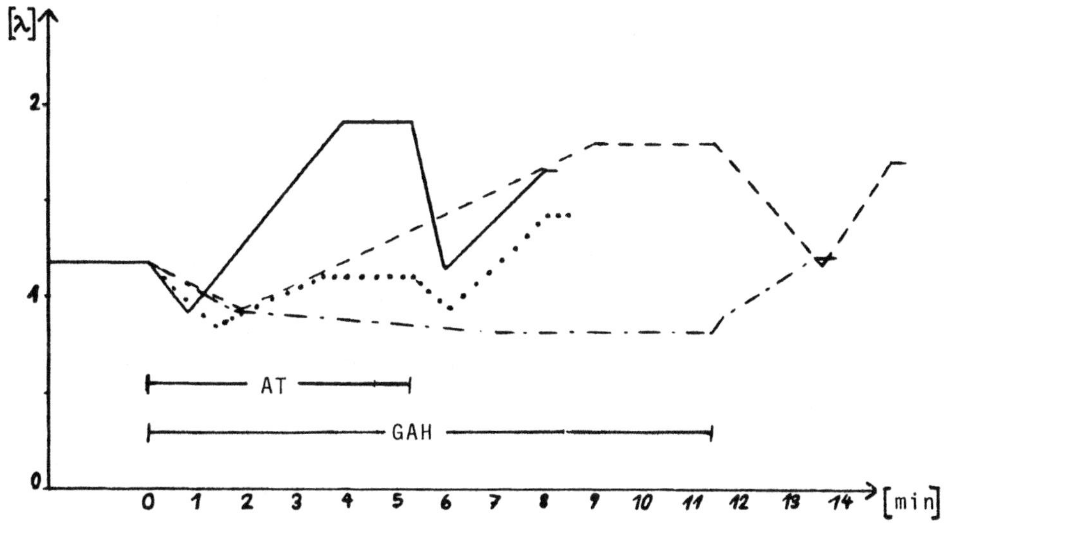

Abb. 86. Mittlerer Verlauf der Wärmetransportzahlkurve als Folge des AT bzw. der gestuften Aktivhypnose (GAH) bei unterschiedlicher Wärmeempfindung: —— AT mit Wärmeempfindung (n = 62), ----- GAH mit Wärmeempfindung (n = 22), ····· AT ohne Wärmeempfindung (n = 44), -·-·- GAH ohne Wärmeempfindung (n = 7)

Anstieg der Wärmetransportzahl nach Ende der Suggestion. Diese Beobachtungen sprechen dafür, daß weniger die Suggestion im einzelnen als die Gesamtumschaltung zu einem Kurvenanstieg führt, der in der Entspannung nicht an die Suggestion selbst gebunden sein muß; so ist es letztlich die psychovegetative Umschaltung, die durch den Probanden selbst herbeigeführt wird und dann ihrerseits den Kurvenverlauf bestimmt.

Zusammenfassend sind in Abb. 86 die Kurvenverläufe unter AT mit und ohne Wärmeempfindung denen der gestuften Aktivhypnose, ebenfalls mit und ohne Wärmeempfindung, vergleichend gegenübergestellt. Hierbei sind die Mittelwerte der Ableitungen aus Daumenkuppe und Daumenballen zusammengefaßt, da die Untersuchungen gezeigt haben, daß abgesehen von wenigen Einzelheiten die regionalen Unterschiede keine verfälschende Wirkung auf den Gesamtbefund haben. Deutlich wird an dieser Darstellung das Widerstandsphänomen der gestuften Aktivhypnose, zu erkennen an dem protrahierten Abfall der Wärmetransportzahl, ein Phänomen, welches in dieser Ausprägung im AT nicht zu beobachten ist.

Verhalten der Wärmetransportzahl während autogenem Training bzw. Heterohypnose bei niedriger Umgebungstemperatur

Es muß wohl der Drang des Forschergeistes gewesen sein, der Prof. Langen in den Jahren 1964 und 1965 dazu veranlaßte, eine thermometrische Untersuchung zum AT durchzuführen, deren standardisierte Umweltbedingung die kalten Winternächte in

Tübingen waren. Die zentrale Frage dieser Arbeit war, ob es trotz des extremen Kältereizes bei Umgebungstemperaturen zwischen 0 °C und 10 °C gelingt, Kälteempfindungen zu unterdrücken bzw. Wärmeempfindungen durch die Grundübung des AT und durch die Wärmesuggestion in Heterohypnose hervorzurufen (Schwarz 1967).

Das Kollektiv der 12 an dieser Studie teilnehmenden Vpn ist insofern nicht repräsentativ, als diese Personen bestimmte Kriterien erfüllen mußten:

1. Die Gruppe der Langtrainierten absolvierte regelmäßige Übungen mindestens 1 mal täglich für die Dauer von mehr als 8 Monaten; diesem Kollektiv gehörten 5 Vpn an. Ebenfalls regelmäßig trainierte ein 5köpfiges Kollektiv von sog. Kurztrainierten, die das AT zwischen 2 und 4 Monaten regelmäßig übten. Bei 2 weiteren Versuchspersonen war eine entsprechende Zuordnung nur annähernd möglich.
2. Die Vpn versicherten glaubhaft, in zuverlässiger Weise und jederzeit den autogenen Versenkungszustand zu erreichen.
3. Die Probanden versicherten glaubhaft, unter normalen Ruhe- und Umweltbedingungen in jeder Übung ein deutliches Wärmeerlebnis zu erreichen.

Unter gestaffelten Umweltbedingungen zwischen 0 °C und 10 °C erfolgte die kontinuierliche Registrierung der Wärmetransportzahl jeweils zwischen 14.00 und 22.00 Uhr, d.h. zu einer Zeit relativer vaskulärer Stabilität. Von den insgesamt 184 aufgezeichneten Kurven kamen 168 zur Auswertung; die übrigen 16 mußten wegen qualitativer Mängel verworfen werden.

Abbildung 87 zeigt exemplarisch, daß bei der Umweltbedingung von 10 °C die Ruheausgangslage der Wärmetransportzahl ($\lambda = 10^{-4}$ cal · cm^{-1} · s^{-1} · °C^{-1}) kaum über 11 λ liegt, also nur unwesentlich über dem Niveau der „undurchbluteten Haut“. Erst die Gefäßerweiterung unter der Bedingung des AT läßt geringfügige Schwankungen wieder erkennen, die von ihrem Charakter her den Blutdruckwellen 3. Ordnung zuzurechnen sind. Dieser Befund wurde unter Ruhebedingungen von einem Probanden erhoben, der sich in normaler Winterkleidung, mit einer Woll-

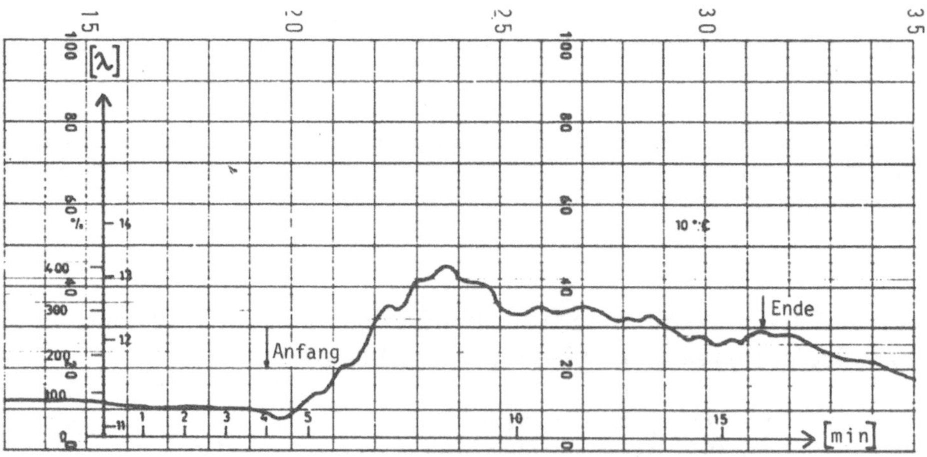

Abb. 87. Darstellung von Spontanschwankungen der Wärmetransportzahl während des AT

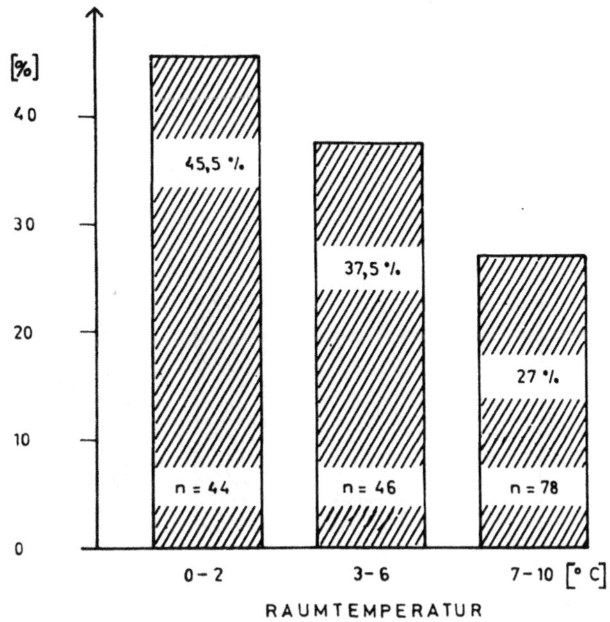

Abb. 88. Einfluß unterschiedlicher Raumtemperatur auf die Realisierbarkeit des Wärmeerlebnisses während des AT

decke bis zur Achselhöhle bedeckt, auf einer Liege befand; die beiden bis zu den Oberarmen entblößten Arme lagen auf der Wolldecke.

Wie Abb. 88 zu entnehmen ist, gelang es bei der Umgebungstemperatur von 0–2 °C in 55,5% der Fälle nicht, im Rahmen einer Übung des AT die Durchblutung um mehr als 50% gegenüber der Ausgangslage zu steigern; bei 3–6 °C gelang es 37,5% nicht, und bei 7–10 °C waren es immer noch 27%, die keine Gefäßerweiterung herbeiführen konnten. Bei 38 Messungen wurde ein Vergleich zwischen erreichter Steigerung der Wärmetransportzahl und dem subjektiven Empfinden versucht; Abb. 89 veranschaulicht, daß zwischen dem subjektiven und dem objektiven Parameter eine deutliche Korrelation besteht.

Der weiterführende Gedanke des Einflusses der Umgebungstemperatur sowie der Dauer dieses Einflusses auf den Organismus bzw. auf die Steigerung der Wärmetransportzahl unter der Bedingung des AT ist in Abb. 90 dargestellt. Hiernach ist die Erfolgsquote im Bereich von 7–10 °C höher als im Bereich von 3–6 °C; nach 1 h entsprechendem Temperatureinfluß auf die Körperschale gleichen sich jedoch die beiden Quoten an. Im Bereich von 0–2 °C ist die Erfolgsquote am geringsten und erreicht nach 60 min nur noch etwa ⅓ des Ausgangserfolges. Es erscheint wichtig hinzuzufügen, daß bei 0–10 °C die Ruheausgangsdurchblutung, gemessen an der Ausgangswärmetransportzahl, im Bereich von 11,9–12,6 λ liegt, d. h., daß bezüglich der Ruheausgangsdurchblutung keine wesentlichen Unterschiede für die 3 genannten Temperaturbereiche bestehen.

Der Vergleich zwischen Langtrainierten und Kurztrainierten ist in Abb. 91 wiedergegeben. Hiernach sind in allen 3 Temperaturbereichen die Kurztrainierten im Ver-

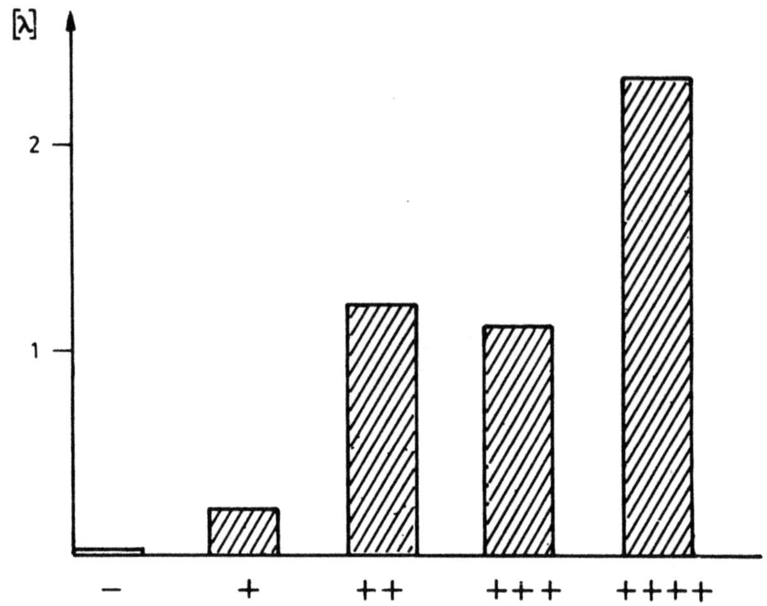

Abb. 89. Vergleich zwischen dem Grad der subjektiven Wärmeempfindung und dem gemessenen Anstieg der Wärmetransportzahl als Folge des AT bei einer Raumtemperatur von 0 °C (n = 38)

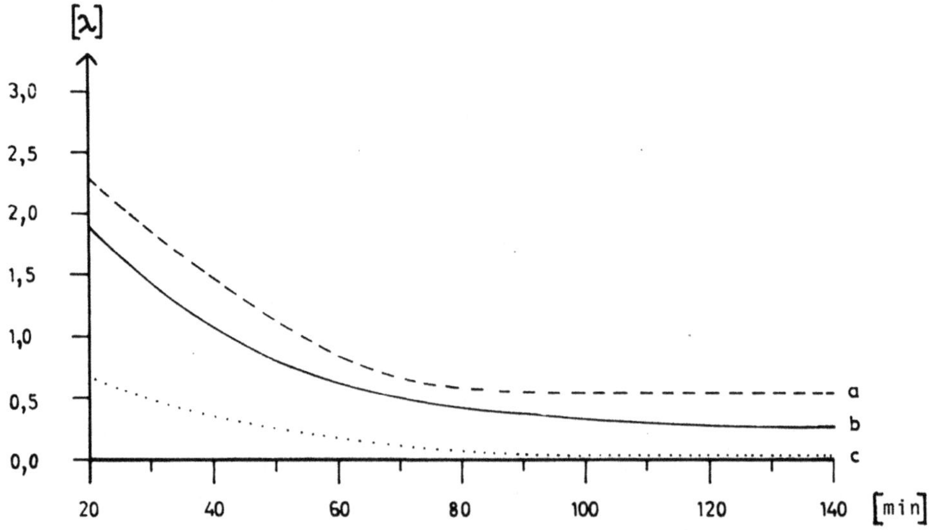

Abb. 90. Einfluß der Dauer der Kälteeinwirkung auf die Wärmetransportzahlerhöhung während des AT (bei Raumtemperatur *a* 7–10 °C, *b* 3–6 °C, *c* 0–2 °C)

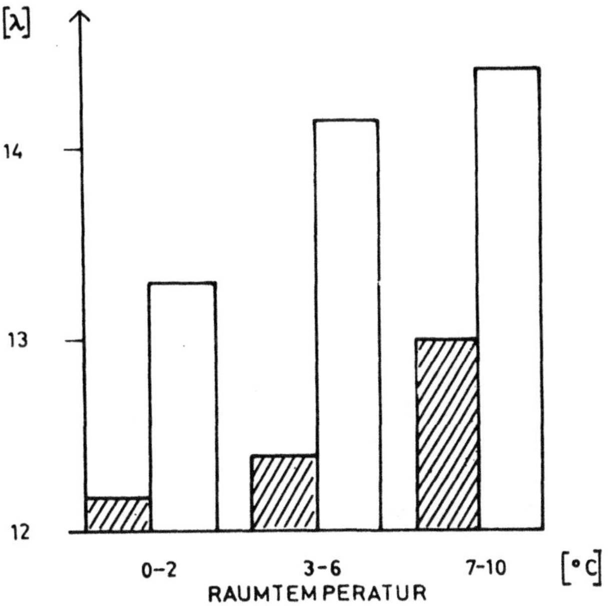

Abb. 91. Vergleichende Darstellung des Wärmetransportzahlanstiegs bei Kurztrainierten (*schraffiert*, n = 5; 49 Messungen) und Langtrainierten (*weiß*, n = 5; 108 Messungen) bei einer Raumtemperatur von 0–10 °C

gleich zu den Langtrainierten weniger erfolgreich im Erreichen der maximalen Wärmetransportzahl.

Mit 4 Personen, die dem 12köpfigen Kollektiv angehörten, wurden insgesamt 10 Versuche mit Heterohypnose gemacht. Sie beherrschten alle das AT und wünschten eine Heterohypnose zu erleben; dabei waren 3 Personen noch nie hypnotisiert worden, während 1 Proband Erfahrungen mit gestufter Aktivhypnose hatte. Die Hypnoseversuche wurden bei einer Umgebungstemperatur von 0–2 °C durchgeführt; der Hypnotiseur war in allen 10 Fällen derselbe, die Einleitung der Hypnose erfolgte mittels der Fingerfixationsmethode.

Exemplarisch gibt Abb. 92 den Verlauf der Wärmetransportzahl während einer solchen Hypnose wieder. Erwartungsgemäß kommt es zu Beginn der Hypnose zu einem initialen Abfall, jedoch schon bald zu einem Anstieg der Wärmetransportzahl über das Ausgangsniveau, noch ehe die Suggestion von Wärme vermittelt ist. Diese Suggestion führt dann zu einer weiteren Zunahme der Wärmetransportzahl, die über einen Zeitraum von mehr als 4 min mehr oder minder kontinuierlich ansteigt und ein Maximum von 14,6 λ erreicht. Nach Beendigung der Hypnose kommt es sehr schnell zu einem Abfall der Wärmetransportzahl und im Sinne einer Gegenregulation zum Erreichen eines Wertes, der deutlich unter dem Ausgangsniveau liegt. Im Mittel über die 10 Versuche ergab sich eine Hautdurchblutungssteigerung von 340% gegenüber der Ruheausgangslage. Vergleicht man diesen Wert mit dem bei gleicher Raumtemperatur durch das AT erreichten, der im Mittel 222% betrug, so ergibt sich eine um über 100% höhere Durchblutungssteigerung bei der Hypnose. Auch bei getrennter Auswertung der Messungen unter AT-Bedingungen an denselben 4 Versuchspersonen war eine Differenz von lediglich 110% zu finden. Die Einzelwerte der Durch-

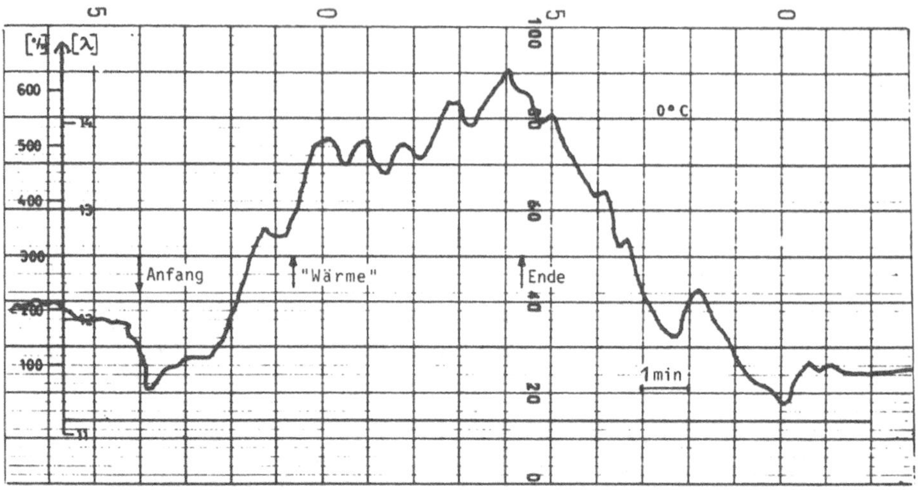

Abb. 92. Die Wirkung der Wärmesuggestion auf die Wärmetransportzahl der Haut während einer Heterohypnose

blutungssteigerung im AT lagen in keinem Fall über den Werten, die in Heterohypnose erreicht wurden.

Schwarz hat mit dieser Arbeit zweierlei dokumentiert:

1. Es gelingt einem Großteil der Probanden nicht, unter den extrem niedrigen Umgebungstemperaturen die Kälte zu dissimulieren und stattdessen eine autogene Wärmesuggestion zu akzeptieren. Leider geht aus der Arbeit nicht hervor, ob bei den „Versagern" auch solche sind, die im AT als Langtrainierte bezeichnet werden.
2. Es wird deutlich, daß bezüglich des gleichen Suggestionsinhalts Wärme die Heterohypnose (= Fremdhypnose) dem AT (= Selbsthypnose), gemessen an der Zunahme der Wärmetransportzahl, eindeutig überlegen ist. Es fehlt allerdings die Information, ob das objektivierte Ausmaß der Zunahme der Wärmetransportzahl unter den Bedingungen der Hypnose mit dem subjektiven Empfinden des Probanden während bzw. nach der Hypnose korreliert.

Verhalten der Wärmetransportzahl während des Versenkungszustands im autogenen Training bzw. bei gestufter Aktivhypnose

Tress (1973) greift die Vorbefunde von Uber und Schwarz auf und stellt, basierend auf dem von Vogel (1967) schematisierten Kurvenverlauf, eine vergleichende Studie an, die Gemeinsamkeiten und Unterschiede zwischen den Versenkungszuständen des AT und der gestuften Aktivhypnose aufzeigen soll. Die Besonderheit der Arbeit besteht darin, daß von 23 Vpn im Alter von 20–30 Jahren, die als Langtrainierte angesehen werden können, jeweils 2 Verlaufskurven der Wärmetransportzahl vor,

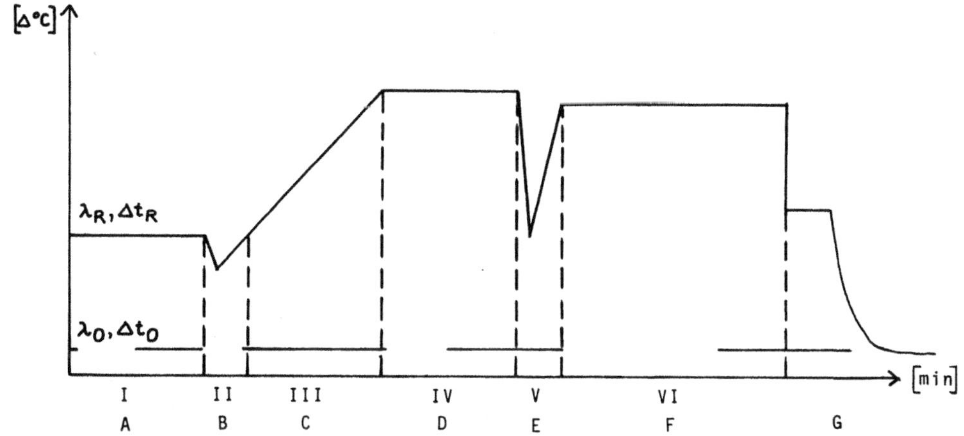

Abb. 93. Abschnittweise Gliederung eines typischen Verlaufs der Wärmetransportzahlkurve während des AT (I – VI) und der gestuften Aktivhypnose (A – G); λ_o und $\triangle\, t_o$ = absolute Minimalwerte, λ_R und $\triangle\, t_R$ = Ruheausgangslage

während und nach dem AT bzw. vor, während und nach der gestuften Aktivhypnose aufgezeichnet wurden, von denen jeweils nur diejenige der einen bzw. der anderen Versenkungsform zur planimetrischen und statistischen Auswertung kam, die mit einem subjektiv besseren Entspannungserleben einherging. Seine besondere Aufmerksamkeit richtet der Autor auf einen genauen zeitlichen Ablauf der beiden Übungen, um, wie in Abb. 93 dargestellt ist, die relativen Veränderungen der Wärmetransportzahl während der einzelnen Abschnitte der Übung, bezogen auf den Ruheausgangswert sowie auf den jeweils vorangehenden Abschnitt, auf statistische Signifikanz überprüfen zu können.

In Abb. 94 sind zur vergleichenden, intraindividuellen Betrachtung 2 charakteristische Verlaufskurven dargestellt, die während des AT bzw. während einer gestuften Aktivhypnose abgeleitet wurden. Im oberen Kurvenverlauf zeigt sich während der Latenzphase in der AT-Übung kein initialer Abfall; es folgen ein rascher Anstieg der Kurve und ein insgesamt ruhiger, wenn auch vorzeitig abfallender Kurvenverlauf sowie eine vergleichsweise kleine Schlußzacke mit deutlicher Nachreaktion, die allerdings das Niveau der Hauptreaktion nicht erreicht. Im Vergleich hierzu bleibt während der Latenzphase der gestuften Aktivhypnose der initiale Abfall nicht aus, er ist sogar protrahiert; nach einer schnellen, steilen Anstiegsphase wird jedoch das Plateau der Hauptreaktion nicht beibehalten, sondern schwankt sehr stark; an eine vergleichsweise kleine Schlußzacke schließt sich eine deutliche Nachreaktion an; außerdem ist im letzten Teil der Abbildung die Drosselungsreaktion durch Aufpumpen einer Blutdruckmanschette am gleichseitigen Oberarm über den Wert des systolischen Blutdrucks durch den plötzlichen Abfall der Wärmetransportzahl gekennzeichnet.

Der untere Kurvenverlauf zeigt den charakteristischen initalen Abfall während der Latenzphase des AT, die von einem raschen Anstieg gefolgt ist. Im Hauptteil der AT-

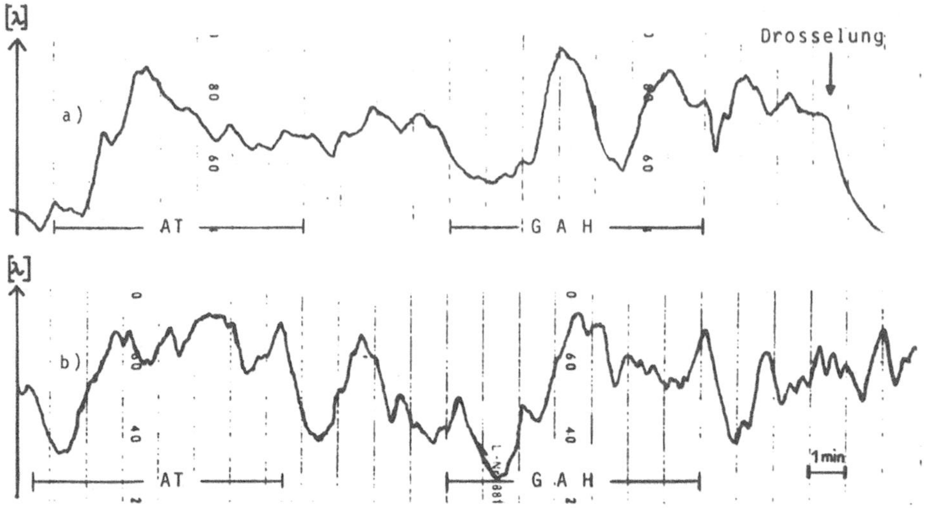

Abb. 94. Verlaufsbeobachtung der Änderung der Wärmetransportzahlkurve während des AT und während der gestuften Aktivhypnose *(GAH)*;
a) mit vorzeitigem Rückgang im AT und wechselnder Entspannung in der GAH;
b) mit insgesamt guter Realisation sowohl im AT wie in der GAH.
Pfeil markiert die Drosselung der Durchblutung durch eine aufgepumpte Blutdruckmanschette

Übung bleibt die Durchblutungsstärke relativ unruhig, aber auf hohem Niveau; an die Schlußzacke schließt sich eine Nachreaktion an, die das Niveau der Hauptreaktion während der AT-Übung erreicht. Auch während der gestuften Aktivhypnose zeigt sich ein deutlicher initialer Abfall; es folgt dann ein verzögerter Anstieg mit Erreichen einer Hauptreaktion, die dem Niveau der AT-Übung entspricht, allerdings fällt schon während der Hypnose die Temperatur wieder ab, um gegen Ende noch einmal anzusteigen; dann folgt eine Schlußzacke mit einer Nachreaktion, die jedoch weniger deutlich ausgeprägt ist.

In Abb. 95 sind die Mittelwerte und Standardabweichungen aus den 23 registrierten Kurven während des AT wiedergegeben. Bezogen auf den Ruheausgangswert zeigt diese Darstellung, daß während der Latenzphase, etwa durch die Initialzacke, keine wesentliche Durchblutungsänderung stattfindet; dagegen nimmt in der Anstiegsphase die Durchblutung um ca. 30% zu, erreicht in der Hauptreaktion 80%, liegt im Beobachtungszeitraum der Schlußzacke immer noch um 25% höher als der Ruheausgangswert und erreicht in der Nachreaktion ebenfalls noch Werte um 60%. Dies entspricht für die Anstiegsphase, die Hauptreaktion und die Nachreaktion einem Signifikanzniveau von $p \leq 0.01$ und von $p \leq 0.05$ für die Schlußzacke. Untereinander sind die Phasen II vs. III, III vs. IV und IV vs. V auf dem 1%-Niveau signifikant unterschieden, während der Unterschied von V vs. VI lediglich das 5%-Niveau erreicht.

Die entsprechenden Gruppenmittelwerte aus den 23 Kurven, die während der gestuften Aktivhypnose registriert wurden, finden sich in Abb. 96 graphisch dargestellt; ähnlich wie im Vorbefund kommt es in der Latenzphase zu keiner Änderung

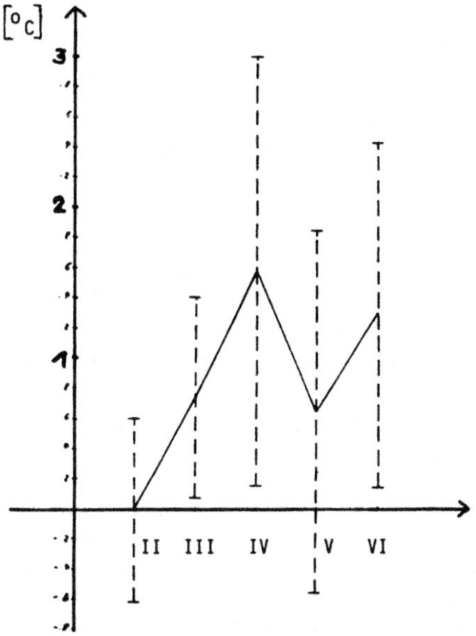

Abb. 95. Charakteristischer Kurvenverlauf der relativen Veränderung der Wärmetransportzahl während des AT (n=23)

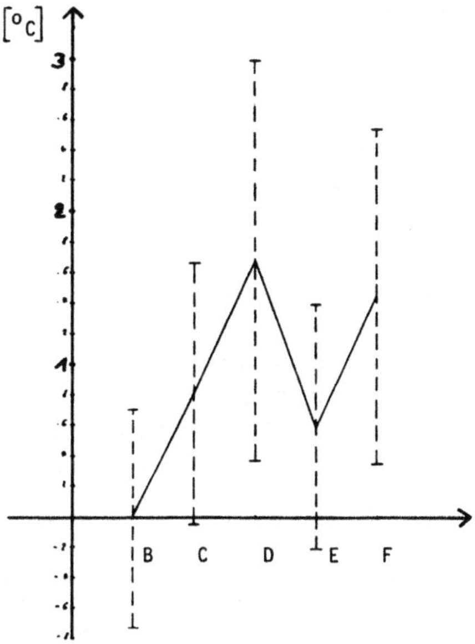

Abb. 96. Charakteristischer Kurvenverlauf der relativen Veränderung der Wärmetransportzahl während der GAH (n=23)

der Durchblutung, in der Anstiegsphase nimmt die Durchblutung um 29% zu, erreicht mit 71% in der Hauptreaktion ein Maximum, sinkt im Bereich der Schlußzacke auf 14%, um innerhalb der Nachreaktion erneut auf 57% anzusteigen. Bezogen auf den Ruheausgangswert sind diese Unterschiede auf dem 1%-Niveau statistisch signifikant; auch die Mittelwerte der jeweils benachbarten Abstände sind auf dem 1%-Niveau signifikant voneinander unterschieden.

Es stellt sich somit die Frage, ob intraindividuelle Unterschiede zwischen diesen beiden Versenkungszuständen zu erkennen sind, die in dem jeweiligen Kurvenverlauf objektiviert werden können. Vom subjektiven Erleben her ist festzustellen, daß 18 der 23 Vpn entweder spontan oder auf ungerichtete Fragen des Versuchsleiters von einem ungewohnt starken Schwere- und Wärmeerlebnis in der gestuften Aktivhypnose berichteten. Solchen Angaben entsprach dann aber in den Kurvenbildern keine systematische Tendenz in den Maximalausschlägen. Somit wären nach Meinung von Tress die Erlebnisberichte vielleicht der durch Heterosuggestion intensivierten Autosuggestion in der gestuften Aktivhypnose zuzuschreiben und nicht so sehr einer kurzfristig verstärkten Vasodilatation.

Bezüglich der planimetrisch erfaßten objektiven Daten ist festzustellen, daß der initiale Abfall „zwar mitunter" auftritt, sich aber als einziger Abschnitt des Modells nicht wesentlich vom Ausgangswert unterscheidet. Es liegt nahe, diesen von anderen Untersuchungen abweichenden Befund mit dem fortgeschrittenen Übungsstand der Langtrainierten in Verbindung zu bringen. Wörtlich schreibt Tress: „So spricht einiges für Vogels Vorschlag, den bei seiner Anfängergruppe regelmäßig auftretenden Initialabfall als einen kurzfristigen Anstieg des Sympathikotonus zu sehen, welcher die konzentrative Bewußtseinseinengung bis zum Eintritt der Gesamtumschaltung begleitet. Folgerichtig wäre fortzufahren, daß der Geübte eine Reihe neu gelernter Reaktionen besitzt, durch die er die Umschaltung ohne forcierte Konzentration vollzieht und somit auch keinen Initialabfall bietet."

Ein anderes Charakteristikum wird bezüglich der Nachreaktion innerhalb der Abklingphase, also nach Beendigung des jeweiligen Versenkungszustands beobachtet. Nach dem AT konnte in 6 von 23 Kurven, nach gestufter Aktivhypnose in 12 von 23 Kurven während der Abklingphase keine Nachreaktion beobachtet werden. Lediglich in 4 Fällen wurde deutlich, daß in der Abklingphase das Niveau der Hauptreaktion noch überschritten wurde, eine Beobachtung, die nach Meinung des Autors auf eine willentlich forcierte Übungshaltung hindeutet, „die natürlich eine wirkliche Entspannung in Frage stellt und damit dem Sinn des Autogenen Trainings zuwiderläuft". Für die beobachteten Phänomene der Nachreaktion während der Abklingphase bietet Tress folgende Interpretation an:

Je mehr die Versuchsperson die Übung zu ihrer eigenen macht und je weniger sie dem Versuchsleiter zuliebe eine erlernte Technik reproduziert, um so eher wird eine Abklingphase zustande kommen, gleichgültig wie sie definiert ist. Je peripherer die Versuchsperson die Übung erlebt, um so schneller wird die Entspannung nach der Rücknahme der Übung abklingen, um so schwächer ist die Abklingphase, eventuell geht sie sogar schon in der Schlußzacke unter. Für diese Sicht der Abklingphase spricht ihr selteneres Auftreten nach der gestuften Aktivhypnose bei unseren Versuchspersonen, die viel stärker von außen induziert erlebt wurde als das Autogene Training, das die Versuchspersonen als Eigenleistung auffaßten. Wenn also die Hauptreaktion anzeigt, wie sehr der Übende das Training beherrscht, so wird an der Abklingphase deutlich, wie zentral die Versuchsperson die Übung erlebt, sich mit ihr identifiziert.

Für die vergleichende Betrachtung bedeutet dies, daß die Schlußzacke in aller Regel den Versenkungszustand der gestuften Aktivhypnose beendet, da spätestens ab diesem Zeitpunkt der fremdhypnotische Anteil ausbleibt. Der mehr Ich-nahe Versenkungszustand des AT wird jedoch durch die Schlußzacke nicht beendet, sondern lediglich unterbrochen, da durchaus die Möglichkeit besteht – wenn auch nicht immer gegeben sein muß –, daß der selbsthypnotische Anteil der AT-Übung das Ende derselben überdauert.

Veränderungen mehrerer physiologischer Parameter während der gestuften Aktivhypnose

Das Ziel einer Studie von Baumgartl aus dem Jahre 1980 war, anhand möglicher Veränderungen physiologischer Parameter, wie der Wärmetransportzahl, der Herzfrequenz, der Atemfrequenz und des endexspiratorischen Vol.-% CO_2, Befunde zur objektiven Beschreibung der gestuften Aktivhypnose herauszuarbeiten. Als zusätzlichen Parameter führt der Autor die Messung der horizontalen Augenbewegung ein in der Erwartung, eine weitere Kenngröße für die gestufte Aktivhypnose zu erhalten. Das Experimentalkollektiv bestand aus 16 Personen, 10 Männern und 6 Frauen mit einem Durchschnittsalter von 27 Jahren, die zunächst in einem gemeinsamen Kurs die Grundstufe des AT erlernt hatten. Die Kontrollgruppe bestand aus 13 Personen, 10 Männern und 3 Frauen mit einem Durchschnittsalter von 25 Jahren, die sich freiwillig als Kontrollprobanden zur Verfügung stellten. Bei einer konstanten Umgebungstemperatur von 24 °C wurde die Untersuchung im Liegen durchgeführt. Die Dauer der gestuften Aktivhypnose war auf 12 min begrenzt. Im einzelnen wurden nach kontinuierlicher Registrierung neben einer 4minütigen Vormessung (*VM*) 4 weitere Meßphasen definiert:

1. eine 1minütige Übergangsphase ($Ü_1$) nach Beginn der Einleitung, das entspricht dem Zeitraum des erwarteten initialen Abfalls;
2. eine 11minütige Hauptmessung (*HM*), in welcher die thermographische Hauptreaktion und Plateaubildung erwartet wird;
3. eine 1minütige Übergangsphase ($Ü_2$) bei der Rücknahme der gestuften Aktivhypnose, ein Abschnitt, in welchem die Schlußzacke erwartet wird;
4. eine 2minütige Nachmessung (*NM*), in der das Ausmaß der Nachreaktion bestimmt werden soll.

Pro Vp wurden 5 Kurven aufgezeichnet, von denen jeweils 3 in die Auswertung kamen. Bei diesen handelt es sich um solche Messungen, von denen die Probanden das intensivste Übungserlebnis berichteten. Analog hierzu wurde von dem Kontrollkollektiv pro Vp lediglich eine Kurve über einen entsprechenden Beobachtungszeitraum registriert. Die statistische Auswertung der Untersuchung der Differenzwerte, bezogen auf die individuelle Ruheausgangslage (*VM*), erfolgte mittels des Hotellingschen T^2-Tests für 2 unabhängige Stichproben bei einem vorher festgelegten Signifikanzniveau von $p < 0.01$.

In Abb. 97 sind die Veränderungen der Wärmetransportzahl für die beiden Kollektive graphisch dargestellt. Bezüglich der Versuchsgruppe ist festzustellen, daß in $Ü_1$ ein vorübergehender Temperaturabfall erfolgt; in *HM* ist ein Temperaturanstieg zu erkennen, der das Ausmaß der Hauptreaktion bzw. die Höhe des Plateaus darstellt; in $Ü_2$ erfolgt wieder ein vorübergehender Temperaturrückgang, der seinerseits in der Nachmessung von einem neuerlichen Temperaturanstieg gefolgt ist. In der Kontrollgruppe sind entsprechende Veränderungen nicht zu beobachten.

Die Ruheausgangswerte der Herzfrequenz lassen keine signifikanten Unterschiede zwischen Versuchsgruppe und Kontrollgruppe erkennen; gleiches gilt für die Verlaufsbeobachtungen in beiden Kollektiven. Auch die Atemfrequenz und das endexspiratorische Vol-% CO_2 lassen intergruppal und vom Längsschnittbefund her keine statistisch signifikanten Unterschiede deutlich werden; gleiches gilt für die Veränderung der horizontalen Augenbewegungen. Hierzu ist allerdings zu bemerken, daß in beiden Kollektiven eine Abnahme der "slow eye movements" (SEM) zu beobachten ist, so daß man daraus schließen kann, daß es sich hierbei um ein allgemeines Entspannungsphänomen handelt, welchem keine spezifische Bedeutung bezüglich der gestuften Aktivhypnose zukommt.

Ebenfalls 1980 legt Röder eine Arbeit vor, die analog zur vorgenannten von der Frage ausgeht, ob Veränderungen physiologischer Parameter, wie Herzfrequenz, Atemfrequenz, endexspiratorisches Vol.-% CO_2, Wärmetransportzahl der Haut und laterale Augenbewegungen, im Verlauf mehrerer, in definierten zeitlichen Abständen aufeinanderfolgender gestufter Aktivhypnosen feststellbar sind. An dieser Untersuchung nahmen 12 Personen teil, 8 Männer und 4 Frauen mit einem durchschnittlichen Lebensalter von 26 Jahren. Die Teilnehmer hatten zuvor in einem 10wöchigen Übungskurs die Grundübung des AT erlernt und gaben an, die psychove-

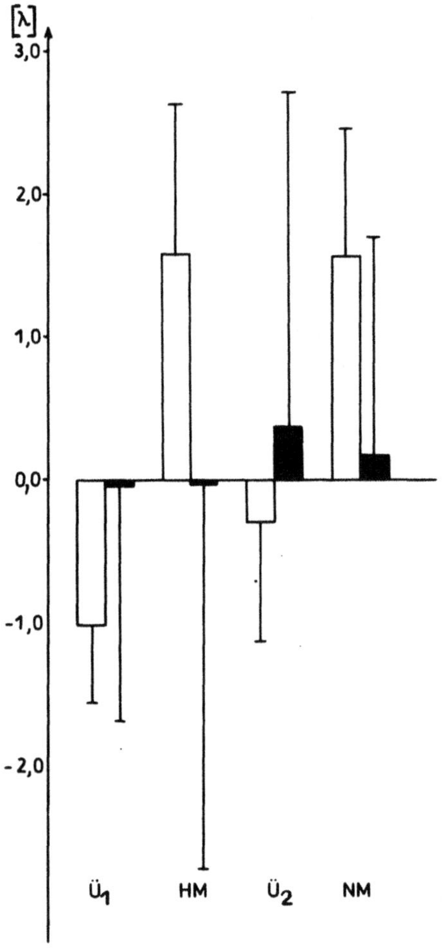

Abb. 97. Vergleichende Darstellung der Änderung der Wärmetransportzahl als Folge einer gestuften Aktivhypnose (Reproduktion); *weiß*: Versuchsgruppe (n = 16), *schwarz:* Kontrollgruppe (n = 13)

getative Umschaltung auf Ruhe, Schwere und Wärme gut zu beherrschen. Unter konstanten Temperaturbedingungen von 24 °C in einem leicht abgedunkelten Raum wurden im Abstand von 7–10 Tagen von jedem Probanden 5 Einzelmessungen registriert. Der praktische Versuchsablauf sah vor, daß der Proband etwa 45 min vor dem eigentlichen Meßbeginn im Untersuchungszimmer eintraf. Nach der Begrüßung wurde ein kurzes Gespräch geführt und die Vp dann gebeten, sich auf das bereitgestellte Bett zu legen. Während der folgenden 30 min (!) wurden die Meßfühler angelegt und die notwendigen Eichungen vollzogen. Danach erfolgten die Vormessung und die Einleitung der gestuften Aktivhypnose mittels Fingerfixation. Zur statistischen Überprüfung der erhobenen Befunde kam der Hotellingsche T^2-Test bei einem zuvor festgelegten Signifikanzniveau von $p < 0.01$ zur Anwendung. In Abb. 98 sind in Anlehnung an die Tabellen die Temperaturverlaufsbeobachtungen der 1. und der 5. Sitzung graphisch dargestellt. Die Mittelwertunterschiede der einzelnen Sitzungen sind auf dem 1%-Niveau statistisch signifikant. Bei der Messung der Herzfrequenz, die nach einer sicherlich ausreichenden Eingewöhnungszeit von 30 min

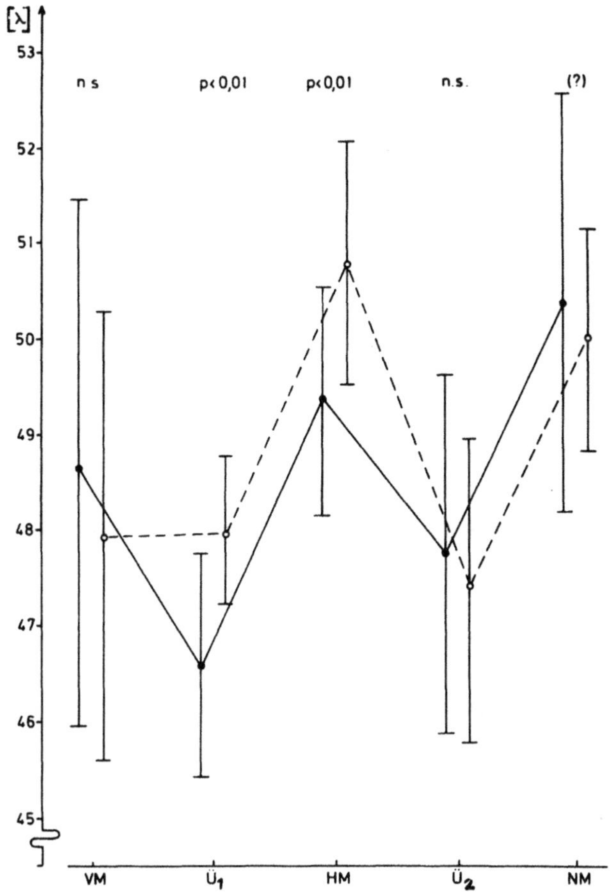

Abb. 98. Verlaufsbeobachtung der Änderung der Wärmetransportzahl zwischen der 1. (●——●, n = 12) und der 5. Sitzung (○----○, n = 12) (Reproduktionen)

erfolgte, mußte das Probandenkollektiv in 2 Teilkollektive untergliedert werden, da die Verlaufsbeobachtung zeigte, daß in dem einen Teilkollektiv eine Zunahme und in dem anderen eine Abnahme der Herzfrequenz zu beobachten war. Dieser Trend der Herzfrequenzveränderungen ist in den Abb. 99 und 100 wiedergegeben. Die Unterschiede sind jedoch nicht statistisch signifikant. Ebenfalls nur als Trendbestimmung ist die Abnahme der Atemfrequenz (Abb. 101) und die während der gestuften Aktivhypnose erfolgende Zunahme des endexspiratorischen Vol.-% CO_2 anzusehen (Abb. 102). Auch hier sind die Unterschiede nicht statistisch signifikant.

In Abb. 103 ist eine ENG-Originalkurve ausschnittsweise wiedergegeben. Diese Abbildung läßt die Vielgestaltigkeit und das Ausmaß der lateralen Augenbewegungen erkennen. In Abb. 104 ist am Beispiel von 3 Verlaufsbeobachtungen zum einen der durch die Fixation herbeigeführte Ruheausgangszustand der Augenbewegungen dargestellt wie auch die charakteristische vorübergehende Negativierung als Folge des Augenschlusses. Abb. 105 schließlich läßt an 4 Beispielen das Bild der SEM erkennen, wie sie während der gestuften Aktivhypnose zu Beginn noch bestehen.

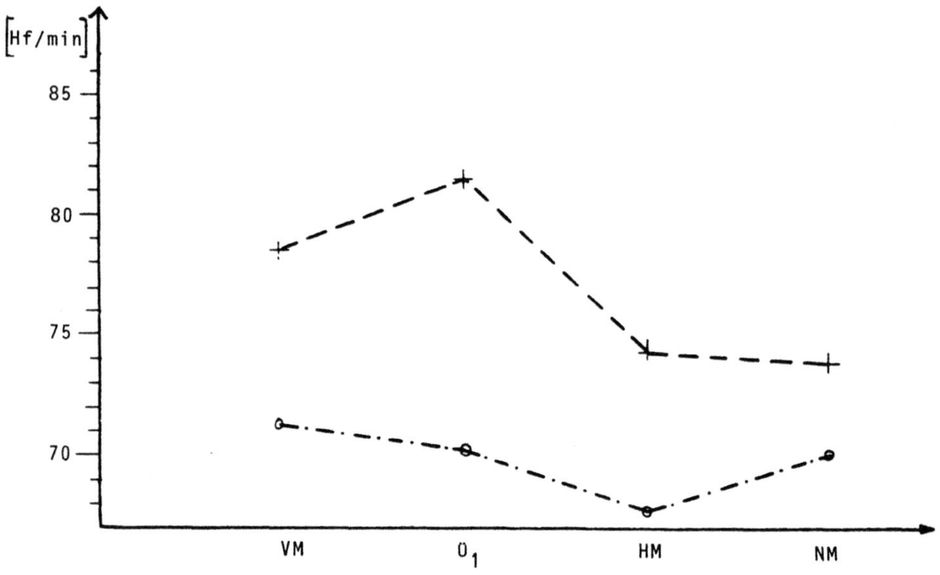

Abb. 99. Verlaufsbeobachtung der Änderung der Herzfrequenz (Hf/min) zwischen der 1. (– – –) und der 5. Sitzung (∘–·–·∘) im Teilkollektiv der „HF-Negativen" (n = 7)

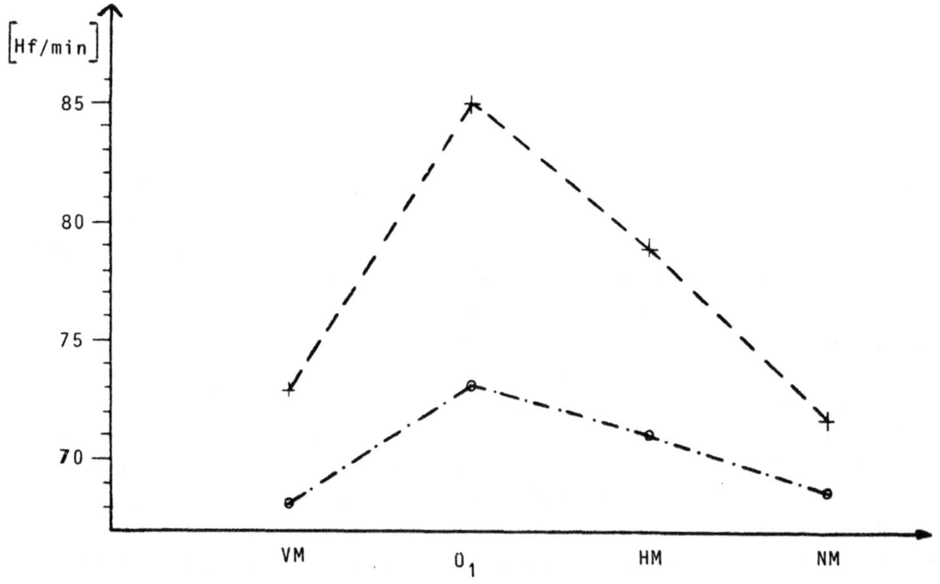

Abb. 100. Verlaufsbeobachtung der Änderung der Herzfrequenz (Hf/min) zwischen der 1. (– – –) und der 5. Sitzung (∘–·–·∘) im Teilkollektiv der „HF-Positiven" (n = 5)

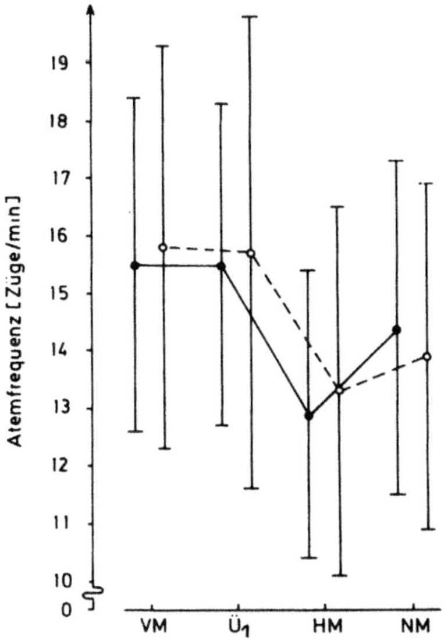

Abb. 101. Verlaufsbeobachtung (n = 12) der Änderung der Atemfrequenz zwischen der 1. (●——●) und der 5. Sitzung (o---o) (Reproduktion)

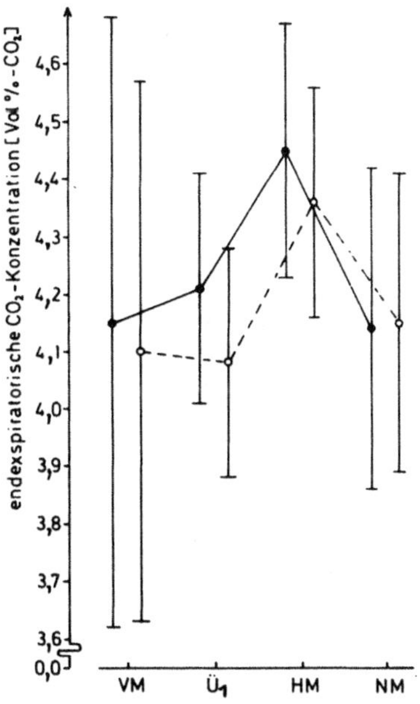

Abb. 102. Verlaufsbeobachtung (n = 12) der Änderung der endexspiratorischen CO_2-Konzentration zwischen der 1. (●——●) und der 5. Sitzung (o---o) (Reproduktion)

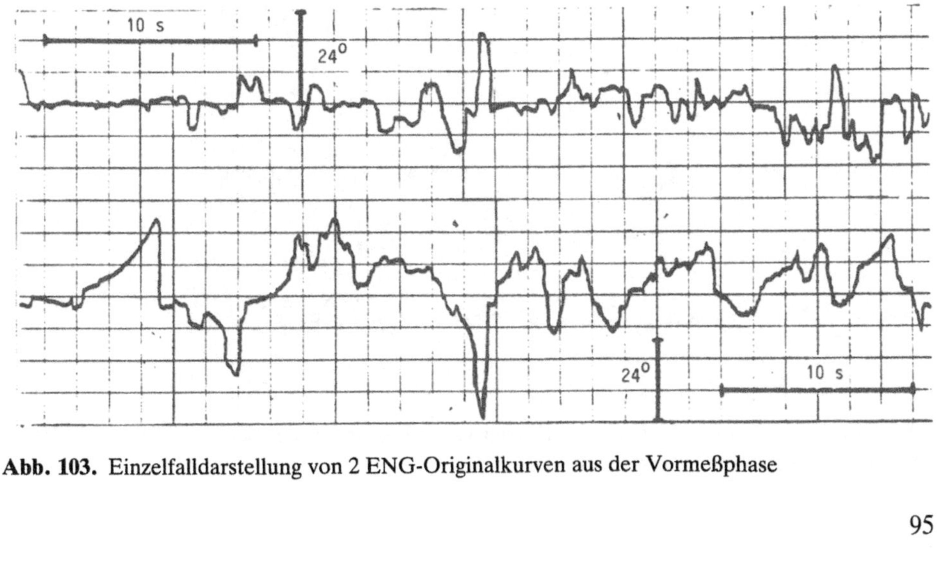

Abb. 103. Einzelfalldarstellung von 2 ENG-Originalkurven aus der Vormeßphase

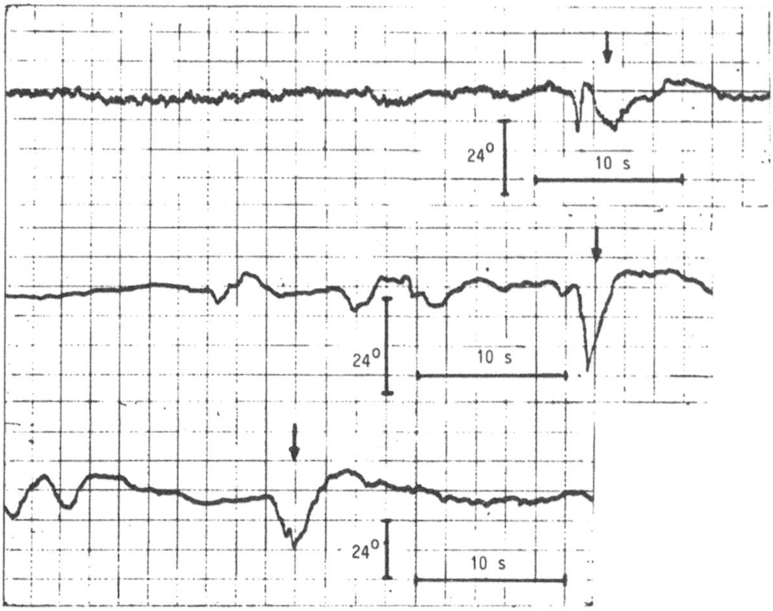

Abb. 104. Ausschnitte aus den ENG-Kurven von 3 Probanden aus der Phase der Fingerfixation über den Zeitpunkt des Augenschlusses (Pfeil) hinaus

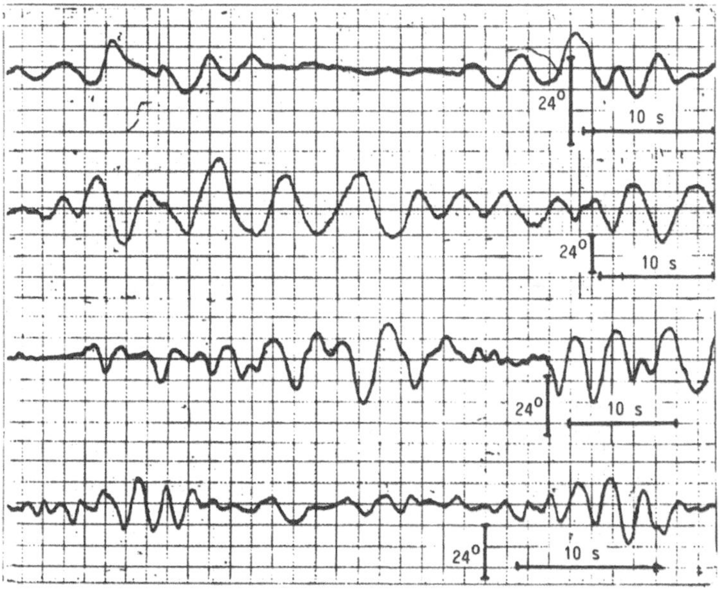

Abb. 105. Ausschnitte aus den ENG-Kurven von 4 Probanden mit dem typischen SEM-Muster während der hypnotischen Versenkung

Bekanntlich reduziert sich deren Ausmaß nicht nur während der gestuften Aktivhypnose, sondern auch beim allgemeinen Ruhezustand.

Die ENG-Registrierung kann jedoch auch in zeitliche Beziehung zur Hauttemperaturmessung gebracht werden. Es läßt sich dann der Zeitpunkt vergleichen, zu dem die Wärmetransportzahl zu steigen beginnt bzw. der Augenschluß erfolgt. In Abb. 106 ist über den Verlauf der 5 Sitzungen diese zeitliche Zuordnung graphisch dargestellt. Es läßt sich erkennen, daß ab der 3. Sitzung der Augenschluß und der Anstieg der Wärmetransportzahl zeitlich koinzidieren.

In der vergleichenden Beurteilung seiner Befunde stellt Röder fest, daß entgegen den Vorbefunden von Tress und Uber ein verlangsamter und verminderter Anstieg der Hautdurchblutung unter den Bedingungen der gestuften Aktivhypnose nicht beobachtet wurde. Auch das immer wieder beschriebene stärkere Wärmeempfinden während der gestuften Aktivhypnose geht nicht mit einem entsprechenden, objektivierbaren Korrelat einher. Außerdem zeigt die Verlaufsbeobachtung, daß das Ausmaß des Initialabfalls in der 5. Sitzung gegenüber der 1. Sitzung deutlich geringer ist, wie auch der zeitliche Eintritt des Anstiegs der Wärmetransportzahl in der 5. Sitzung. Da die Änderungen der Herzfrequenz, der Atemfrequenz, des endexspiratorischen Vol-% CO_2 und der horizontalen Augenbewegungen keine charakteristischen Unterschiede in der Verlaufsbeobachtung erkennen ließen, entschloß sich Röder zu der Anregung, bei künftigen Verlaufsbeobachtungen Simultanableitungen von EEG, ENG und EMG durchzuführen in der Hoffnung, daß diese sensitiveren Methoden aufschlußreichere Ergebnisse liefern könnten.

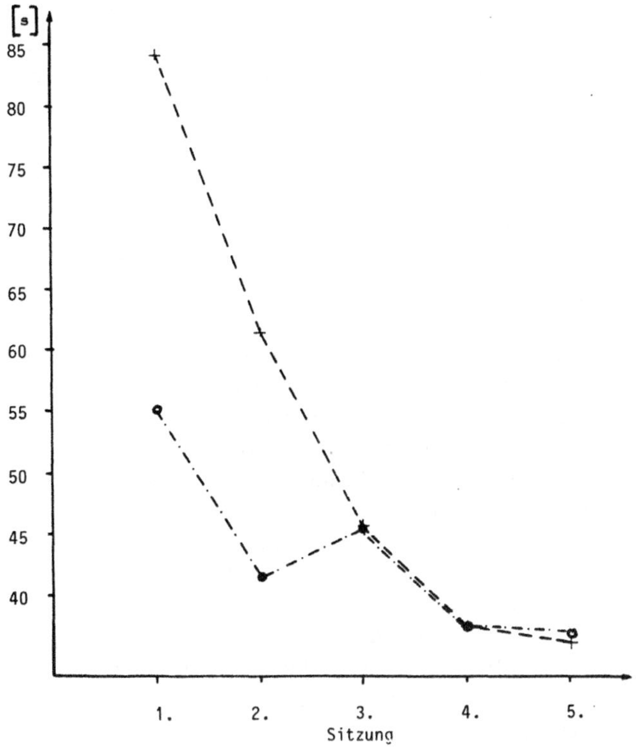

Abb. 106. Zeitliche Beziehung von Augenschluß (–·–·–·–) und Anstiegsbeginn der Wärmetransportzahl (------), eine Verlaufsbeobachtung von der 1. bis zur 5. Sitzung

Psychologische und psychopathometrische Gesichtspunkte des autogenen Trainings und der Hypnose

Suggestibilität und Eignung zum autogenen Training

Vor dem Hintergrund einer Reihe vornehmlich amerikanischer Suggestibilitätsfragebögen unternimmt Fischer (1969) den im Nachhinein als wohl recht schwierig zu bezeichnenden Versuch einer Fragebogenerhebung, basierend auf dem Fragebogen von Lee et al. (1963). Sie überprüfte an einem Kollektiv von 39 männlichen und 22 weiblichen freiwilligen, gesunden Probanden, ob und inwieweit der 60 Fragen umfassende Fragebogen von Lee, der die Suggestibilität im Rahmen der Heterohypnose mißt, zur Erfassung der subjektiven Erfahrungen im AT anwendbar ist. In Anlehnung an die Realisation des Schwereerlebnisses innerhalb der beiden ersten Trainingswochen wurde das Gesamtkollektiv in die Teilgruppe der Realisierer (29 männliche und 14 weibliche Vpn) und der Nichtrealisierer (10 männliche und 8 weibliche Vpn) aufgegliedert. Im engeren Sinne sollte mittels des Fragebogens geklärt werden, ob es eine Verbindung gibt zwischen der Leichtigkeit des Erlernens des AT und dem Ausmaß der Beeinflußbarkeit der entsprechenden Vp.

Die Fragen des sog. Erlebnisfragebogens von Lee sind in 5 Fragegruppen eingeteilt. Die Fragen der Gruppe 1 befassen sich mit dem Thema „Selbstkontrolle und Verhalten gegenüber Autoritätspersonen", die der Gruppe 2 mit „psychischen Zustandsänderungen", die der Gruppe 3 mit „Neigung, verschiedene Rollen zu spielen", die der Gruppe 4 mit „Vernunftdenken und Impulsivität" und die der Gruppe 5 mit „Konzentration und Versunkenheit". Es zeigt sich, daß die Fragen der Gruppe 3 zur vorliegenden Fragestellung ganz wesentlich sind. Aus ihrer Beantwortung wurde eine auffallend große Übereinstimmung ersichtlich zwischen dem Verhalten der Menschen, die leicht hypnotisierbar sind, und derer, die das AT gut erlernen. Die Fragen wurden sowohl von den Vpn, die gut hypnotisierbar sind, als auch von denen, die leicht das AT erlernen, am häufigsten korrespondierend beantwortet. Dieser Befund entspricht den Angaben von Schneider (1968), wonach 7 von 16 Frührealisierern mit vollständiger Generalisation subjektiv von einer gut gelungenen Ersthypnose sprachen. Im Hinblick auf die Besonderheiten der Frage dieser Gruppe ist festzustellen, daß phantasievolle und geistig bewegliche Menschen für AT und für Hypnose gleich gut geeignet sind. Bei der geschlechtsspezifischen Betrachtung fällt auf, daß bezüglich der Fragengruppe 3 bei den Realisierern die Frauen dominieren, also i. allg. suggestibler sind als Männer. Demnach sind die gut realisierenden, weiblichen Vpn impulsive, lebenstüchtige Menschen, die sich jeder Situation beweglich anpassen können und bei denen die Fähigkeit zur Konzentration besonders gut ausgeprägt ist.

In der Gruppe der Nichtrealisierer wurde besonders eine Frage überdurchschnittlich häufig mit „Ja" beantwortet, nämlich: „Fänden Sie gerne eine Lebensaufgabe, ein Ziel oder einen Menschen, denen Sie sich verschreiben könnten?" Diese und andere Fragen, die sich besonders mit der Versunkenheit befassen bzw. mit dem Sich-verlieren-können in eine andere Situation oder in andere Erlebnisse, wurden bevorzugt von weiblichen Vpn aus dem Kreis der Nichtrealisierer mit „Ja" beantwortet. Sie sprechen den Themenkreis der Selbstaufgabe im Hinblick darauf an, ob ein Mensch Fähigkeiten besitzt, die ihn erfahrungsgemäß leicht hypnotisierbar erscheinen lassen, weil er sich leicht in Bann ziehen läßt. Eine derartige Einstellung erschwert aber offenbar den mehr auf Introspektion aufbauenden Lernvorgang des AT. Dies begründet nach Ansicht der Autorin, weshalb gerade diejenigen weiblichen Vpn das Schweregefühl nicht realisieren, die diese Frage positiv beantworten, obwohl eine solche Antwort für Suggestibilität spricht. Hier wird der Unterschied zwischen Hypnose und AT deutlich; denn der beobachtete Zusammenhang zeigt an, daß der vorliegende Fragebogen von Lee als ein Testverfahren, welches die Hypnotisierbarkeit zu beurteilen in der Lage ist, sich nur teilweise auch für die Beurteilung der „Trainierbarkeit" eignet. Darüber hinaus weisen die Befunde darauf hin, daß die Eigenschaften gut hypnotisierbarer Vpn sich von denen jener Probanden unterscheiden, die das AT leicht erlernen; wenn man mit dem Fragebogen feststellen kann, wer gut hypnotisierbar ist, aber nicht, wer leicht das AT erlernt, muß die Überlegung angeknüpft werden, wo der Unterschied zwischen diesen beiden Gruppen von Probanden liegt.

Beide Verfahren, Hypnose und AT, setzen eine Bereitschaft der betreffenden Vp voraus, die sich in einer mehr oder minder großen Suggestibilität ausdrückt. Suggestibilität ist eine dem einzelnen innewohnende Eigenschaft, wie z.B. Intelligenz und Wendigkeit; sie hängt von der charakterologischen Struktur ab; gleichzeitig schwankt sie in Abhängigkeit von den Situationen, in denen sie zur Anwendung gebracht wird. Sie ist entscheidend abhängig von der Motivation, d.h. von den Beweggründen für eine Beeinflussung. Eine weitere Voraussetzung für Hypnose und AT besteht in der Fähigkeit zur Konzentration. Der Hypnotisand stellt sich in der Hypnose auf den Hypnotiseur ein; der Ausübende des AT jedoch stellt sich auf die bei der Übung geforderte Vorstellung ein und ist im übrigen auf sich selbst angewiesen. Ein weiteres Kennzeichen, welches für das gute Gelingen einer Hypnose und die leichte Erlernbarkeit des AT charakteristisch ist, stellt die „erhöhte Neigung zur Nachgiebigkeit" dar. Diese charakterologische Besonderheit trifft jedoch nur für den Kreis der leicht hypnotisierbaren Versuchspersonen zu.

Trotz der gemeinsamen Eigenschaften wie Suggestibilität, Konzentrationsfähigkeit und Nachgiebigkeit laufen Hypnose und AT von einem bestimmten Punkt an nicht mehr parallel; dieser Punkt ist gekennzeichnet durch das grundsätzlich passive Verhalten ab einem gewissen Moment während der Hypnose. Während des AT jedoch hat die Vp die Möglichkeit, sich auf die eigenen Vorstellungen zu konzentrieren, den Erfolg zu beobachten und jederzeit die Autosuggestion zu beenden. Im Gegensatz zur Hypnose ist die Vp im AT während der Gesamtdauer der Übung auf sich selbst gestellt und aktiv beteiligt. Statt der Hingabe, wie in der Hypnose, ist im AT Eigeninitiative erforderlich. Eben wegen dieser Aktivität, dieses persönlichen Dabeiseins und Einflußnehmens auf die eigenen Erlebnisse werden beim AT andere Eigenschaften angesprochen als bei der Hypnose. Wegen dieser elementaren Unterschiede lassen sich die Testmethoden zur Erfassung der Suggestibilität bei der Hypnose nicht generell auf das AT übertragen.

Suggestibilität und Hypnotisierbarkeit

In Anlehnung an die vorgenannten Beobachtungen von Fischer bezüglich der testpsychologischen Unterscheidbarkeit von Hypnose und AT verfaßte Engelhard (1970) eine Übersetzung der Stanford Hypnotic Susceptibility Scales (SHSS). In Anlehnung an die Untersuchungen von Hilgard (1965) faßt der Autor zunächst den Definitionsversuch der Hypnose zusammen. Hiernach ist der Zustand der Hypnose im wesentlichen durch 7 typische Merkmale gekennzeichnet, die sich beim Hypnotisanden ausbilden:

1. Verminderung der Eigeninitiative,
2. selektive Aufmerksamkeitslage,
3. Steigerung der Regressionsneigung,
4. Reduktion des Wirklichkeitssinnes,
5. situative Steigerung der Suggestibilität,
6. gesteigertes Rollenverhalten in der Beziehung zum Hypnotiseur,
7. retrograde Amnesie bezüglich des Hypnoseerlebnisses.

Es ist gerade die Suggestibilität und deren situative Steigerungsfähigkeit unter der Hypnose, die Gegenstand der nachfolgenden Arbeit ist. Suggestibilität wird nach Hilgard definiert als „die Fähigkeit, in hypnotischen Zustand zu gelangen, die für eine hypnotisierte Versuchsperson typischen Erfahrungen zu machen und das in diesem Zustand typische Verhalten zu zeigen". Zu den Faktoren, welche die Suggestibilität beeinflussen können, gehören v. a. frühere Erfahrungen mit Hypnose, etwa negative Erlebnisse oder ein Lerneffekt, die Motivation und ihre Änderung, die Einstellung zum Hypnotiseur, die im wesentlichen von dem Phänomen der Sympathie und Antipathie gekennzeichnet ist, die Einstellung gegen die wissenschaftlichen Experimente im allgemeinen und gegenüber Versuchen mit Hypnose im besonderen und schließlich auch das Verfahren selbst.

Neben den SHSS verweist der Autor auf die Friedlander-Sardin-Skala, den Suggestibilitätstest von Weizenhoffer u. Sjoberg, die Stanford Profile Scales of Hypnotic Susceptibility (SPS), die Haword Group Scale of Hypnotic Susceptibility (HGS), die Children's Hypnotic Susceptibility Scale (CHSS) und schließlich auf die Barber Susceptibility Scale (BSS). Was allen diesen Untersuchungen gemeinsam ist, abgesehen von dem unterschiedlichen Vorgehen bei der Überprüfung der Suggestibilität, ist die Beobachtung, daß Kinder bis zum 8. oder 9. Lebensjahr eine höhere Suggestibilität erkennen lassen als Jugendliche, deren Suggestibilität deutlich reduziert ist gegenüber Erwachsenen. Geschlechtsspezifische Unterschiede bei erwachsenen Männern und Frauen bezüglich ihrer Suggestibilität wurden nicht beobachtet, was jedoch die Möglichkeit hypnotischer Suszeptibilität nicht ausschließt. Ohne die begrifflichen Unterschiede zwischen Suggestibilität und Hypnotisierbarkeit verwischen zu wollen, führt Hilgard dann an, daß der Intelligenzquotient bezüglich der Hypnotisierbarkeit nicht von großer Bedeutung zu sein scheint. Er führt die Untersuchungen von

Sternlicht und Wanderer (1963) an, die 20 schwachsinnige Kinder mit einem Intelligenzquotienten zwischen 37 und 68 untersuchten. Die Gruppe bestand jeweils zur Hälfte aus Jungen und Mädchen im Alter zwischen 7 und 15¾ Jahren. 12 der 20 Vpn zeigten sich hypnotisierbar, davon waren 8 weiblichen und 4 männlichen Geschlechts. Die Autoren stellen fest, daß die Realisierung der Altersregression über die Fähigkeit der geistig behinderten Kinder hinausging. Andererseits hat das seelische Gestörtsein auf die Hypnotisierbarkeit einen wesentlichen Einfluß. Seelisch Gestörte sind demnach weniger hypnotisierbar als seelisch ausgeglichene Vpn, eine Beobachtung, die durchaus von klinischer Relevanz ist. Diese unterschiedliche Beeinflußbarkeit äußert sich in der klinischen Beobachtung bereits darin, wie schnell bzw. langsam Patienten einer Psychosomatischen Klinik das AT erlernen. Die seelisch Gestörten stellen eine sehr heterogene Gruppe von Menschen dar, wobei nach der klinisch-empirischen Erfahrung die ausgesprochen hysterisch Strukturierten mit ihrer erhöhten Beeinflußbarkeit von den zwanghaft Strukturierten zu unterscheiden sind; letztere weisen eine geringere Suggestibilität auf und erlernen demzufolge das AT langsamer und mit größeren Schwierigkeiten. Diese Beobachtung läßt jedoch nicht den Rückschluß zu, daß alle diejenigen, die das AT langsam und mit erheblichen Schwierigkeiten erlernen, unbedingt den zwanghaft strukturierten Persönlichkeiten zugerechnet werden dürfen.

Bezüglich der Vorerfahrungen oder der grundsätzlichen Einstellung der Probanden gegenüber der Hypnose ist ein Befund auffällig, den Hilgard 1964 publizierte. Seine Ergebnisse zeigten, daß viele, die der Hypnose negativ gegenüberstanden, an Experimenten teilnahmen und andere, die eine positive Einstellung nach dem Fragebogen erkennen ließen, nicht teilnahmen. Diese Beobachtung führte zur Frage, ob es bestimmte Aspekte der Persönlichkeit verschiedener Vpn gebe, die möglicherweise einen Einfluß auf die Suggestibilität bzw. die Hypnotisierbarkeit der Probanden haben könnten. Eine Vielzahl von Untersuchungen zu dieser Fragestellung führte zu dem Ergebnis, daß weder psychosomatische noch soziometrische noch soziologische Werte eine Beziehung zur Freiwilligkeit der Teilnahme an einem Hypnoseversuch hatten. Auch ein Zusammenhang zwischen hypnotischer Suggestibilität und der Empfänglichkeit gegenüber sozialen Einflüssen besteht nicht.

Zusammenfassend stellt Hilgard fest, daß die verschiedenen Suggestibilitätstests wohl die konstante Komponente der Suggestibilität, die er als die hypnotische Fähigkeit bezeichnet, nicht aber die variable, einstellungs- und motivationsabhängige Komponente berücksichtigen. Hier sind besonders Widerstands- und Übertragungsphänomene in den Vordergrund zu stellen. Bezüglich der beschriebenen altersabhängigen Unterschiede soll hervorgehoben werden, daß man bei Kindern weniger von einer höheren, sondern vielmehr von einer andersartigen Suggestibilität im Vergleich zu derjenigen von Erwachsenen sprechen sollte. Und schließlich ist zu erwarten, daß die Suggestibilität eines Probanden oder auch eines Kollektivs von Probanden im Wachzustand wesentlich unterschieden ist von jener des gleichen Kollektivs unter der Bedingung des hypnotisch eingeschränkten Bewußtseins.

Konstitutionelle Faktoren und die Erlernbarkeit des autogenen Trainings

Der Frage, ob es andere Prädiktoren gibt, die eine Aussage über die Erlernbarkeit des AT zulassen, ging bereits Schneider (1968) nach, wobei er ein bestimmtes Schreibdruckverhalten einer jeweiligen Konstitution des Probanden vergleichend gegenüberstellte. Hierzu machte er sich die von Steinwachs (1962) entwickelte Methode der „Schriftdruckkurvendiagnostik" zunutze, um zunächst einmal einen Einblick zu bekommen in die konstitutionell geformten Tonussteuerungsvorgänge auf somatischem und psychischem Gebiet. Die in Abb. 107 wiedergegebene Kurve stammt von einer männlichen Vp, die das AT rasch und ohne Schwierigkeiten erlernte, d. h. Schwere- und Wärmerealisation wurden erfolgreich am Ende der 5. Übungswoche erreicht. In der Schriftdruckkurve zeigt sich neben einer leicht verkürzten Schreibzeit im Vergleich zur Norm ein recht hohes Druckniveau sowie eine große Amplitudenbreite; konstitutionstypologisch wurde diese Versuchsperson als athletisch-leptosom eingestuft. Abb. 108 zeigt den Kurvenverlauf einer weiblichen Vp mit phasischer Gliederung durch Basisplateaus mittlerer Häufigkeit und

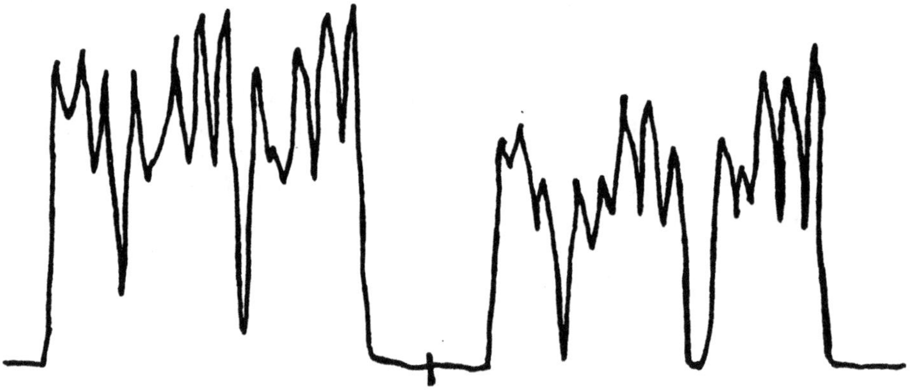

Abb. 107. Schriftdruckkurve einer männlichen Vp mit rascher Schwererealisation in der 1. Übungswoche

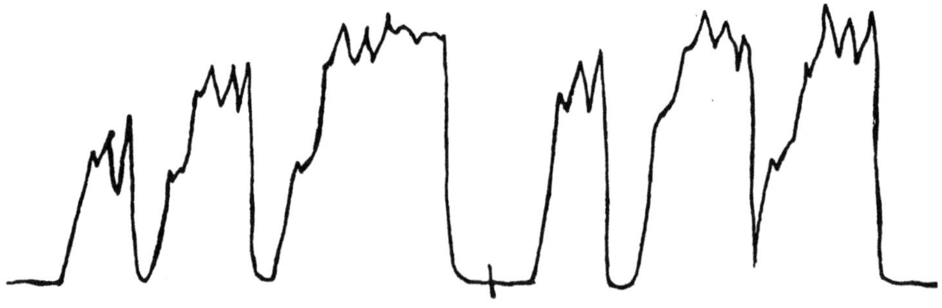

Abb. 108. Schriftdruckkurve einer weiblichen Vp mit raschem Übungserfolg während der ersten Trainingswochen

Gesamtlänge einhergehend mit Druckwerten, die im höheren Bereich liegen. Die Amplitudenbreite ist bedeutend geringer als bei der vorangehenden Abb. 107. Die Zahl der Kleinplateaus sowie der plateauähnlichen Bildungen ist leicht erhöht. Konstitutionstypisch wurde diese Person als leptosom-dysplastisch eingestuft, wenngleich athletische Komponenten auch vorhanden waren. Auch diese Vp hatte die Schwere- und Wärmegeneralisation nach der 5. Übungswoche erreicht. Schneider bezieht sich auf eine faktorenanalytische Untersuchung dieser von Steinwachs erstellten Schriftdruckkurve, welche 40 definierte Meßkriterien des methodenspezifischen Testworts „momom" umfaßt. In dieser Untersuchung hebt der Autor H. Hoffmann (1961) 3 Faktoren als bedeutsam hervor. Als Faktor I nennt er die Amplitude als Maß für die „Fähigkeit, Erregung abzureagieren". Eine sehr breite Amplitude ist hiernach Zeichen explosiver Entladung des individuellen Erregungspotentials (bzw. des inneren Reiz- oder Spannungszustands) und entspricht dem Steuerungspol der Enthemmung. Eine sehr schmale Amplitude ist dagegen dem gegensätzlichen Steuerungspol der Hemmung bzw. Stauung zugeordnet; das Erregungspotential kann schlecht oder nicht abreagiert werden. Den Faktor II, das Druckniveau, versteht Hoffmann als Indikator des Spannungsgrades, als den „Grad der Erregung, in der sich das Individuum befindet". Dieser Faktor steht in Beziehung zum „vegetativen, affektiven und intrapsychischen Tonus", wie Kretschmer es nannte. Einem Steuerungspol der Spannung (hohes Druckniveau) steht ein Pol der Entspannung (niedriges Druckniveau) gegenüber. Den Faktor III, die maximale Anstiegsdifferenz, kann man mit Hoffmann als die Fähigkeit zur „Aufnahme von Reizen und des Sichhineinsteigerns in die Spannung" verstehen. Auch hier gibt es 2 extreme Pole, nämlich einerseits die hohe Fähigkeit zur Aufladung mit Reizen bzw. Spannung (hohe maximale Anstiegsdifferenz) und andererseits die „Blockierung gegenüber der Reizsituation", die „Sperrung" des Individuums (kleine maximale Anstiegsdifferenz). Bezüglich der beiden gezeigten Kurven (Abb. 107 und 108) läßt sich in Anlehnung an die Darstellung von Hoffmann sagen, daß ein Druckniveau (Faktor II) im hohen Bereich für energiegeladene, gespannte, psychisch aktivierte Individuen spricht. Die Tendenz des ansteigenden Kurvenverlaufs besonders in der 2. Kurve, gekennzeichnet durch die Werte der Anstiegsdifferenz (Faktor III), zeigt die der Vp gegebene gute Fähigkeit zur Speicherung bzw. Aufladung von Reizen. Eine gute Fähigkeit, das hohe Aktivitätspotential zur Entladung zu bringen (Faktor I), kommt in den breiten Amplituden zum Ausdruck; dies ist besonders in der 1. Kurve deutlich zu erkennen.

In Abb. 109 ist der Kurvenverlauf einer weiteren männlichen Vp wiedergegeben, die das AT schnell und glatt erlernte; diese Kurve weist jedoch einige Besonderheiten auf. Es zeigt sich hier zunächst eine erhebliche Verlangsamung der Schreibzeit im Vergleich zur Norm. Der Kurvenverlauf ist 1phasig und basisparallel, d. h. er hat nur eine sehr geringe Anstiegstendenz. Das Druckniveau und die Amplitudenbreite sind niedriger als bei den anderen Mitgliedern der gleichen Untersuchungsgruppe. Neben häufigen Störengrammen in Form von Splitter- und Mittelzacken finden wir viele Kleinplateaus und plateauähnliche Bildungen. Besonders auffällig ist die große Anzahl der mächtig überhöhten Extrazacken. Kleinplateaubildungen wurden gehäuft bei solchen Versuchspersonen beobachtet, die zwar das AT schnell und gut erlernten, jedoch Nebenempfindungen unangenehmen Charakters bei der Schwererealisation angaben.

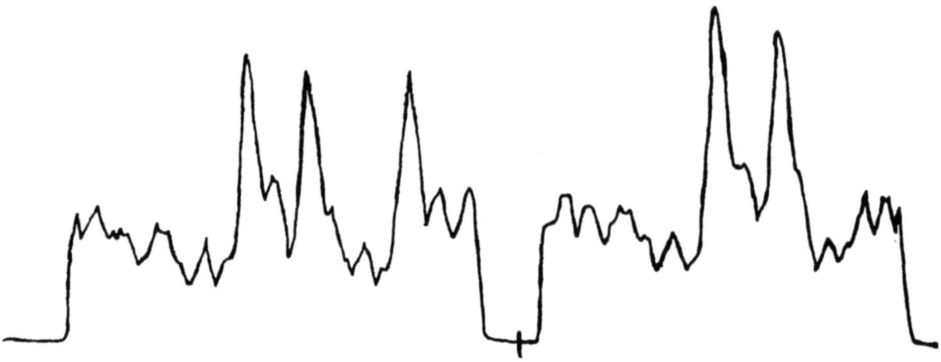

Abb. 109. Schriftdruckkurve einer männlichen Vp mit raschem Übungserfolg; beachte die erhebliche Verlangsamung der Schreibzeit

Aus dem Gesamtkollektiv von 58 Vpn, die sich einerseits der Schriftdruckkurvendiagnostik, andererseits einer Kontrollexploration unterzogen, konnten nach Erhalt von jeweils 20 Einzelkurven pro Vp 2 Untergruppen gebildet werden, welche der Autor (Schneider 1968) folgendermaßen beschreibt:

1. Frührealisierer mit vollständiger Generalisation (11 männliche und 5 weibliche Vpn),
2. Spätrealisierer mit unvollständiger Generalisation (8 männliche und 5 weibliche Vpn).

Vergleicht man im Einzelfall den Verlauf der Schriftdruckkurve aus dem 2. Kollektiv (Abb. 110), so fällt eine beträchtliche Schreibzeitverkürzung auf, dieses besonders nach Abzug der Basisplateaus, deren Länge und Anzahl die Norm deutlich überschreitet. Das Druckniveau ist sehr niedrig, die Amplitudenbreite schmal; die kleinen Werte der Anstiegsdifferenz führen zu einer basisparallelen Kurvenverlaufsform. Plateaubildungen sind häufig. Die Anzahl der Finalzacken ist sehr hoch, deren Überhöhung beträchtlich; Phasenfinalzacken mittlerer Überhöhung zeigen sich in mäßiger Anzahl. Ein solcher Kurvenverlauf ist häufig bei Personen mit zwanghaften Zügen zu finden, welche erfahrungsgemäß zu einem schleppenden Übungsverlauf beim AT neigen. Die Hemmungssymptomatik zeigt sich eindeutig in diesem Kurvenverlauf.

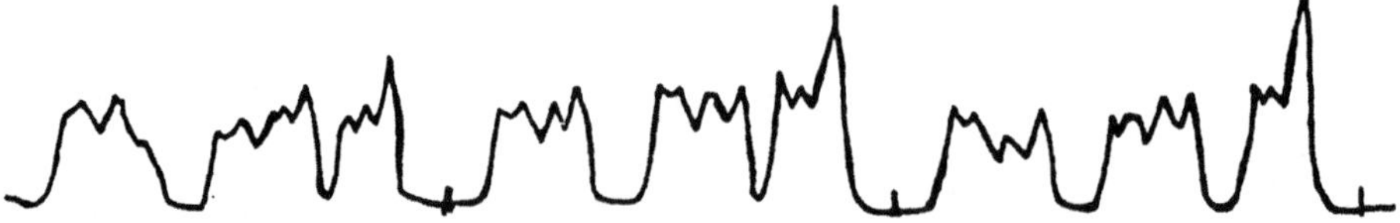

Abb. 110. Schriftdruckkurve einer weiblichen Vp mit schleppendem Übungserfolg während der ersten Trainingswochen; beachte die deutliche Verkürzung der Schreibzeit, das niedrige Druckniveau und die Einengung der Amplitudenbreite

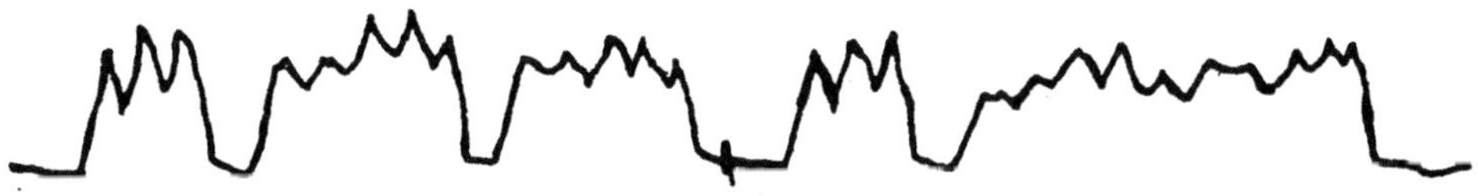

Abb. 111. Schriftdruckkurve einer weiblichen Vp mit schleppendem Übungserfolg während der ersten Trainingswochen; beachte das niedrige Druckniveau und die schmale Amplitudenbreite bei normaler Schreibzeit

Ähnlich verhält es sich bei der in Abb. 111 gezeigten Schriftdruckkurve einer weiteren weiblichen Vp. Bei niedrigem Druckniveau und schmaler Amplitude ist ein nahezu basisparalleler Kurvenverlauf zu finden. Die Zahl der Basisplateaus und deren Länge ist gering, steht jedoch jenseits der Norm. Finalzacken sind hier nicht zu sehen. Der Übungsverlauf beim AT war schleppend, die Schwererealisation erfolgte erst am Ende der 3. Übungswoche, die Schweregeneralisation erst nach 3 Monaten. Die Wärmegeneralisation war zum Untersuchungszeitpunkt noch nicht erreicht.

Eine Besonderheit stellt die Schriftdruckkurve dar, die in Abb. 112 wiedergegeben ist. Wir finden hier in übersteigertem Maße Zeichen, welche wir bei anderen Vpn mit schlechtem Übungsverlauf des AT vermissen. Dennoch handelt es sich hier um die Kurve einer weiblichen Vp, die zur Gruppe der Spätrealisierer mit unvollständiger Generalisation gehört. Bei den Kriterien des Druckniveaus stellen wir eine exzessive Überhöhung aller Werte fest. Diese überhöhten Druckwerte stellen besonders im Zusammenhang mit der relativ schmalen Amplitude Hinweise für ein sehr gespanntes Individuum dar.

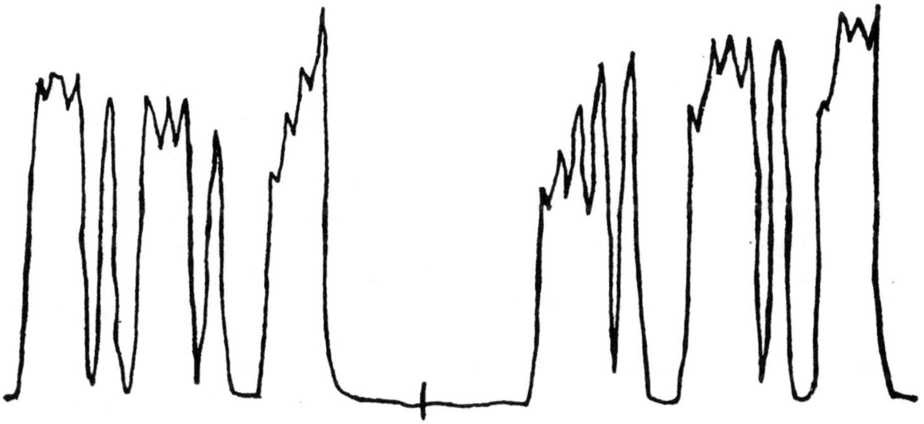

Abb. 112. Schriftdruckkurve einer weiblichen Vp mit schleppendem Übungserfolg und fehlender Wärmerealisation; beachte das überhöhte Druckniveau bei gleichzeitig erheblich geminderter Amplitudenbreite

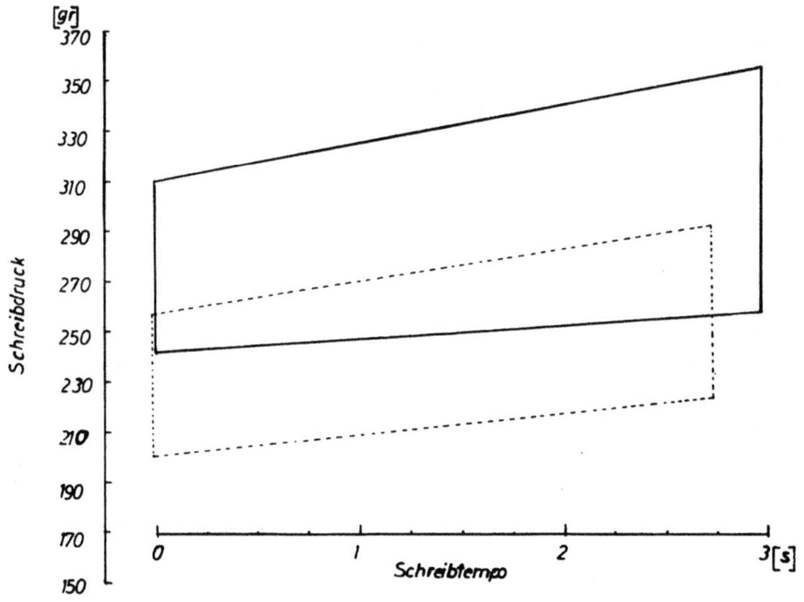

Abb. 113. Flächenhafte Darstellung des Verhältnisses zwischen Schreibdruck und Schreibtempo, ein Vergleich zwischen Frührealisierern (——) und Spätrealiserern (-----)

Betrachtet man lediglich den Schreibdruck und das Schreibtempo der beiden genannten Gruppen, so erhält man den in Abb. 113 graphisch dargestellten Befund, nach dem die Gruppe der Frührealisierer mit vollständiger Generalisation ein höheres Druckniveau bei vergleichsweise längerer Schreibzeit erkennen läßt, während die Gruppe der Spätrealisierer mit unvollständiger Generalisation sich durch ein niedrigeres Druckniveau und eine allerdings nur geringfügig kürzere Schreibzeit auszeichnet. Die geschlechtsspezifische Aufgliederung dieses Befunds bringt keine weiteren Erkenntnisse.

Die zur Untersuchung parallel laufende Exploration bezüglich des Trainingsverlaufs läßt erkennen, daß 65,4% der befragten 185 Vpn das Schwereerlebnis bereits im Anfang der 1. Übungswoche wahrnehmen. Lediglich 34,6%, also etwa ⅓ der Vpn, nehmen das Schweregefühl erst jenseits der 1. Woche wahr ($p \leq 0.01$). Weder Leistungssport noch gestörtes oder ungestörtes Schlafverhalten noch gute oder weniger gute Konzentrationsfähigkeit hatten einen Einfluß auf die Wahrnehmung des Schwereerlebnisses; gleiches gilt für die Selbstdarstellung der Probanden bezüglich des gelebten und erlebten Skeptizismus, des subjektiv empfundenen guten oder weniger guten Entspannungsvermögens und geschilderter Nervosität.

Die Arbeit zeigt, daß es bei Menschen mit einem hohen Muskelgrundtonus am Beginn der Schwererealisation zur Ausbildung eines deutlichen Kontrasterlebnisses zwischen den schon von der Schwereempfindung betroffenen Muskelpartien und den übrigen, noch angespannten Muskelregionen kommt; der höhere Grundtonus kann durch die Übung um ein entsprechend hohes Maß herabgesetzt werden. Eine übungsspezifische Tonussenkung der Muskulatur kann demgegenüber nur in geringem Maße erfolgen, sofern der muskuläre Grundtonus niedrig eingestellt ist, wie etwa bei Muskelschlaffen. Hier ist das Kontrasterlebnis so gering, daß es nur unerheblich oder überhaupt nicht empfunden werden kann; ein Schweregefühl wird somit nur wenig oder gar nicht erlebt. Entfällt ein solches Erlebnis, so wird die Fortsetzung der Autosuggestion infolge einer Hemmung der „Vitalzirkelbildung nach Schultz" bzw. der induktiven Tonussteuerung unterbrochen. Dies kann zu einem Mißerfolg beim Erlernen des AT führen.

Personen mit konstitutioneller Muskelschlaffheit, meist zur Gruppe der Astheniker gehörig, finden nach den Erfahrungen von Schultz nur schlecht zum Wärmeerlebnis; gleiches gilt für Vpn mit überhöhtem muskulärem Grundtonus, d. h. mit muskulären Verkrampfungen. Nach den hier mittels der Schriftdruckkurvendiagnostik erhobenen Befunden erlernen Menschen mit einem leicht erhöhten Muskelgrundtonus das AT am leichtesten; Menschen mit niedrigem Muskeltonus ebenso wie solche mit überhöhtem Muskeltonus kommen dagegen schlecht zu einer autogenen Entspannung. Bei ihnen ist der Übungsverlauf des AT schlecht oder schleppend.

Analog dem höheren Tonusniveau in der Schriftdruckkurve besitzen aber Vpn, die das AT gut erlernen, ein höheres intrapsychisches Tonusniveau, ein höheres Aktivitätspotential und eine höhere psychische Energieladung im Vergleich zu solchen, die es schlecht erlernen. Diese Feststellung mag insofern erstaunlich klingen, als man gemeinhin entspannungsfähige Personen für arm an Spannung und für psychisch wenig aktiviert hält.

Schneider zieht aus seiner Untersuchung mehrere Schlüsse:

1. Die allgemein übliche Vorstellung vom entspannungsfähigen als spannungsarm verstandenen Menschen in bezug auf das Erlernen des AT trifft nicht zu. Ein hierzu gut geeigneter Mensch ist vielmehr angespannt, wenn auch nicht überspannt. Im Vergleich zur Heterohypnose läßt sich sagen, daß Menschen, die gut in eine Heterohypnose zu führen sind, nicht in gleich guter Weise zum Erlernen einer autohypnoiden Technik, wie etwa dem AT, befähigt sein müssen. Immerhin war in der Gruppe der Frührealisierer bei 9 von 16 Vpn die durchgeführte gestufte Aktivhypnose nach der Selbsteinschätzung der Probanden schlecht oder nur mäßig gelungen, während in der Gruppe der Spätrealisierer in 3 von 13 Fällen von einer sehr gut gelungenen Ersthypnose gesprochen wurde.
2. Die Untersuchungen zeigen, daß nicht nur die Höhe des Aktivitätspotentials eines Menschen Einfluß auf die Erlernbarkeit des AT hat, sondern in ausgeprägtem Maße auch dessen Regulationen, wie sie als feinmotorische Tonusregulationen im Rahmen der Schriftdruckdiagnostik sichtbar und meßbar gemacht werden können. Die gute Fähigkeit zur Aufnahme von Reizen und Spannungen sowie die Möglichkeit, diese Spannungen in koordinierter Weise abzureagieren, spielen für die Erlernbarkeit des AT eine wesentliche Rolle. Hinsichtlich des letztgenannten Faktors kommen Vpn, welche das AT leicht erlernen, dem Schriftdruckkurvenverlauf reiner Pykniker, aber auch dem Leptosomer nahe; sie zeigen eine breite Amplitude, können also Erregungen leicht abreagieren.
3. Schließlich wirken persönlichkeitsspezifische Eigenschaften auf die Erlernbarkeit des AT ein. Explosive Reaktionen wie auch Faktoren der Adynamie, wie sie sich in der Schriftdruckkurve durch große Plateaulängen äußern, hemmen die Generalisation.

Zusammenfassend kann festgestellt werden, daß Persönlichkeiten, die unter höherer psychischer Aktivierung stehen und dabei sowohl zur Reizaufnahme als auch zur Entladung von Erregungen gut und koordiniert in der Lage sind, das AT besonders gut erlernen können. Schlechte Übungsverläufe sind dagegen bei geringem psychischen Aktivitätspotential, schlechter Fähigkeit zur Aufnahme von Reizen, gehemmter Erregungsentladung und Neigung zu explosiven Reaktionen anzutreffen. Überhöhtes Aktionspotential sowie übersteigerte Fähigkeit zum Abreagieren von Erregungen sind ebenfalls mit schlechtem Übungsverlauf beim AT verbunden.

Bedeutung von Übertragungsphänomenen beim Erlernen des autogenen Trainings

Neben den bereits besprochenen Faktoren, die das Erlernen und regelmäßige Praktizieren des AT beeinflussen können, müssen auch diejenigen erwähnt werden, die sich auf die Person des AT-Trainers beziehen und somit abhängig von Übertragungs- und Gegenübertragungsphänomenen sind, die sich unbewußtermaßen zwischen dem AT-Trainer und dem Lernenden auch in einer Gruppe entwickeln. Zum Verständnis einer hierzu entstandenen Arbeit von Kuchler (1978) muß vorausgesetzt werden, daß der Leser den Umgang mit psychoanalytischen Fachausdrücken beherrscht, diesen kritisch zu pflegen in der Lage ist und die begrenzte Sinnhaftigkeit jahrzehntealter pseudowissenschaftlicher Grundsatzdiskussionen erkannt hat. Unter dieser Vorgabe ist es möglich, den Widerstand als eine der 3 tragenden Säulen des psychoanalytischen Konzepts anzunehmen. Die beiden anderen Säulen sind das Unbewußte, welches als existent akzeptiert wird, sowie die Übertragung, die ebenfalls einen unbewußten Mechanismus darstellt. Das Phänomen des Widerstands ist zu verstehen als eine unbewußte Abwehrreaktion gegenüber einem in der Entwicklung begriffenen Prozeß psychischer Natur, oder anders gesagt, Widerstand ist die Folge der Erschütterung des psychischen Gefüges eines Menschen, welche als unangenehm und irritierend wahrgenommen wird und daher abgewehrt werden muß. Zu einer solchen Erschütterung kann es auch beim AT kommen, sobald sich beim Übenden und während der Übung eine Regression im psychoanalytischen Sinne vollzieht. Durch die Regression wird der Übende in die Lage versetzt, Inhalte aus seinem Unbewußten, welche er entweder vergessen oder verdrängt hat, wieder hochkommen zu lassen. Wird durch diesen Prozeß der Regression ein konfliktbeladener Erlebnisinhalt zu Bewußtsein gebracht, so kann diese Entwicklung die Grenze dessen überschreiten, was der Übende ertragen kann; so bleibt ihm keine andere Möglichkeit, als durch die Bildung eines Widerstands auf diesen Bewußtwerdungsprozeß zu reagieren. Diese Reaktion blockiert wiederum die Regressionsfähigkeit des Übenden und macht ihm somit konfliktbeladene Erlebnishalte noch weniger zugänglich.

Es ist dieses Phänomen der blockierten Regressionsfähigkeit, welches unter den Bedingungen eines AT-Kurses schon im frühesten Stadium zu einem Mißerfolg führen kann, der sich dann in vielgestaltiger Weise manifestiert. Am Beispiel von 20 Einzelfällen gelingt es Kuchler, situative oder biographische Erlebnisinhalte in Zusammenhang zu bringen mit dem aktuellen Mißerfolg im AT. Da wirkt z. B. der Versenkungszustand im AT passivierend und steht somit diametral entgegengesetzt dem Bedürfnis des Probanden nach körperlicher und geistiger Aktivität. Da wird die Situation in einem AT-Kurs einem Schülerdasein vergleichend gegenübergestellt, wo es um Leistungsdruck und Versagensangst geht; gut oder der Beste sein zu müssen, diese Vorbedingungen führen zu einem Mißerfolgserleben als Folge der Versagensangst und damit zu einem realen Mißerfolg beim Erlernen des AT. Da wird ein Schwindelgefühl, welches während der AT-Übung wahrgenommen wird, dem AT selbst angelastet und vielleicht sogar im Sinne einer autogenen Entladung nach Luthe (1965) abgetan, wobei der Proband übersieht, daß das im AT bewußt gewordene Schwindelgefühl Ausdruck des Ohnmachtsgefühls gegenüber seinen überstarken Eltern ist. Andere Widerstandsphänomene lassen sich an der Übertragungsbeziehung zum Kursleiter verdeutlichen; mal sind es die negativen Gefühle gegenüber dem eigenen Vater, die auf den Therapeuten übertragen werden, mal ist es die Ablehnung der eigenen überstrengen Mutter, die auf die Therapeutin übertragen wird, oder es sind die sexuellen Wünsche einer Patientin, die in Form einer ambivalenten Übertragung am männlichen Therapeuten festgemacht werden und auch gleichzeitig mit Schuldgefühlen besetzt sind.

Unwissenheit oder unrealistische Erwartungshaltungen gegenüber dem AT führen zu Mißerfolgen, weshalb eine der Situation angepaßte Aufklärung über Wesen und Inhalt sowie therapeutische Erfolgsmöglichkeiten des AT jedem Kurs vorangestellt werden sollten. Nach diesen mehr generellen Gesichtspunkten kann als Störfaktor oder Ursprung von Widerstandsphänomenen abnormes seelisches Grundverhalten angesehen werden, wie etwa eine zwanghafte Grundhaltung, Minderwertigkeitsgefühle, mangelndes Selbstwertgefühl oder niedriges Anspruchsverhalten. Auch ein überdurchschnittliches Maß an Suggestibilität kann bei einer entsprechenden Konstellation die Wahrnehmung der Versenkung mit dem angstbesetzten Gefühl zu sterben in Verbindung bringen und damit eine Blockierung hervorrufen. Der Verlust eines sekundären Krankheitsgewinns etwa durch das AT kann in nachvollziehbarer Weise zu einem Mißerfolg des AT führen. Aber auch die Unaufmerksamkeit eines Therapeuten gegenüber einem klassischen Ω-Typ (Fall 17 der Untersuchung) oder das Nichterkennen vorhandener Wiederholungszwänge (Fall 19) durch den Therapeuten können den Mißerfolg beim Erlernen des AT zu einem unlösbaren Problem machen.

Aus diesen Ansätzen heraus paßt das AT in das Gefüge der von Kretschmer und Langen (1977) entwickelten „zweigleisigen Psychotherapie", vorausgesetzt, daß der auf diesem Gebiet tätige Psychotherapeut oder klinische Psychologe eine solide psychoanalytische Ausbildung hat und hinreichende, praktische, gesprächstherapeutische Erfahrungen besitzt, die ihm den therapeutisch sinnvollen Umgang mit Widerstands- und Übertragungsphänomenen ermöglichen.

Bestimmende Faktoren für den Trainingserfolg in AT-Kursen an Volkshochschulen

Böhm (1978) unternahm in den Jahren 1972–1976 geradezu eine Pionierarbeit, indem sie versuchte, mittels eines eigens entworfenen Fragebogens eine Effizienzkontrolle des AT durchzuführen, welches im Gruppenrahmen an Volkshochschulen unterrichtet wurde. In sukzessiven Gruppen unterrichtete die Autorin zwischen 1972 und 1976 insgesamt 862 Personen, von denen schließlich 470 ausgefüllte und auswertbare Fragebögen vorlagen. Dieses Kollektiv von 470 Probanden bestand zu 72% aus Frauen mit einem Durchschnittsalter von 41 Jahren und zu 28% aus Männern mit einem Durchschnittsalter von 37 Jahren. Der jüngste Teilnehmer war 13 Jahre, der älteste 72 Jahre alt. Die Probanden im Alter zwischen 23 und 45 Jahren stellten mit 57% den größten Anteil des Kollektivs dar. Ein Unterschied zwischen Nichterwerbstätigen mit 44% und Erwerbstätigen mit 56% bestand nicht, Schüler waren mit 8% und Pensionäre und Lehrlinge mit 2% vertreten.

Auf die Frage, welche besonderen Beschwerden die Teilnehmer zum Erlernen des AT veranlaßt haben, gaben 36,6% psychische Gründe an; hiermit sind gemeint:

Angst, gesteigerte Aufregbarkeit, innere Spannungen, Verkrampfungen, das Nichtabschaltenkönnen, innere und allgemeine Unruhe, Depressivität, Unfähigkeit sich zu konzentrieren, gelegentlich auch mangelndes Selbstbewußtsein und mangelndes Selbstvertrauen sowie der Wunsch nach Selbstfindung. 22,8% gaben Schlafstörungen als Beweggrund an. Hier werden Ein- und Durchschlafstörungen beschrieben sowie ein mit der Schlafstörung zusammenhängender Medikamentenkonsum, von welchem sich zu entwöhnen offensichtlich Schwierigkeiten bereitet. 14,5% beschrieben allgemeine Störungen; hierbei sind psychovegetative Allgemeinstörungen gemeint, wie nervöse Verkrampfungen im Bauchraum, Nervosität und Herzbeschwerden, nervöse Magen-Darm-Beschwerden, ausgeprägte vegetative Störungen und Verkrampfungen in den Füßen bzw. Waden, krampfartige Leibschmerzen und klimakterische Beschwerden, Kreislaufstörungen und Atemnot bei Asthmaanfällen.

Interessant ist die Beantwortung der Frage, wer das AT zu erlernen empfohlen hat. 22,6% beziehen sich auf Informationen von Bekannten und Freunden, 16,9% auf Anregungen aus den Medien, wie Presse, Fernsehen und Rundfunk, gelegentlich auch Allgemeinliteratur; lediglich 13,4% waren von ihren Haus- oder Fachärzten zu einem Trainingskurs geschickt worden.

Nach Ablauf eines 7wöchigen Trainingskurses mit 1mal wöchentlich 90 min Kursdauer wurden die Teilnehmer zu ihrem Übungserfolg befragt. 78,9% gaben sehr gute bis gute Trainingserfolge an, 19,6% nur geringe Erfolge und 1,5% meinten, keine Wirkung festgestellt zu haben. Ähnlich wird die Frage nach der Dauer bis zum Eintritt des Schwere- und Wärmeerlebnisses beantwortet. Hier berichteten 72,2% über sofortigen, schnellen oder wechselnden Eintritt des Schwere- und Wärmeerlebnisses; weitere 11,3% hatten nach Ablauf von schätzungsweise 2 min die Generalisation von Schwere und Wärme erreicht. Keinen Erfolg meinten 7% zu haben. Bezüglich der erreichten inneren Ruhe oder allgemeinen Ruhigstellung berichteten 31,3% über eine allgemeine Ruhigstellung, 13,4% über eine Erholung, und 35,9% meinten, beides erreicht zu haben.

Bei der detaillierteren Beschreibung der Voraussetzungen eines Kurses hinsichtlich der Teilnehmer, der Teilnahme, der Umgebungsbedingungen und des Kursablaufs im einzelnen bezieht sich die Autorin zunächst auf schriftliche Mitteilungen von Schultz, der ausdrücklich darauf hinweist, „daß es sich [beim AT] um ein Trainingsverfahren, eine Art seelische Gymnastik für gesunde Menschen handelt, in keiner Weise aber um irgendein Heilverfahren". Dennoch oder gerade deshalb handelt es sich bei der Unterweisung im AT um ein Setting, welches besondere Anforderungen an den Versuchsleiter stellt. Nach Schultz soll dieser „auf dem Wege der Selbsttrainierung durch einen ausgebildeten Kollegen die Eigenart und Reichweite der Methode an sich selbst erfahren haben, so daß er dann in der Lage ist, sich wirklich völlig in das Arbeiten seiner Versuchspersonen einzufühlen, und ihnen jederzeit und in jeder Schwierigkeit Rat erteilen kann".

Bezüglich des Unterweisungsinhalts ist die vorliegende Arbeit deshalb hervorzuheben, weil sie den sicher nicht einfachen Versuch macht, die Grundstufe des AT nach Schultz in einen Teil I, die Grundübung, und einen Teil II, die Organübung, zu unterteilen. Hiermit setzt sie die wissenschaftliche Tradition von Kretschmer und Langen (1977) fort, die im Rahmen der Weiterentwicklung des AT hin zur gestuften Aktivhypnose diese Unterteilung zumindest anrieten. Es wird Bezug genommen auf die Erfahrungen von Schultz aus den 20er Jahren, „daß allein mit der Entspannung der Muskulatur und der Vasomotoren jederzeit völlig gefahrlos eine Versenkung darzustellen ist und damit die Grundlage für echtes, autosuggestives Arbeiten gegeben ist". Klinikerfahrungen haben gezeigt, „daß Patienten bei sechswöchigem Klinikaufenthalt sich die Schwere- und Wärmeübung erarbeiten können. Es sei damit eine sorgfältige Grundeinstellung erfolgt. Diese Grundstufe des Autogenen Trainings habe in einer hohen Zahl von Fällen einen guten, ausgleichenden Einfluß im Zusammenhang mit Bereichen, die erst später in das Autogene Training einbezogen werden". So wird auch Langen selbst mit einer Arbeit aus dem Jahre 1977 zitiert, in welcher er die Auffassung vertritt, daß diese Reduzierung auf das Grundprogramm von großem Vorteil ist, besonders wenn man das AT als psychohygienische Maßnahme breit einführen will. Dann würde seiner Erfahrung nach ein wesentlich größerer Prozentsatz von Übenden über längere Zeit auch wirklich bei der Übung bleiben.

Ungeachtet dessen stellt Böhm in der 8., 9. und 10. Übungsstunde die Organübungen vor, bemerkt aber hierzu:

> Während ich in den ersten Kursen zunächst die Herzübung machen ließ, konnte man immer wieder beobachten, daß besonders jüngere Teilnehmer bei der Herzübung über Beschleunigung der Herzschlagfolge mit Pulsieren im Halsgebiet, nächtliche Unruhe und gelegentlich auch über Kopfschmerzen klagten. Nach Voranstellen der 4. Übung vor die 3. wurden diesbezügliche Angaben deutlich weniger gemacht.

Weniger wissenschaftlich reflektiert werden dann auch die Bauch- und Kopfübung angeboten, die nach dem heutigen Stand unserer Kenntnis v.a. bei Ulkus- bzw. Migränepatienten nur mit äußerster Vorsicht und unter ärztlicher Aufsicht praktiziert werden sollten.

Bezugnehmend auf ihre praktischen Erfahrungen fährt die Autorin dann fort:

> Würde man von den Teilnehmern erwarten oder verlangen, daß sie in der verhältnismäßig kurzen Zeit alle besprochenen Organübungen nacheinander trainieren, stellte dieses vielfach eine Überforderung dar. Gelingt die Realisierung der einen oder anderen Organübung nicht, kann sich dieses bei entsprechender Persönlichkeitsstruktur störend auf den Ablauf der Übungen auswirken. Zu leicht kommt es dann zu Insuffizienzerlebnissen, die ein Resignieren zur Folge haben können. Es wird daher immer wieder hervorgehoben, daß jeder in völliger Gelassenheit ohne Leistungs- oder Erfolgsstreben die ihm zusagende Organübung anschließen könne. Folge davon ist erfahrungsgemäß, daß einige zunächst versuchen, die gesamte Konzentrationskette einzuüben, während andere berichten, sie würden die eine oder andere Übung fortlassen.

Mit dieser Arbeit wird erneut die strittige Frage aufgeworfen, ob sich das Einbeziehen der Organübungen in die Grundunterweisung des AT förderlich auf die Langzeitwirkung bei regelmäßiger Übungspraxis auswirkt. Allein die Tatsache, daß nur 54,5% der Unterwiesenen letztlich einen auswertbaren Fragebogen abgaben, könnte ein

Hinweis dafür sein, daß ein größerer Prozentsatz der Teilnehmer die 10. Kursstunde gar nicht mehr besucht hat. Ob es für die beschriebenen subjektiven Mißerfolge und Insuffizienzgefühle auch physiologische Indikatoren gibt, wird aus nachfolgenden Arbeiten zu entnehmen sein.

Schumann (1981) greift die Idee von Böhm aus dem Jahre 1978 auf, wonach das AT in der Gesundheitsvorsorge als Präventivmaßnahme eine wesentliche Rolle spielen kann. Die Eignung hierfür ergibt sich im wesentlichen aus den psychischen Veränderungen, die das Individuum bei konsequentem Training zu erreichen in der Lage ist. An erster Stelle sind hier zu nennen:

1. Die affektive Resonanzdämpfung als Grundphänomen der konzentrativen Selbstentspannung.
2. Der vertiefte Erholungseffekt als Folge der generalisierten psychovegetativen Umschaltung.
3. Die aus dem Erholungseffekt resultierende Verbesserung der Konzentrations- und Leistungsfähigkeit.
4. Die aus der Abstandsgewinnung resultierende Verbesserung der Selbstfindung und die damit verbundene Steigerung des Selbstwertgefühls.

Schumann bezieht sich auf die statistische Erkenntnis von Hoffmann (1961, 1971), Schrappe (1978) und anderen und geht der Frage nach, ob sich angesichts dieser positiven Perspektiven, die sich durch ein regelmäßiges Üben des AT ergeben, persönlichkeitsspezifische Unterschiede zwischen denjenigen erkennen lassen, die das AT regelmäßig praktizieren, und denjenigen, die nur unregelmäßig an den Unterweisungabenden teilnehmen und auch letztlich das AT über längere Zeit hin nicht regelmäßig weiterüben. Bevor das AT jedoch in den weiten Rahmen der Gesundheitsvorsorge eingearbeitet werden kann, scheint die Klärung der Sachverhalte wichtig, warum einige Teilnehmer einen Trainingserfolg zeigen, während andere wegen Ausbleiben der Trainingserfolge die Unterweisung vorzeitig abbrechen. Es bedarf keiner besonderen Betonung, daß der Erfolg oder Mißerfolg zu einem großen Teil von der Art und Weise der Unterweisung und dem Rahmen, in welchem diese stattfindet, der Gruppenstärke, der Zusammensetzung der Gruppe und auch vom Trainingsleiter abhängt, Faktoren, die bezüglich ihrer Auswirkungen nicht unbedingt von vornherein bestimmt werden können. Noch weniger beeinflußbar ist die Erwartungshaltung der Gruppenmitglieder, die häufig auf unzureichender bzw. falscher Vorinformation aufbaut. Ungeachtet dessen demonstriert Schumann in einer kurzen Literaturübersicht, daß i. allg. ein Drittel aller Gruppenmitglieder vorzeitig aussteigt oder unregelmäßig kommt. Offen bleibt die Frage, ob der ausbleibende Übungserfolg zum vorzeitigen Abbruch führt oder ob der vorzeitige Abbruch verständlicherweise den Mißerfolg nach sich zieht. Im Hinblick auf die Persönlichkeit der Trainingsfernbleiber und deren spezifische Eigenschaften kann man die Hypothese formulieren, daß besonders diejenigen Personen das AT aufgeben, die als „AT-Refraktäre" keinen Übungserfolg verspüren, weil für sie aufgrund ihrer Persönlichkeitseigenschaften die Vermittlung des AT im Gruppenrahmen ungeeignet ist. Bezüglich der Frage, ob sich die Trainingsfernbleiber hinsichtlich ihrer Persönlichkeitseigenschaften von den regelmäßig Trainierenden signifikant unterscheiden, wird besonderes Augenmerk auf die Subskalen des Freiburger Persönlichkeitsinventars (FPI) 1 = Nervosität, 8 = Gehemmtheit, E = Extraversion und N = Emotionalität gerichtet. Die dazugehörigen FPI-Fragebögen wurden in der 1. Stunde ausgeteilt und ausgefüllt. Zusätzlich wurde über die Dauer von 10 Unterweisungswochen, d.h. 10 Kursstunden im Abstand von 1 Woche, die Anwesenheit von insgesamt 267 Teilnehmern in 13 verschiedenen Anfängerkursen dokumentiert. Die Unterweisung im AT beschränkte sich zunächst auf die Grundübung, d.h. das Einstellen von generalisierter Ruhe, Schwere und Wärme; die vegetativen Übungen (Atem-, Herz-, Bauch- und Kopfübung) wurden nur vorgestellt, so auch die Möglichkeit des Gebrauchs von wandspruchartigen Leitsätzen. Zusätzlich zum FPI-Fragebogen wurden 2 frei zu beantwortende Fragen gestellt, nämlich die nach der Motivation für das Erlernen des AT und die nach der Veranlassung zum Besuch eines Volkshochschulkurses.

Von den insgesamt 267 in die Untersuchung einbezogenen Teilnehmern gaben 246 Personen einen auswertbaren Fragebogen zurück, das sind 92%. Von diesen 246 Personen waren 66,3% männlichen und 33,7% weiblichen Geschlechts. Die altersmäßige Verteilung läßt erkennen, daß ⅔ der Besucher im Alter zwischen 21 und 40 Jahren waren. Vom Gesamtkollektiv gaben 46,1% an, Beamte oder Angestellte zu sein, 28,6% waren Hausfrauen und 12,7% Freiberufliche oder Beamte im gehobenen Dienst. Der Anteil der Rentner und Pensionäre betrug 0,8%.

Die Frage, von wem die Anregung zur Teilnahme an einem Volkshochschulkurs gekommen war, beantworteten insgesamt 175 Teilnehmer. Hierbei bezogen sich 42,3% auf das Programmheft der Volkshochschule, 25,7% auf Informationen und Empfehlungen von Bekannten und Verwandten; lediglich 17,2% waren von ihren Ärzten zur Teilnahme an einem AT-Kurs angehalten worden. Die Medien waren nur mit 11,4% repräsentiert.

Die Frage nach den persönlichen Beweggründen beantworteten 189 Kursteilnehmer. Von ihnen gaben 54,5% Beschwerden körperlicher und psychischer Art an; 35,5% betrachteten das AT als Maßnahme der Gesundheitsvorsorge und 18,5% gaben persönliches Interesse bzw. Neugierde an.

Bezogen auf alle 13 Anfängerkurse ergab sich insgesamt eine Trainingsfernbleiberrate von im Mittel 35,5%. Allerdings gab es Kurse, in denen die Rate nur 4,3 bzw. 7,4% betrug, in anderen erreichte sie ein Maximum von 65,2 bzw. 66,7%. Bemerkenswert ist in diesem Zusammenhang, daß offensichtlich keine Beziehung besteht zwischen der Größe eines Kurses und dem Anteil der Fernbleiber und daß auch die Örtlichkeit oder der Einzugsbereich keine Rolle spielen, gewiß aber die sog. Trainervariable. Die geschlechtsspezifischen Unterschiede zwischen den regelmäßig Trainierenden und den Trainingsfernbleibern waren statistisch nicht signifikant; auch bestand kein Zusammenhang zwischen dem Alter der Teilnehmer und der Regelmäßigkeit bzw. Unregelmäßigkeit der Teilnahme; gleiches gilt für den sozioökonomischen Status der Teilnehmer.

Die genannten FPI-Subskalen wurden mittels des χ^2-Tests auf statistische Signifikanz zwischen den beiden Teilkollektiven überprüft. Zwischen der Gruppe der Trainingsfernbleiber und der Gruppe der regelmäßig Trainierenden bestanden keine statistisch signifikanten Unterschiede bezüglich des Persönlichkeitsmerkmals Nervosität. Gleiches gilt für die Subskalen Gehemmtheit und emotionale Labilität. Ein signifikanter Unterschied ergab sich allerdings für die Subskala Extraversion. Unter den Trainingsfernbleibern fanden sich häufiger „extravertierte“ Personen, während in der Gruppe der regelmäßig Trainierenden die eher „introvertierten“ Personen überdurchschnittlich häufig repräsentiert waren ($p < 0.01$). Betrachtet man diesen

Befund unter besonderer Berücksichtigung der einzelnen Kurse und der jeweiligen Übungsleiter, so wird deutlich, wie sehr die Höhe des Fernbleibens (bis zu 66%) davon abhängt, von welchem Übungsleiter der Kurs geleitet wurde. Außerdem ist die Zahl der Trainingsfernbleiber innerhalb der Kurse, die von dem gleichen Leiter unterrichtet werden, relativ konstant. Daraus ist zu schließen, daß der Einfluß des Übungsleiters bezüglich der Höhe des Fernbleibens größer ist als derjenige der Gruppenstärke, der Lokalität bzw. des örtlichen Einzugsbereichs. Der Verfasser meint hierzu, daß es sich möglicherweise um einen Interaktionseffekt zwischen dem Kursleiter und den Trainingsfernbleibern handelt. Die Wechselwirkung zwischen Kursleiter und Persönlichkeitsdimension Extraversion, d.h. Trainingsfernbleiber, läßt sich am ehesten dahingehend interpretieren, daß extravertierte Personen durch entsprechendes Verhalten des Kursleiters weniger zu einer regelmäßigen Teilnahme ermuntert werden bzw. eher davon abgehalten werden.

Die aus dieser Erkenntnis zu ziehende und für die Praxis relevante Schlußfolgerung ist, daß der Kursleiter sich seiner Gegenübertragung in der verbalen und nonverbalen Kommunikation mit einer Gruppe als ganzer und den Gruppenteilnehmern im einzelnen so bewußt wie möglich sein muß, um jedem einzelnen Teilnehmer auf diese Weise von seiner Seite aus die optimalen Voraussetzungen für das erfolgreiche Erlernen des AT zu schaffen.

Persönlichkeitsspezifische Faktoren beim Erfolg im autogenen Training

Die Indikationsstellung zum Erlernen des AT scheint von persönlichkeitsspezifischen, aber auch epidemiologischen Komponenten beeinflußt zu werden. Im vorliegenden Zyklus stellt demzufolge eine Arbeit von Schrappe (1978) eine testpsychologische Studie dar, die gleichzeitig eine Verlaufskontrolle über 112 Teilnehmer an einem 10wöchigen Unterweisungskurs im AT an 7 Volkhochschulen des Rhein-Main-Gebietes beinhaltet. Von den ursprünglich 112 Teilnehmern konnten 71 nachuntersucht werden, d.h. es gab 41 Drop-outs. Das verbleibende Experimentalkollektiv umfaßte 62% Frauen und 38% Männer, das mittlere Alter betrug 34,7 Jahre. Zwischen diesem Experimentalkollektiv und der Gruppe der Drop-outs bestanden weder geschlechtsspezifische noch altersspezifische Unterschiede. Als Kontrollgruppe diente ein Kollektiv von 40 Teilnehmern eines Schulungskurses der Industrie- und Handelskammer, das sich während des gleichen Beobachtungszeitraums an der testpsychologischen Untersuchung beteiligte. Der Anteil der Frauen in diesem Kollektiv betrug 35%, derjenige der Männer 65%; das mittlere Alter betrug 32,3 Jahre. Als testpsychologische Meßinstrumente dienten das FPI und die Eigenschaftswörterliste (EWL). Aus der Sicht des Untersuchers werden durch das FPI „mehr statische Persönlichkeitsfaktoren“ erfaßt, während die EWL „mehr dynamische Befindlichkeitsänderungen“ diagnostizieren läßt. Dies hat zur Folge, daß bei der Verlaufskontrolle lediglich die EWL untersucht wird, da Schrappe offensichtlich von der Annahme ausging, daß das FPI in der Folge eines regelmäßig eingeübten und schließlich praktizierten AT keine Veränderungen der statischen Persönlichkeitsfaktoren erkennen ließe.

Abbildung 114 stellt die Ausgangswerte der EWL für die 3 Teilkollektive dar. Im einzelnen handelt es sich um die AT-Gruppe (n = 70), die Kontrollgruppe (n = 40)

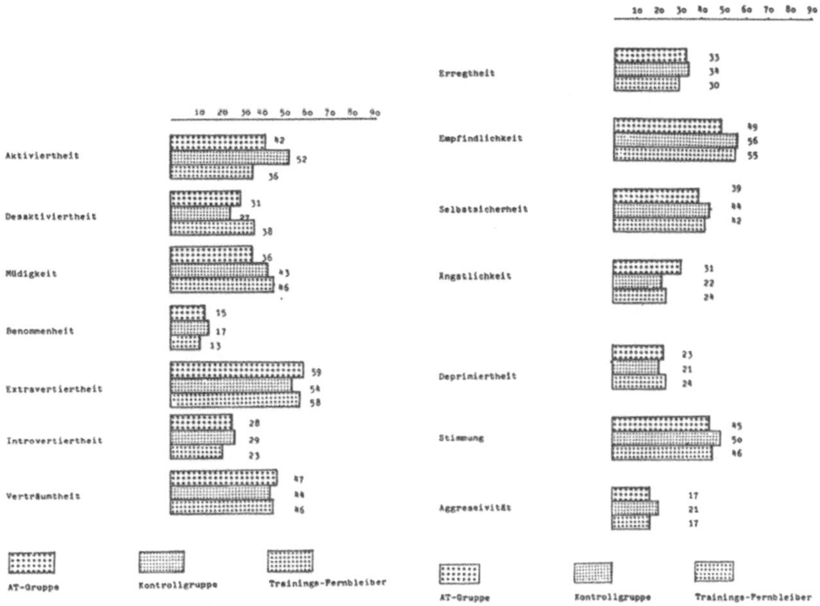

Abb. 114. Vergleich der Befindlichkeiten (EWL) der AT-Gruppe (n = 70), der Kontrollgruppe (n = 40) und der Trainingsfernbleiber (n = 41) zu Beginn der Untersuchung (retrospektive Darstellung)

sowie die Gruppe der Trainingsfernbleiber (n = 41). Die statistische Überprüfung der Ausgangswerte für alle 3 Teilkollektive ergab, daß sich diese innerhalb der jeweiligen Subskalen statistisch nicht voneinander unterschieden ($p > 0.05$).

Aus den vorliegenden Daten wurde die nachfolgende Darstellung reproduziert (Abb. 115). Sie zeigt die EWL-Befunde der Ausgangslage und der Nachuntersuchung für die Kontrollgruppe (n = 40); mittelwertsstatistisch sind signifikante Unterschiede nur für die Subskalen Aktiviertheit, Desaktiviertheit und Empfindlichkeit zu beobachten. Die übrigen Subskalen weisen keine intragruppalen Unterschiede auf. Im einzelnen ist festzustellen, daß die Desaktiviertheit des Kontrollkollektivs innerhalb des Beobachtungszeitraums von 10 Wochen zugenommen hat, die Aktiviertheit und die Empfindlichkeit abgenommen haben. Vom Ansatz her erlaubt diese Veränderung die globale Beurteilung, daß der Schulungskurs der Industrie- und Handelskammer einen negativen Einfluß auf die Befindlichkeit des Kontrollkollektivs hatte.

Ganz anders verhält es sich bei der AT-Gruppe. Im Hinblick auf die 3 vorgenannten Subskalen sind hier entgegengesetzte Veränderungen im intragruppalen Vergleich zu beobachten (Abb. 116); die Aktiviertheit des Kollektivs hat zugenommen, die Desaktiviertheit hat abgenommen und die Empfindlichkeit erreicht einen Normwert.

In einem faktorenanalytischen Ansatz überprüfte Schrappe den Einfluß des AT auf das Befinden und die Beziehungen der Veränderungen einer Subskala zu Veränderungen anderer. Wenngleich dies nicht im einzelnen hier wiederholt werden soll,

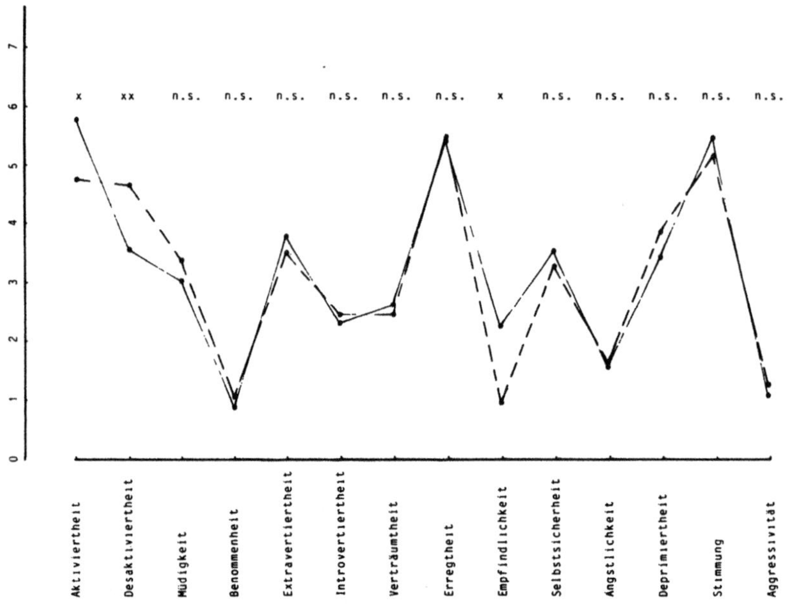

Abb. 115. Befindlichkeiten in der Kontrollgruppe (n = 40) vor (●——●) und nach (•---•) einem 10wöchigen Schulungskurs der Industrie- und Handelskammer (Reproduktion)

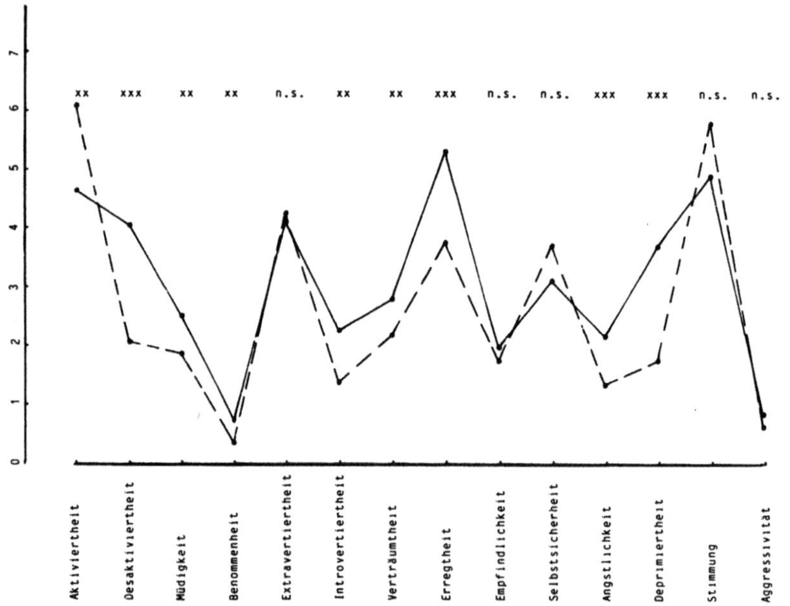

Abb. 116. Befindlichkeiten in der AT-Gruppe (n = 70) vor (●——●) und nach (•---•) einer 10wöchigen Unterweisung im AT (Reproduktion)

erscheint es doch sinnvoll und gerechtfertigt, exemplarisch auf einzelne solcher Zusammenhänge hinzuweisen, sofern sie bei einem Signifikanzniveau von $p < 0.01$ liegen. So korreliert die Abnahme der Ängstlichkeit mit einer Abnahme der Introvertiertheit, Erregtheit, Empfindlichkeit und Deprimiertheit sowie mit einer Zunahme der Selbstsicherheit und Besserung der Stimmung. Ebenso entspricht die verminderte Deprimiertheit einer geringeren Desaktiviertheit, Müdigkeit, Benommenheit, Introvertiertheit, Empfindlichkeit und Ängstlichkeit sowie einer vermehrten Extravertiertheit und Selbstsicherheit. Und schließlich korreliert die Abnahme der Müdigkeit mit einer Abnahme der Desaktiviertheit, Introvertiertheit und Deprimiertheit sowie mit einer Zunahme der Aktiviertheit, Extravertiertheit und Besserung der Stimmung.

Im weiteren Verlauf der Arbeit werden nun statische Persönlichkeitsfaktoren der FPI-Eingangsuntersuchung und Veränderungen der Befindlichkeit aus der EWL-Nachuntersuchung einander vergleichend gegenübergestellt und auf signifikante Unterschiede geprüft. Diese Maßnahme mag aus der Kenntnis der damaligen Zeit erklärlich sein, sie ist jedoch nach unserem heutigen Wissensstand schon alleine deshalb nicht mehr zulässig, weil auch das FPI je nach Ausgangslage unter den Bedingungen des AT statistisch signifikante Unterschiede aufweisen kann. Dennoch sollen die Indikationen und Kontraindikationen erwähnt werden, die sich nach Angabe des Autors aus seiner testpsychologischen Verlaufsuntersuchung ergeben. Als Indikationen lassen sich ableiten:

1. Alle Störungen und Krankheiten, die mit einer vegetativen Dysregulation einhergehen (Kopfschmerzen, Schwindelgefühle, Störungen von Sekretion und Motilität des Magen-Darm-Kanals, vermehrtes Schwitzen, Dermographismus ruber, erhöhte Muskelerregbarkeit, wechselnde Pulszahl, feines Zittern der Hände als Folge einer dienzephalen Regulationsstörung bei vegetativ Stigmatisierten);
2. länger anhaltende funktionelle Motilitätsstörungen;
3. psychosomatische Krankheiten mit der typischen Kombination von vegetativer Beteiligung, Bedeutung von Schicksalssituationen und zwanghafter Persönlichkeitsstruktur;
4. die meisten seelischen Störungen.

Als Kontraindikationen werden genannt:

a) Absolute Kontraindikationen
   1. beginnende endogene Psychosen aus dem schizophrenen Formenkreis,
   2. endogen-gehemmte Depressionen,
   3. maligne Zwangssyndrome,
   4. dekompensiertes Vitium cordis,
b) Relative Kontraindikationen
   1. mäßig ausgeprägte oder larvierte Depressionen,
   2. leichtere Zwangssyndrome,
   3. hysterisch-abnorme Persönlichkeiten.

Diese mehr globalen Ausführungen sind nachfolgend bezüglich spezieller Fragestellungen im einzelnen dargestellt, wobei die hier verwendete Terminologie aus der heutigen Sicht mit Vorbehalten zu handhaben ist. All diesem ungeachtet ist bemerkenswert, daß bereits Mitte der 70er Jahre bezüglich der Anwendbarkeit des AT die

Erkenntnis gereift war, daß es sich bei diesem übenden Verfahren um ein Adjuvanstherapeutikum handelt und keineswegs um ein Allheilmittel, welches, einem Placebo gleich, unreflektiert jedem verabfolgt werden kann.

Der Erfolg beim Erlernen des AT wie auch der Effekt der längerfristigen Selbsttherapie ist, da es sich um ein übendes Verfahren handelt, von der inneren Bereitschaft zur Regelmäßigkeit der Übung und der Motivationslage des Übenden abhängig. Wie häufig und wie intensiv die Grundübung mit der Generalisation von Ruhe, Schwere und Wärme von einzelnen Probanden erlebt wird, ist abhängig von seinem Trainingsstand, seiner augenblicklichen Verfassung und seiner Einstellung zum AT allgemein. Darüber hinaus – und das zeigt die Studie in eindrucksvoller Weise – finden Veränderungen in der Befindlichkeit statt, die, soweit es das Experimentalkollektiv der vorliegenden Studie betrifft, von jedem einzelnen und von der Gruppe als ganzer nicht bewußt herbeigeführt wurden. Das bedeutet, daß das AT neben seiner psychophysischen Stabilisierung und der damit verbundenen positiven Beeinflussung des vegetativen Nervensystems auch charakterologische Korrekturen zu iniziieren in der Lage ist, die zusammen mit der Verwendung von formelhaften Vorsätzen nach Schultz oder wandspruchartigen Leitsätzen nach Langen eine neue Einheit auf einem höheren Therapieniveau im Rahmen der Selbsthilfe bilden können.

Eine mehr formale Besonderheit der Arbeit von Schrappe besteht darin, daß diese ursprünglich als „Tandemdissertation“ geplant und ausgelegt war. Leider sind die Befunde von K. Werner nie in vollem Umfange zur Niederschrift gelangt, sondern teilweise in Schrappes Arbeit enthalten. So stellen die beiden Arbeiten von Schuth und Habersetzer, die in den Jahren 1977 und 1978 vorgelegt wurden, das erste reale Beispiel einer solchen „Tandemdissertation“ dar.

Prädiktoren und Indikatoren für das autogene Training

Bei der Untersuchung physiologischer und psychischer Korrelate des AT und ihrer Beziehungen zur sensorischen Suggestibilität geht Hense-Krein (1981) der kritisch gestellten Frage nach, ob der Begriff der „konzentrativen Selbstentspannung“, der inhaltlich das Wesen des AT beschreibt, in diesem Zusammenhang überhaupt gerechtfertigt ist. Im engeren Sinn will die Autorin den Beweis dafür erbringen, daß das AT mit Suggestion nichts zu tun hat. Da in der Fragestellung eine physiologische und eine psychologische Thematik zum Ausdruck kommt, ergaben sich hieraus folgende Fragenkomplexe:

1. Welchen Einfluß hat das AT auf physiologische Prozesse, speziell solche, die auf akute Streßreize empfindlich und zuverlässig ansprechen, wie die Änderung der Hautleitfähigkeit und der Fingerpulsamplitude?
2. Welchen Einfluß hat das AT auf das aktuelle Befinden sowie auf die subjektiv empfundenen psychosomatischen Beschwerden?
3. Gibt es eine Beziehung zwischen sensorischer Suggestibilität und dem Erfolg beim AT bzw. den Änderungen der AT-Kontrolle im physiologischen Bereich?

An der Untersuchung nahmen 72 Medizinstudenten teil, die zu ⅔ einer AT-Gruppe und zu ⅓ einer Kontrollgruppe angehörten. Von den 48 Teilnehmern der AT-Gruppe waren 25 männlichen und 23 weiblichen Geschlechts, in der 24köpfigen Kontrollgruppe befanden sich nur männliche Probanden. Die 48 Versuchspersonen der AT-Gruppe erlernten in einem Zeitraum von 8 Wochen in 1mal wöchentlich stattfindenden Kursen die Grundstufe des AT, d. h. lediglich die Generalisation des Ruhe-, Schwere- und Wärmegefühls ohne Organübungen. Nach dem Modell von Gheorghiu et al. (1972) wurde die sensorische Suggestibilität mittels eines taktilen, eines auditiven und eines visuellen Versuchsmodells im Wiederholungsexperiment ($n = 24$) ermittelt. Die Registrierung des galvanischen Hautwiderstands erfolgte mittels entsprechender Elektroden, die an der Volarseite der distalen Phalange des 2. und 4. Fingers der linken Hand angebracht waren. Bei der Messung dieser physiologischen Parameter ging es nicht darum, die Änderung derselben zu erfassen, sondern vielmehr die Häufigkeit der spontanen Fluktuationen als Hinweis auf die Änderung der Aktivitätsspannung im zentralen Nervensystem bzw. die Reduktion dieser Spontanschwankungen unter den Bedingungen des AT zu messen. Die Registrierung des Fingerpulses erfolgte an der Endphalange des rechten Mittelfingers mit dem Thumpi-Meßfühler, eine Meßmethode, die das Meßergebnis durch Pulsfrequenz- und Geschwindigkeitsänderungen während des Meßvorgangs unbeeinflußt läßt.

An testpsychologischen Instrumenten kamen zur Anwendung:

1. Das FPI zur Erfassung konstanter Persönlichkeitsmerkmale,
2. die EWL zur quantitativen Beschreibung des momentanen Befindens,
3. ein Fragebogen zum habituellen Schlafverhalten,
4. eine mehrdimensionale körperliche Symptomliste (MKSL),
5. ein speziell entworfener Fragebogen zum AT zur Erfassung von Erfolgen und Störungen beim Erlernen desselben.

Die statistische Auswertung der erhobenen Daten erfolgte mittels der einfachen bzw. 2faktoriellen Varianzanalyse, mittels des T-Tests für unverbundene bzw. für verbundene Stichproben, mittels des χ^2-Tests und einer Korrelationsberechnung.

Altersmäßige Unterschiede zwischen den beiden Kollektiven bestanden nicht; die Tatsache jedoch, daß sich im Kontrollkollektiv ausschließlich männliche Probanden befanden, läßt einen geschlechtsspezifischen Unterschied auf dem 5%-Niveau signifikant werden. Da an der Untersuchung 2 verschiedene Versuchsleiter teilnahmen, war zu überprüfen, ob sich diese Variable meßbar niederschlägt. Es zeigt sich, daß weder in der Kontrollgruppe noch in der AT-Gruppe signifikante Unterschiede zwischen den Versuchsleitern bezogen auf Suggestibilität, Fingerpulsamplitude oder Hautwiderstandsfluktuationen bestanden. Auch die Suggestibilitätsrate der beiden Kollektive untereinander war nicht signifikant unterschieden. Die Korrelation zwischen Geschlecht und Suggestibilität ergab in der AT-Gruppe einen Koeffizienten von $r = + 0{,}3$ ($p < 0.05$); dieser Befund könnte als Hinweis dafür gewertet werden, daß Frauen suggestibler sind; es muß jedoch darauf hingewiesen werden, daß sich in der Kontrollgruppe keine weiblichen Probandinnen befanden, so daß ein solcher intergruppaler Vergleich wenig sinnvoll ist. Die FPI-Werte lassen im intergruppalen Vergleich lediglich für die Subskala 9 „Offenheit" einen Unterschied auf dem 5%-Niveau erkennen, wonach die Teilnehmer der AT-Gruppe „offener" sind als diejenigen der Kontrollgruppe. Im übrigen sind die beiden Kollektive nach den Ausgangswerten durchaus vergleichbar.

Ein Vergleich der Messung vor Erlernen des AT und nach Ende des 8wöchigen Unterweisungskurses läßt erkennen, daß zwischen AT- und Kontrollgruppe ein auf dem 5%-Niveau signifikanter Unterschied bezüglich der Änderung der Fingerpulsamplitude besteht. Die Zunahme dieser Pulsamplitude ist ein Indikator dafür, daß die AT-Gruppe eine größere Entspannung erreicht hat. Die Änderung der Spontanschwankungen des galvanischen Hautwiderstands ergab nach varianzanalytischer Auswertung einen auf dem 5%-Niveau signifikanten Nachweis für die Auswirkung der Entspannungsinstruktion insgesamt. Darüber hinaus war zu erkennen, daß sich die Teilnehmer der Kontrollgruppe zu Versuchsbeginn auf dem 1%-Niveau signifikant schlechter entspannen konnten als die Teilnehmer der prospektiven AT-Gruppe. Nach Erlernen des AT bestanden zwischen den beiden Kollektiven und dem meßbaren Entspannungseffekt jedoch keine intergruppalen Unterschiede mehr. Dieser überraschende Befund wird erst an anderer Stelle nachvollziehbar, als nämlich erklärt wird, daß der Zeitpunkt der Wiederholungsmessung für die Beteiligten beider Kollektive mit dem Semesterschluß und dem damit verbundenen Klausurstreß zusammenfällt; außerdem erhielten die Teilnehmer der Kontrollgruppe nur dann ihren Semesterschein, wenn eine entsprechende Bestätigung vorgelegen hatte, daß die Probanden die beiden Untersuchungstermine wahrgenommen hatten.

Bezüglich der testpsychologischen Instrumente ließ die EWL-Skala lediglich bei der Subskala „Verträumtheit" einen signifikanten Unterschied beim intergruppalen Vergleich erkennen, insofern als die Teilnehmer der AT-Gruppe vor Erlernen desselben wie auch danach „verträumter" sind als die Teilnehmer der Kontrollgruppe. Bei den übrigen testpsychologischen Untersuchungen ließen sich lediglich geringfügige Tendenzen erkennen, die allerdings nicht statistisches Ausmaß erreichten. Auch die Zusammenhangsuntersuchungen bezüglich Suggestibilität und Lernerfolg beim AT bzw. Suggestibilität und Änderung physiologischer Parameter lassen keine eindeutigen Hinweise für solche Zusammenhänge erkennen. Allerdings zeigt die Verlaufskontrolle in der EWL-Skala, daß die suggestibleren Versuchspersonen der AT-Gruppe eher dazu tendieren, bei der Zweitmessung mit einer Abnahme der Desaktiviertheit, Empfindlichkeit und Verträumtheit aufzuwarten; dieses könnte ein Zeichen dafür sein, daß sie eher an eine stimmungs- und antriebsverbessernde Wirkung des AT glauben. So konnte zwar ein direkter Zusammenhang zwischen Suggestibilität und AT nicht nachgewiesen werden; jedoch waren suggestiblere Personen zu Beginn des Kurses physiologisch entspannter, aber im psychischen Bereich selbstunsicherer und empfindlicher; sie beschrieben sich als vegetativ störbar und neigten zu Kälteempfindungen. Nach Kursende dagegen fühlten sie sich weniger desaktiviert, weniger empfindlich und weniger verträumt als nicht suggestible Personen und maßen den emotionalen Begleitphänomenen des AT mehr Bedeutung zu.

In Anlehnung an diese Vorbefunde geht v. Wietersheim (1981) der Frage nach, ob es überhaupt Indikatoren und/oder Prädiktoren für das AT gibt.

Die untersuchte Probandengruppe umfaßte 25 männliche und 23 weibliche Studenten im Alter zwischen 16 und 35 Jahren, die im Rahmen eines AT-Kurses die Fähigkeit zur generalisierten Einstellung von Ruhe, Schwere und Wärme erworben hatten. Als Handikap für die an der Untersuchung teilnehmenden Studenten war vereinbart worden, daß der Erhalt eines Semesterscheins von der regelmäßigen Teilnahme an dem AT-Kurs wie auch an den dazugehörigen Untersuchungen abhängig sei.

In Erweiterung vorgenannter Kenntnisse lautete die Fragestellung im einzelnen:

1. Indikatoren für das AT
   a) Welchen Einfluß hat die Fähigkeit zum Erlernen des AT auf Empfindlichkeit und subjektive Beschwerden?
   b) Zeigen sich Unterschiede zwischen guten und schlechten Realisierern des AT hinsichtlich der physiologischen Messungen (Fingerpuls, Hautwiderstand)?
2. Prädiktoren für das AT
   a) Haben Vpn mit einem hohen Suggestibilitätsscore bessere Erfolge beim Erlernen des AT, und inwieweit kann ein diesbezüglicher Zusammenhang beeinflußt sein durch Beziehungen zwischen Suggestibilität, Geschlecht und anderen habituellen Persönlichkeitsmerkmalen?
   b) Ist der Einfluß einzelner zugrundeliegender Persönlichkeitsfaktoren auf den Erfolg beim Erlernen des AT ersichtlich?
   c) Inwieweit zeigt das Ausmaß der Befindlichkeit und der subjektiven Beschwerden einen Einfluß auf die Erlernbarkeit des AT?

Mittels der bereits weiter oben erwähnten Versuchsreihe nach Gheorghiu wurde in wiederholten taktilen, auditiven und visuellen Experimenten die Suggestibilität der Probanden getestet und hiernach das Kollektiv in ein sog. hochsuggestibles und niedrigsuggestibles Teilkollektiv unterteilt. Die Erfassung der physiologischen Parameter, wie Fingerpulsamplitude und galvanischer Hautwiderstand, erfolgte in simultaner polygraphischer Ableitung.

An testpsychologischen Instrumenten kamen zur Verwendung:

1. Das FPI zur Erfassung statischer Persönlichkeitsvariablen, um Zusammenhänge zwischen diesen Faktoren und der Suggestibilität zu untersuchen;
2. ein Testbogen zur Erfassung des habituellen Schlafverhaltens, mit dem der Einfluß des Schlafverhaltens auf die Erlernbarkeit des AT geprüft werden sollte;
3. die EWL zur Ermittlung der aktuellen Befindlichkeit, um zu prüfen, inwieweit durch das AT Veränderungen der aktuellen Befindlichkeit induziert werden und inwiefern dies mit Suggestibilität zusammenhängt;
4. die mehrdimensionale körperliche Symptomliste (MKSL), die Veränderungen der Variablen durch das AT überprüfen sollte; außerdem sollte sie als Prädiktor für die Erlernbarkeit des AT mit der Suggestibilität in Beziehung gesetzt werden;
5. ein Fragebogen zum AT, der eine Aussage über die Erfolgsrate ermöglichen sollte.

Aus der Voruntersuchung und der Klassifizierung der Suggestibilität ergab sich für das Teilkollektiv der guten Realisierer im AT eine Anzahl von n = 22 und für die schlechten Realisierer nach Ablauf des AT-Kurses eine Anzahl von n = 26. Ein entsprechender Vergleich anhand der EWL-Vor- und Nachuntersuchung ergab mittels des T-Tests einen signifikanten Unterschied auf dem 5%-Niveau für die Subskala Müdigkeit; dies deutet darauf hin, daß die schlechten Realisierer sich zu Semesterende müder fühlten als die guten Realisierer, während bei der Erstuntersuchung die beiden Teilkollektive keine Unterschiede erkennen ließen. Die Subskala Erregtheit läßt sogar einen Unterschied auf dem 1%-Niveau erkennen, was bedeutet, daß die schlechten Realisierer insgesamt in der Verlaufskontrolle auf höherem Erregtheitsniveau bleiben. Abb. 117 gibt die Scores der EWL-Voruntersuchung für gute und

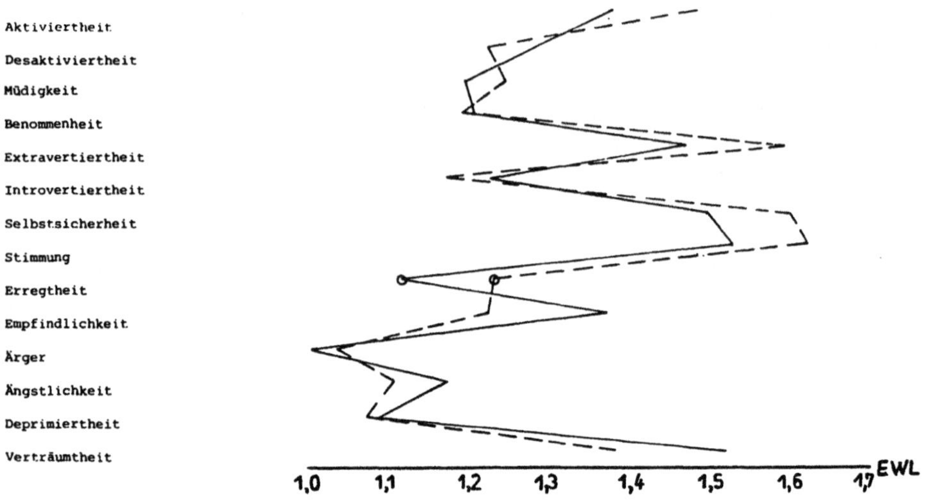

Abb. 117. Intergruppaler Vergleich der Befindlichkeiten (EWL 1) zwischen guten (——) und schlechten AT-Realisierern (-----) in der Voruntersuchung (*o:* $p < 0.05$)

schlechte Realisierer wieder; in Abb. 118 sind neben den bereits genannten Befunden für die Erregtheit und die Müdigkeit die erreichten Punktzahlen der beiden Teilkollektive in der EWL-Nachuntersuchung wiedergegeben. Die Verlaufsbeobachtung mittels der MKSL-Skala zeigt, daß die guten Realisierer bezüglich der zentralen Kreislauflage eine positive Symptomatik aufweisen. Dies drückt sich in einem langsameren, regelmäßigeren und ruhigeren Herzschlag aus, wodurch sich dieses Kollektiv

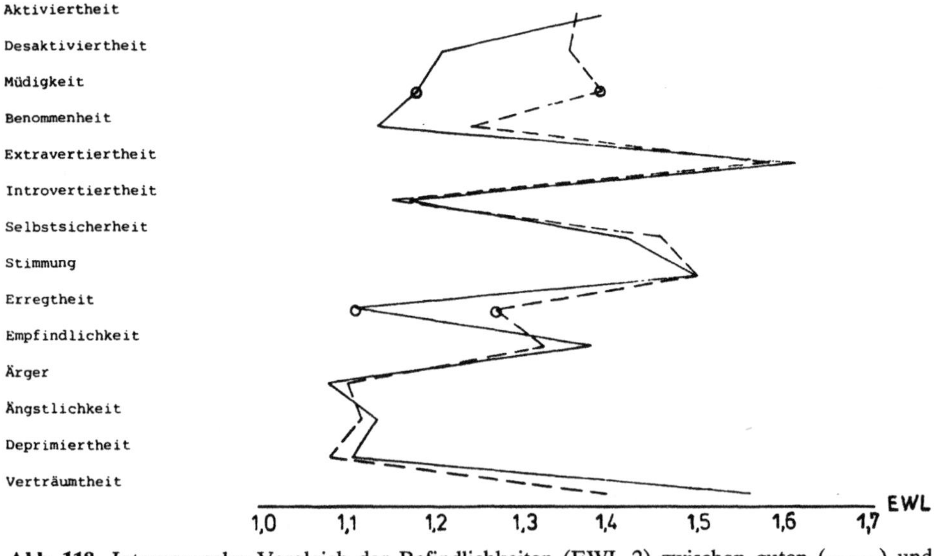

Abb. 118. Intergruppaler Vergleich der Befindlichkeiten (EWL 2) zwischen guten (——) und schlechten AT-Realisierern (-----) in der Nachuntersuchung (*o:* $p < 0.05$)

deutlich von den schlechter Realisierenden unterscheidet ($p < 0.01$). Noch signifikanter sind diese Unterschiede zwischen den beiden Teilkollektiven bezüglich der peripheren Durchblutung; hier unterscheiden sich die guten von den schlechten AT-Realisierern auf dem 0,1%-Niveau. Lediglich auf dem 5%-Niveau liegt der Unterschied bezüglich der muskulären Entspannung, ein Äquivalent für das Ausmaß des subjektiv empfundenen Schwereerlebnisses. Bezüglich des psychophysischen Entspannungserlebnisses unterscheiden sich die guten von den schlechten Realisierern auf dem 0,1%-Niveau und auf dem 1%-Niveau bezüglich ihrer Fähigkeit, empfindsamer gegenüber sensorischen Einflüssen zu sein. Die Zunahme der Fingerpulsamplitude nach Erlernen des AT ist in beiden Teilkollektiven gleich, was für eine verbesserte periphere Durchblutung unabhängig vom Ausmaß des Realisierens spricht. Die vergleichende Betrachtung der Hautwiderstandsbefunde zeigt, daß die guten Realisierer einen stärkeren Abfall der Hautwiderstandsamplituden gegenüber den schlechter Realisierenden aufweisen; physiologisch spricht dieses für einen ausgeprägteren Rückgang des Sympathikotonus und damit der Schweißsekretion bei den guten Realisierern. Psychologisch entspricht dieser Befund den bereits erwähnten Resultaten aus der MKSL-Skala.

Ein Vergleich zwischen dem Teilkollektiv der Hochsuggestiblen und dem der Niedrigsuggestiblen bezüglich des Lernerfolgs im AT ergibt, daß die Hochsuggestiblen die Ruhe ($p < 0.05$) und die Schwere ($p < 0.001$) besser realisieren können als die Niedrigsuggestiblen, was jedoch nicht für das Wärmeerlebnis gilt. Ein geschlechtsspezifischer Vergleich bezüglich der Suggestibilität ergab, daß weibliche Vpn suggestibler sind ($p < 0.05$); es muß allerdings hinzugefügt werden, daß im Text keine Angaben über die numerischen Anteile beider Geschlechter in den beiden Teilgruppen gemacht sind. Der intergruppale Vergleich mittels des FPI läßt lediglich einen Unterschied für die Subskala Nervosität erkennen; niedrigsuggestible Probanden sind nervöser als hochsuggestible ($p < 0.01$). Niedrigsuggestible Vpn zeigen in der EWL-Skala vor dem Erlernen des AT mehr Selbstsicherheit als hochsuggestible ($p < 0.01$). Wie Abb. 119 zeigt, sind bezüglich der übrigen Subskalen keine weiteren intergruppalen Unterschiede zu erkennen.

In Abb. 120 ist die MKSL-Skala vor Erlernen des AT wiedergegeben. Aus dieser Abbildung ist zu entnehmen, daß hochsuggestible Vpn vor dem Erlernen des AT ein stärkeres Kältegefühl oder eine Neigung zum Frieren erkennen lassen ($p < 0.05$), was für eine verstärkte Neigung zur Vasokonstriktion spricht. In der Verlaufsbeobachtung der EWL-Skala ergeben sich für die hochsuggestiblen Probanden keine signifikanten Unterschiede (Abb. 121), während die niedrigsuggestiblen eine Abnahme der „Selbstsicherheit" gegenüber der Voruntersuchung bei einer gleichzeitigen Zunahme der Subskala Ärger erkennen lassen ($p < 0.05$; Abb. 122).

Bezüglich möglicher Prädiktoren für das AT ergab die Untersuchung, daß das Geschlecht keine im voraus bestimmende Variable ist. Das Teilkollektiv derjenigen, die das AT vergleichsweise besser gelernt haben, zeigt sich in der FPI-Skala weniger aggressiv, weniger gesellig und stärker introvertiert (Abb. 123) als diejenigen, die das AT weniger gut erlernten. Das habituelle Schlafverhalten ist ebenfalls nicht als Prädiktor anzunehmen.

Somit läßt sich zusammenfassend feststellen, daß als Indikatoren für das AT die Reduktion von Müdigkeit, Erregtheit, Deprimiertheit und Angst einerseits und die Zunahme von Aktiviertheit, Extravertiertheit, Selbstsicherheit und Stimmung ande-

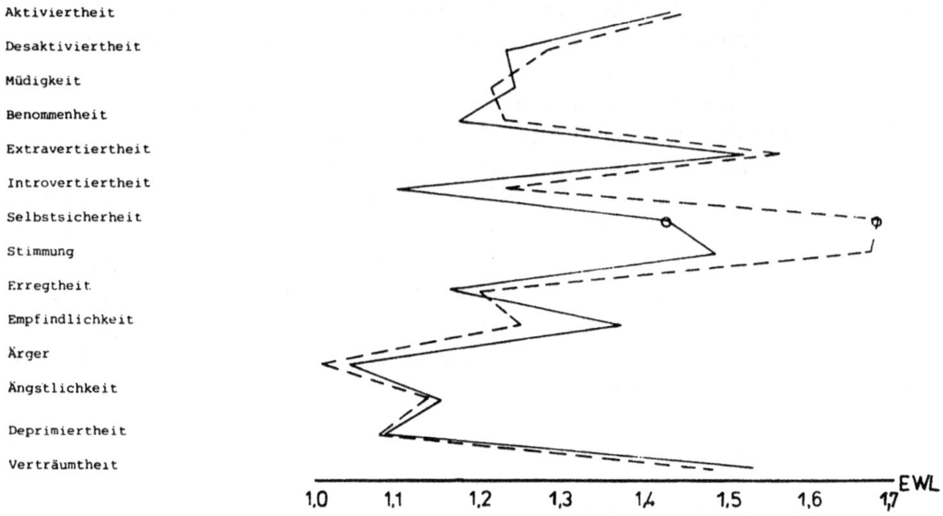

Abb. 119. Intergruppaler Vergleich der Befindlichkeiten (EWL 1) zwischen hochsuggestiblen (——) und niedrigsuggestiblen Probanden (-----) in der Voruntersuchung (*o:* $p < 0.01$)

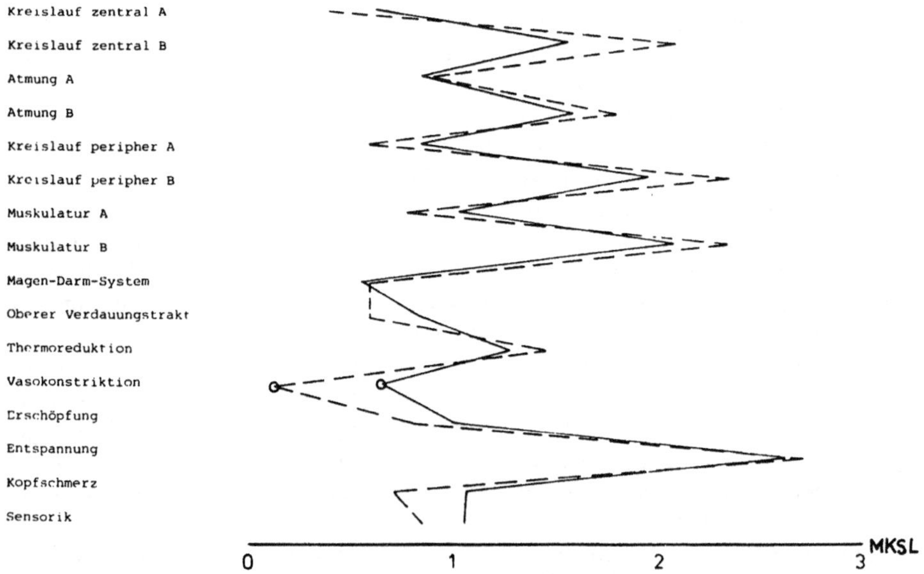

Abb. 120. Intergruppaler Vergleich der mehrdimensionalen körperlichen Symptomliste (MKSL) zwischen hochsuggestiblen (——) und niedrigsuggestiblen Probanden (-----) (*o:* $p < 0.05$)

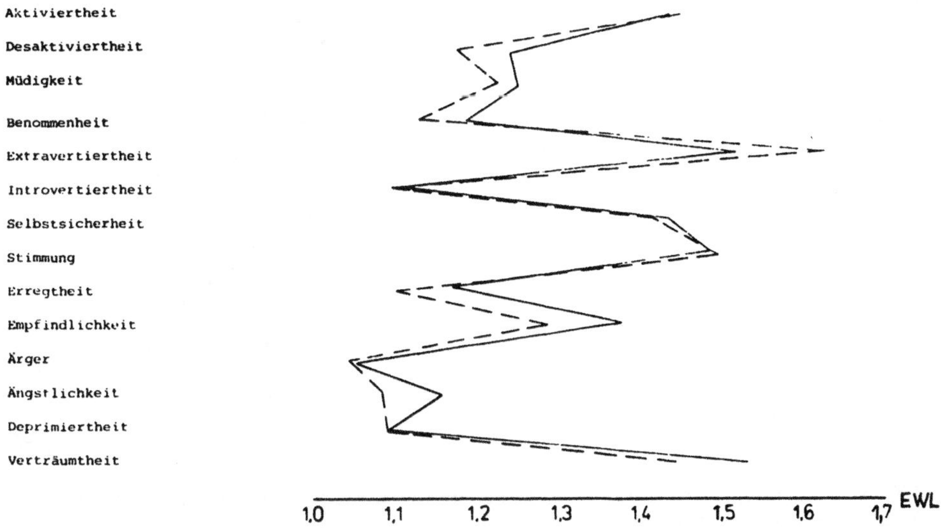

Abb. 121. Intragruppaler Vergleich der Befindlichkeiten der hochsuggestiblen Probanden zwischen der Voruntersuchung (—— EWL 1) und der Nachuntersuchung (----- EWL 2)

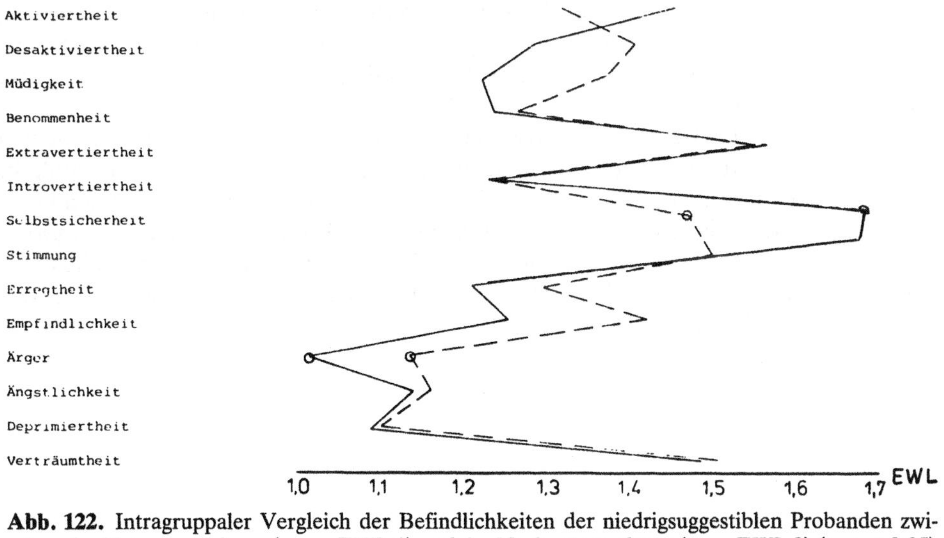

Abb. 122. Intragruppaler Vergleich der Befindlichkeiten der niedrigsuggestiblen Probanden zwischen der Voruntersuchung (—— EWL 1) und der Nachuntersuchung (----- EWL 2) (*o:* $p < 0.05$)

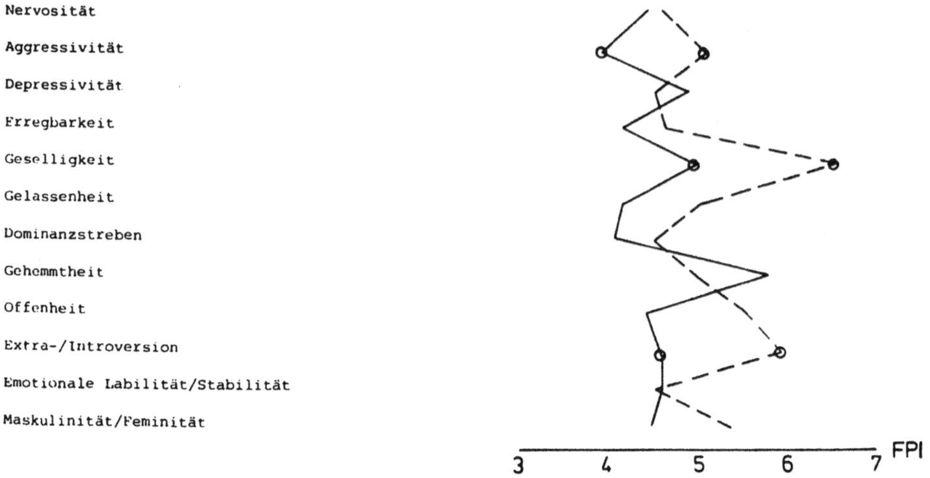

Abb. 123. Intergruppaler Vergleich der FPI-Scores zwischen guten (——) und schlechten AT-Realisierern (-----) (*o:* $p < 0.05$)

rerseits angenommen werden können. Als Prädiktoren für eine gute Realisation des AT können geringere Aktiviertheit, Extravertiertheit, Selbstsicherheit, Stimmung und Erregtheit bzw. höhere Desaktiviertheit und Empfindlichkeit angesehen werden. Hinsichtlich des Verlaufs beim Erlernen bzw. der Realisation des AT kann von einer Zunahme der Aktiviertheit, Selbstsicherheit, Extravertiertheit, Stimmung und Empfindlichkeit bzw. von einer Abnahme der Müdigkeit, Erregtheit, Angst und Deprimiertheit gesprochen werden. Die MKSL-Subskala Vasokonstriktion zeigte, daß höhersuggestible Probanden einen höheren Mittelwert haben und demnach eher zum Frieren und Frösteln neigen als niedrigsuggestible Vpn. Dieser fast nur beiläufig bemerkte Befund spricht nach Meinung des Herausgebers dafür, daß vegetative Übungen im Rahmen der Unterweisung des AT mit größerer Vorsicht vermittelt und praktiziert werden sollten als das weithin der Fall ist.

Die beiden zuletzt genannten Dissertationen verdienen nach der Vorarbeit von Fischer, Engelhard und Schrappe schon alleine deshalb besondere Aufmerksamkeit, weil sie erstmals in einem testpsychologisch sauberen, aufwendigen Untersuchungsprojekt die vielfältigen Einzelbeschreibungen in der Literatur und auch die praktischen Erfahrungen all derjenigen, die das AT langjährig unterrichtet haben, testpsychologisch festlegen und auf ihre statistische Relevanz unter Berücksichtigung verschiedener Einflußgrößen überprüfen.

Schmerz- und Hypnosuggestivtherapie in der zahnärztlichen Praxis

„Psychosomatische Prämedikation" in der zahnärztlichen Praxis

Die Arbeit von U. Hoffmann aus dem Jahre 1971 stellt bezüglich der nachfolgenden zahnmedizinischen Doktorarbeiten gleichsam den thematischen Wegbereiter dar. Offenbar hatte es sich die Verfasserin zunächst einmal zur Aufgabe gemacht, ihren zahnmedizinischen Kollegen die Phänomenologie klinischer Hypnose verständlich zu machen. In wenig emotionaler, wissenschaftlich sachlicher Weise führt sie den Leser behutsam an die Thematik heran, indem sie zunächst den Begriff der Intentionalität verständlich macht. Im Hinblick auf die Hypnose stellt sie fest:

> Wichtige Voraussetzung ist also für die Hypnose, daß der intentionale Umweltbezug auf die Kommunikation mit dem Hypnotisator eingestellt wird. Dazu gehört ein gewisses Maß an „intentionaler Disziplin", die bei willensschwachen und nervösen Menschen verringert ist und bei endogenen Psychosen und manchen Zwangssyndromen oft ganz fehlt.

Bezug nehmend auf die Beobachtungen von Engelhard (1970) meint sie, daß dieser Mangel an Intentionalität bei den benannten Krankheitsbildern letztlich dazu führen könnte, daß Patienten mit endogenen Psychosen oder Zwangssyndromen schwer oder gar nicht hypnotisierbar sind.

Als somatische Voraussetzung für die Hypnotisierbarkeit führt sie, basierend auf früheren Erfahrungen, die Regulation der Atmung an:

> Die Konzentration auf die Atemregulierung erleichtert dabei die Entspannung. Durch den Wechsel der aktiven Phase der Inspiration mit der passiven Phase der Exspiration kann dem Patienten das Gefühl der Passivität, d. h. der Entspannung leicht bewußt gemacht werden. Eine tiefe und regelmäßige Atmung, ähnlich derjenigen kurz vor dem Einschlafen, wirkt auch insofern beruhigend, als sie einerseits einem monotonen Reiz vergleichbar ist, andererseits das Denken fixiert. Das führt zu einer Einengung des Bewußtseinsumfanges. Wie günstig sich Veränderungen der Atmung auf den Organismus auswirken, wurde durch Untersuchungen an hypnotisierten Personen festgestellt. Die Verlangsamung der Atemfrequenz ist verbunden mit einer Steigerung der Ventilationsgröße bei gleichzeitiger Senkung des Atem-Minuten-Volumens, was auf eine Vergrößerung des Nutzeffektes beim Gasaustausch hinweist.

Als psychologische Voraussetzung führt U. Hoffmann die Suggestibilität an, die ihrerseits auf dem Vorhandensein von Suggestivität basiert. Die Suggestivität ist die Fähigkeit zur Suggestibilität. Man kann die Suggestivität als eine allgemeine, menschliche Eigenschaft ansehen, bei der das Denken, Fühlen und Wollen auf affektivem Wege von außen beeinflußt werden. Dieser Einfluß kann mit und ohne Absicht ausgeübt werden, und er führt dazu, daß Ich-fremde Gedanken ohne ausreichenden Grund übernommen und realisiert werden.

Die Intensität der Suggestibilität ist starken Schwankungen unterworfen. Sie variiert bei gleichen äußeren Bedingungen nicht nur bei verschiedenen Individuen, sondern auch bei derselben Person. Dabei spielt die Abhängigkeit von der Affektivität eine große Rolle. Diese stellt einen sehr vielschichtigen Komplex mit einer fast unübersehbaren Anzahl von bewußten und unbewußten Faktoren dar. Ausschlaggebend sind v. a. das Verhältnis zwischen Hypnotiseur und Hypnotisand, das Phänomen der Übertragung und Gegenübertragung sowie die Widerstände und die psychische und physische Verfassung; weiter zu nennen sind der aktuelle Gesundheitszustand, der Grad der Müdigkeit, Emotionen und Spannungen sowie dadurch bedingte vegetative Labilitäten. Störend von seiten des Hypnotiseurs kann eine negative Gegenübertragung sein, d.h. die Ablehnung des Hypnotisanden (Antipathie, Körpergeruch oder Mundgeruch), ein zu kühler oder überheizter Raum, eine starke Geräuschkulisse und ähnliches mehr; seitens des Hypnotisanden wirken kalte Hände oder Füße störend, beengende Kleidung, Hungergefühle, große Müdigkeit, Harn- oder Stuhldrang oder auch grundsätzlich die Angst vor bzw. die Skepsis gegenüber „der Hypnose", die häufig Objekt mystischer Vorurteile ist. In diesem Zusammenhang kommt dem Angsterleben eine besondere Bedeutung zu. Angst kann einerseits zur grundsätzlichen Ablehnung einer Hypnose führen, weshalb dann auch nicht der Versuch gemacht werden sollte, den Hypnotisanden gegen seinen Willen zu hypnotisieren. Andererseits kann die Angst zu einer Suggestibilitätssteigerung führen und daher positiv im Verlauf der Hypnose umgesetzt werden. So erklärt sich die Erfahrung von Svalland (1968), daß etwa 90% seiner Patienten, die Angst vor dem Zahnarzt haben, gut auf Hypnose angesprochen haben.

Im 2. Teil ihrer Arbeit greift U. Hoffmann dann die Idee der „psychosomatischen Prämedikation nach Stern" auf, schildert das Procedere und stellt bezüglich des Wesens dieser „psychosomatischen Prämedikation" fest, daß es sich hierbei um eine suggestive Entspannungsübung handelt, die im wesentlichen auf die Entspannung der Muskulatur und die Regulation des Atemrhythmus begrenzt ist. Nach eigenen und anderer Forscher Erfahrungen führt dieser Zustand bereits zu einer automatischen Herabsetzung der Schmerzreizschwelle und damit zu einer teilweisen Ausschaltung von für den Zahnarzt arbeitsbehindernden Reflexen. Es handelt sich also bei der „psychosomatischen Prämedikation" nicht um eine Hypnose im eigentlichen Sinn, so daß Schwierigkeiten, die mit einem Einsatz der Hypnose verbunden sind, vermieden werden können. Nach Stern (1969) handelt es sich bei den ansonsten beobachteten Schwierigkeiten im einzelnen um die Skepsis seitens des Zahnarztes oder das mit der Hypnose verbundene Attribut der Magie, wodurch sich der Zahnarzt in der Seriosität seiner Berufsausübung gefährdet sieht. In diesem Zusammenhang ist es wichtig, daß der Zahnarzt begreift, daß es sich bei der „psychosomatischen Prämedikation" um eine Suggestivmaßnahme handelt, die bezüglich ihrer Effektivität auf die aktive Mitarbeit des Patienten angewiesen ist. Bei der Auswahl der Patienten ist auf deren unterschiedliche Suggestibilität zu achten, die mittels verschiedener Suggestibilitätstests überprüft werden kann. Zu nennen sind hier der Rückfallversuch, der Pendelversuch, der Handfalteversuch, der Münzenversuch (Wärmegefühl) oder die Augenkatalepsie. Einschränkend in der Praktikabilität könnte der Zeitaufwand sein, der zumindest bei der 1. Sitzung der Zahnversorgung zwischen 15 und 30 min liegen kann.

U. Hoffmann (1971) geht jedoch davon aus, daß sich dieses einmalige zeitliche Investment bei Wiederholungssitzungen durchaus günstig auswirken kann. Vorsicht scheint bei Kindern angebracht zu sein: Ihre Suggestibilität ist zwar größer als die von Jugendlichen und alten Menschen, jedoch nicht identisch mit der Hypnotisierbarkeit der Probanden, zumal gerade bei ihnen die Gefahr besteht, daß ihre Konzentration auf den Hypnotiseur durch die Anwesenheit von Eltern oder anderen Autoritätspersonen immer wieder abgelenkt wird und somit die Effektivität der hypnotischen Schmerzreduktion in Frage gestellt ist. Insgesamt geht es bei der Anwendung der „psychosomatischen Prämedikation" nicht darum, „in die Vor-Novokain-Zeit zurückzufallen und eine ausschließlich durch Hypnose herbeigeführte Analgesie bzw. Anästhesie" erreichen zu wollen. Das primäre Ziel ist, eine gute Zusammenarbeit „zwischen dem Zahnarzt und dem vor ihm und der Zahnbehandlung angsterfüllten Patienten" herzustellen. Langfristig sieht U. Hoffmann die therapeutische Effizienz der „psychosomatischen Prämedikation" in der Beobachtung, daß Patienten regelmäßiger ihren Zahnarzt aufsuchen und nicht erst schmerzverzerrt im Wartezimmer sitzen, „weil es anders gar nicht mehr geht". Andererseits sollte die „psychosomatische Prämedikation" die Akzeptanz eines prothetischen Zahnersatzes v. a. bei älteren Patienten fördern.

Anwendung der Hypnosuggestivtherapie in der zahnärztlichen Praxis

Der Schmerz, seine subjektiven Inhalte und die Tatsache, daß das subjektive Schmerzerleben selbst durch die Suggestion gemildert oder verstärkt werden kann, sind die zentralen Themen einer Untersuchung von Kunze (1978) zur Validität und Praktikabilität der sog. Hypnosuggestivtherapie in der Zahnheilkunde. Die Autorin führt aus, daß der Angst vor dem realen Schmerz beim Zahnarzt die vor dem imaginären Schmerz vorangeht, daß dieser jedoch auch die Angst, vom Arzt getadelt zu werden, etwa wegen unzureichender Mundhygiene oder allzu seltenem Zahnarztbesuch, beigeordnet werden muß. Es hat den Anschein, als sei die Zahnarzt-Patienten-Beziehung durch eine besondere konflikthafte Besetzung charakterisiert, die aus der Sicht des Patienten einen hohen Aversionsgehalt in sich birgt. Es ist eben diese Aversion, welche die Suggestibilität des Patienten in vielerlei Hinsicht beeinträchtigt. Die Autorin geht von der Überlegung aus, daß es in der Zahnarzt-Patienten-Beziehung zunächst einmal darum geht, das Aversionspotential zu reduzieren, um die Suggestibilität des Patienten im Hinblick auf die Linderung des subjektiven Schmerzerlebens im konkreten Fall einzusetzen. Hierbei ist zu berücksichtigen, daß die Suggestibilität eines Menschen keine standardisierten Normen erfüllt, sondern persönlichkeitsspezifischen, situationsgebundenen Variabilitäten wie auch altersspezifischen Änderungen unterliegt. So sind beispielsweise Kinder bis zum Beginn der Pubertät „sehr suggestibel", Jugendliche in der Pubertät „weniger suggestibel". Im Erwachsenenalter nimmt dann die Suggestibilität wieder zu und ist im wesentlichen durch die Persönlichkeitseigenschaften des Individuums charakterisiert; im Alter, d. h. jenseits der Menopause, nimmt dann die Suggestibilität aus bisher unbekannten Gründen wieder ab.

Die Suggestibilität zu prüfen, ist die Voraussetzung für die noch im einzelnen darzustellende Hypnosuggestivtherapie in der Zahnarztpraxis. Als Suggestibilitätstests werden erwähnt:
1. der Fallversuch,
2. der Pendelversuch,
3. der Handfalteversuch,
4. der Münzversuch,
5. die Augenkatalepsie,
6. der „Uvulatest".

Sollte einer dieser Suggestibilitätstests bei wiederholter Überprüfung positiv sein und das Einverständnis des Patienten vorliegen, bestehen grundsätzlich keine Einwände gegen die Anwendung einer Hypnosuggestivtherapie. Dieser ist, wie bei jeder Form von Hypnotherapie, ein persönliches Gespräch voranzustellen, welches zunächst der emotionalen Kontaktaufnahme zwischen Zahnarzt und Patienten dienen sollte und im Rahmen dessen der Patient über Wesen, Inhalt und Ablauf der hypnotischen Prozedur aufgeklärt werden muß. Da i. allg. der Wortlaut einer Gesprächsführung der Hypnose dem Leser nicht zugänglich ist, soll die Gelegenheit hier benutzt werden, den ausführlichen Text aus der Arbeit von Kunze wörtlich wiederzugeben:

Nun kann der Patient in das Behandlungszimmer geführt werden. Dabei gibt der Behandler am sinnvollsten folgende Anweisungen, die eine Entspannung positiv beeinflussen: „Nehmen Sie bitte auf dem Behandlungsstuhl Platz. Achten Sie bitte darauf, daß Sie ganz bequem liegen, überkreuzen Sie bitte die Beine nicht und legen Sie die Hände in den Schoß, ohne daß sich die Finger berühren. Sie sollten durch nichts abgelenkt werden." Als nächster Schritt folgt ein Suggestibilitätstest. Hier hat sich der von Münch (1973) entwickelte „Uvulatest" bewährt.
Der Test erfolgt im einzelnen so:

Bei den Untersuchungen der Zahnreihen oder des Alveolarfortsatzes im Oberkiefer streicht der Zahnarzt mit dem Mundspiegel leicht über den weichen Gaumen. Bei dem Patienten löst das eine Würgereaktion aus. Solange der Patient noch unter dem unangenehmen Gefühl des Brechreizes steht, erklärt man ihm, daß diese Reaktion ein Schutzvorgang des Körpers ist, um die Lunge vor Aspiration von Fremdkörpern zu schützen. Bei dem Einnehmen von Speisen trete diese Reaktion jedoch nicht auf. Als sei es die alltäglichste Sache der Welt, sage man darauf dem Patienten, daß diese Würgereaktion ausgeschaltet werden könne. Dazu erklärt man ihm den Vorgang: „Sie brauchen nur tief einzuatmen und die Luft anzuhalten, bis ich bis 7 gezählt habe. Dann ist der Brechreiz verschwunden."
Dann gebe man die genaue Einweisung:

„Atmen Sie jetzt tief ein und halten Sie die Luft an, schauen Sie fest auf einen Punkt an der Decke und konzentrieren Sie sich genau auf die Stelle, wo Sie den Brechreiz verspürt haben!" – Man zählt betont „Eins – zwei – drei – vier – fünf – sechs – sieben – der Brechreiz ist weg – ausatmen!" Und man fahre dann im Text fort: „Ich prüfe diese Stelle noch einmal nach und Sie bemerken: – Der Brechreiz ist weg!"

Dann prüft der Zahnarzt mit dem Spiegel nach, wie der Patient die Suggestion realisiert hat. Bei starkem Brechreiz kann es vorkommen, daß der gewünschte Erfolg bei der ersten Suggestion nicht vollständig eintritt. In diesem Fall wiederhole man den Vorgang, suche sich aber eine andere Region des weichen Gaumens aus. Bei der Überprüfung der Reaktion achte man darauf, genau dieselbe Stelle wieder zu berühren, an welcher man vorher den Brechreiz ausgelöst hat ... Dann kann mit der eigentlichen Behandlung begonnen werden. Der Patient bekommt auf das Ohr einen Kopfhörer, über den der Tonbandtext abgespielt wird. Das andere Ohr (auf der zum Behandler zugewandten Seite) bleibt frei, damit der behandelnde Zahnarzt jederzeit die Möglichkeit hat, ohne zusätzliche Handgriffe mit dem Patienten direkt Kontakt aufzunehmen. Dann kann das Tonband in Gang gesetzt und nach dem einleitenden Teil auch mit der Behandlung begonnen werden. Der einleitende Teil ist für Patienten gedacht, die das erste Mal mit dieser Art der Behandlung in Berührung kommen. Der Text sollte nach Möglichkeit vom Behandler selbst auf Band gesprochen werden:

„Das erste, was Sie jetzt lernen, ist die völlige Entspannung Ihres Körpers und Ihrer Gedanken. So liegen Sie im Behandlungsstuhl und richten Ihren Blick auf den markierten Punkt über Ihnen und sehen ihn unverwandt an, bis Sie merken, wie der Punkt über Ihnen anfängt unscharf zu werden, Ihre Augenlider schwerer und schwerer werden und sich die Schwere der Augenlider allmählich so auswirkt, daß die Augen sich schließen wollen. Geben Sie diesen Empfindungen ruhig nach und schließen Sie die Augen. Und nun, da die Augen geschlossen sind, konzentrieren Sie sich auf Ihren Atem, lassen ihn gehen und kommen, ruhig und regelmäßig. Sie atmen ruhig und regelmäßig aus und ein, aus und ein. Während Sie sich auf den Atem konzentrieren, spüren Sie, wie beide Arme und Beine immer schwerer werden und auch der ganze Körper schwer wird, da alle Muskeln vollkommen entspannt sind. Die Schwere breitet sich über den ganzen Körper aus, während Sie ruhig auf Ihren Atem konzentriert sind und meiner Stimme folgen. So haben Sie nun den Zustand einer angenehmen, tiefen Entspannung erreicht, der alles um Sie herum immer weiter von Ihnen abrücken läßt, und sind nun, während Sie meiner Stimme weiter folgen, wie ganz entfernt in diesem Raum.

Und in diesem Zustand vertiefter Ruhe wird alles, was um Sie herum geschieht, immer gleichgültiger und gleichgültiger, denn Sie sind nun in diesem wohligen Zustand der Entspannung und gleichzeitig in dem Gefühl der Geborgenheit wohlwissend, daß alles für ihre Zähne geschieht, was für sie gut ist.

Während Sie nun so daliegen, werden die Muskeln des Gesichtes immer schwerer und schwerer, so daß sich der Mund fast wie von alleine öffnet und bequem der Zahnbehandlung zugänglich ist. Ich werde jetzt beginnen, den Zahn zu säubern, um ihn dann füllen zu können. Während ich ihn säubere, ertönt ein sehr helles Geräusch und es wird dabei mit Wasser gespült, es hört sich etwa so an (Pause – an dieser Stelle sollte ein Bohrgeräusch auf Band aufgenommen sein, welches von dem real verwendeten Gerät stammt).

Sobald Sie während der Behandlung das Bohrgeräusch hören, vertieft sich der wohlige Zustand gelöster Entspannung und alles, was in ihrem Munde geschieht, wird immer gleichgültiger und gleichgültiger, rückt immer weiter von Ihnen ab, wird immer weniger für Sie wahrnehmbar, fast so, als falle es dem Vergessen anheim. Beim Hören des Bohrgeräusches rückt alles, was im Munde geschieht, immer weiter von Ihnen ab, kommen Sie immer mehr und mehr in einen vertieften Zustand gelöster Entspannung, nur auf Ihren Atem konzentriert und auf dieses regelmäßige Aus und Ein.

Während Sie dem Atemrhythmus folgen, spüren Sie, wie das wohlige Gefühl der Entspannung sich mehr und mehr vertieft, angenehm vertieft, so daß Sie sich in einem angenehmen Zustand vertiefter Entspannung befinden. In diesem vertieften Ruhezustand rückt alles immer weiter und weiter von Ihnen ab. Sie hören nur die Stimme in dem Kopfhörer und sind daneben auf die Atmung und die Schwere des Körpers konzentriert. Sie folgen ruhig dem regelmäßigen Rhythmus der Atmung. Gleichzeitig hören Sie, was ich unter Umständen während der Behandlung direkt zu Ihnen sage, und befolgen dieses. Und nun öffnen Sie den Mund."

Nach dieser Einführung folgt der Textteil, der sich während der ganzen Zahnbehandlung wiederholt und nur von gelegentlichen Aufforderungen des Zahnarztes, wie: „Spülen Sie bitte!" – oder ähnlichem unterbrochen wird.

Der sich wiederholende Textteil sollte folgendermaßen lauten:

„Sie konzentrieren sich nun auf Ihren Atem, lassen ihn gehen und kommen, ruhig und regelmäßig. Sie atmen ruhig und regelmäßig ein und aus, ein und aus, ein und aus ..." (Es kommt nicht darauf an, ob diese oder die umgekehrte Reihenfolge eingehalten wird).

„Während Sie sich auf den Atem konzentrieren, spüren Sie, wie beide Arme und Beine immer schwerer werden und auch der ganze Körper ganz schwer wird, da alle Muskeln vollkommen entspannt sind. Die Schwere breitet sich über den ganzen Körper aus, während Sie ruhig auf ihren Atem konzentriert sind und meiner Stimme folgen. So haben Sie nun einen Zustand vertiefter Entspannung erreicht, in dem alles, was um Sie herum geschieht, immer gleichgültiger und gleichgültiger wird. Sie folgen ruhig dem regelmäßigen Rhythmus Ihres Atems und spüren, wie ..." Dieser Text wiederholt sich nun bis zum Ende der zahnärztlichen Behandlung. An dieser Stelle kann dann der Behandler selbst einige Sätze, die eine posthypnotische Suggestion zum Ziel haben, zum Patienten sprechen. Sie sollte etwa folgendermaßen formuliert werden:

„Wir haben nun die heutige Behandlung beendet. Wenn Sie das nächste Mal kommen und ich Ihre Zähne weiterbehandele, kommen Sie in einen ebenso ruhigen Zustand der gelösten Entspannung wie jetzt, so daß Sie alles, was sich hier ereignet, wie aus großer Entfernung erleben.

Nun wollen wir diesen angenehmen Zustand beenden wie bei einem Menschen, der aus tiefem, angenehmem Schlaf erwacht, indem Sie sich kräftig recken und strecken wie nach einem tiefen Schlaf. Dann atmen Sie ein paarmal tief ein und aus, ein und aus und öffnen die Augen. Sie fühlen sich angenehm erfrischt, erquickt und wach".

Nach diesem „Wecken" des Patienten sollte man sich durch ein kurzes Gespräch, evtl. über die Gesamtbehandlung, vergewissern, daß der Patient wieder vollständig wach ist. Unter Umständen kann man ihn noch etwas sitzen lassen, bevor man ihn nach Hause schickt. Kommt nun ein Patient zum zweiten Mal, steht für diesen Zweck ein zweites Tonband zur Verfügung, auf das nur der sich immer wiederholte Textteil gesprochen worden ist, da der Patient schon durch die posthypnotische Suggestion bei der letzten Behandlung leichter in den vertieften Ruhezustand kommt.

Sofern das Einverständnis des Patienten zu einer solchen Hypnosuggestivtherapie als Kotherapie der zahnärztlichen Tätigkeit vorliegt, sollte man von dieser nur ablassen, wenn seitens des Patienten mangelndes Selbstvertrauen oder mangelnde Mitarbeit besteht, Störungen der Konzentrationsfähigkeit oder abnorme Fixierung der Aufmerksamkeit vorliegen. Darüber hinaus sollten die Kontraindikationen für Hypnosebehandlungen generell berücksichtigt werden. Im einzelnen führt Kunze auf:

a) Absolute Kontraindikationen
   1. bei Patienten mit endogenen und exogenen Psychosen;
   2. bei Patienten, bei denen durch die Hypnose ein Vergewaltigungserlebnis reaktiviert werden kann;
   3. bei somatisch Kranken, die eine geeignete Somatotherapie ablehnen;
   4. bei Patienten, die aus Glaubensgründen Einwendungen gegen eine Hypnosebehandlung machen.

b) Relative Kontraindikationen
   1. wenn unangenehme Nebenerscheinungen während der 1. Hypnosebehandlung auftreten;
   2. bei heftiger Furcht, Abneigung oder Widerwillen gegen eine Hypnosebehandlung;
   3. bei Vorliegen einer persönlichen Beziehung zwischen dem Hypnotherapeut und dem Patienten, z. B. Arbeitskollegen, Bekannte, Freunde, Sexualpartner.

Im Sinne einer kritischen Anmerkung sei hinzugefügt, daß es sich bei der hier vorgestellten modifizierten Hypnosuggestivtherapie nicht um irgendeine Methode oder Technik handelt, die man anwenden kann oder nicht, sondern daß ihre Anwendung neben der Einstellung des Zahnarztes zu dieser Methode auch von dessen psychotherapeutischen Kenntnissen und Fähigkeiten hinsichtlich des Erfolges oder Mißerfolges abhängig ist. Daß jedoch grundsätzlich durch diese Methode eine sichere Linderung des subjektiven Schmerzerlebens herbeigeführt werden kann, liegt schon in der Natur der Sache.

All denjenigen Lesern, die der Hypnotherapie und der Hypnose als solcher noch immer mit dem Gefühl reservierter Verschämtheit gegenüberstehen und sich von den vorurteilsbesetzten Überlieferungen ideologiefixierter Generationen der Vergangenheit nicht befreien können (Überlieferungen, die auf sachlicher und fachlicher Unkenntnis beruhen), sei abschließend die augenblicklich international anerkannte Definition dessen, was man unter Hypnose verstehen kann, in der Hoffnung präsentiert, daß hierdurch ein Beitrag zur Entmythologisierung des Phänomens Hypnose geleistet werden kann:

Hypnose ist der heterosuggestiv herbeigeführte, subjektiv akzeptable und autosuggestiv umgesetzte und verstärkte Zustand eingeschränkten Bewußtseins, in welchem der Hypnotisand nur all jenes zu tun und zu sagen bereit und in der Lage ist, was er unter Berücksichtigung seiner moralischen Grundsätze und ethischen Normen auch im Zustand vollen Wachseins zu tun und zu sagen bereit und in der Lage wäre.

Effektivität der Hypnosuggestivtherapie in der zahnärztlichen Praxis

Im Gefolge der methodischen Erörterung von Kunze (1978) erscheinen 2 weitere Arbeiten im Jahre 1979, deren Ziel es ist, die therapeutische Relevanz und Effektivität der Hypnosuggestivtherapie in der zahnärztlichen Praxis unter experimentellen Bedingungen zu überprüfen. Ausgehend von der Grundüberlegung, daß der Schmerz ein subjektives Empfinden und Erleben zugleich ist und daß neben den physiologischen Aspekten auch die psychologischen Gesichtspunkte bei der qualitativen Beurteilung eines quantifizierbaren Schmerzes eine ebenbürtige Rolle spielen, geht Fried (1979) der Frage nach, inwieweit die modifizierte Hypnosuggestivtherapie die Schmerzempfindungen zu dämpfen in der Lage ist.

Der Autor fokussiert die Fragestellung dahingehend, daß am suggerierten wie am nicht suggerierten Probanden durch elektrische Reizung eines oberen Schneidezahnes in verschiedenen Zeitabständen, unter verschiedenen Intensitäten und unter ständig wechselnder Reihenfolge der Intensitäten die gleichzeitige Messung der Atem- und der Pulsfrequenz sowie die testpsychologische Erfassung mittels eines eigens entworfenen Fragebogens Aufschluß darüber geben, ob die Hypnosuggestivtherapie intraindividuelle Unterschiede erkennen läßt, die hinsichtlich des Gesamtkollektivs eine zuverlässige Aussagekraft haben.

An der Untersuchung nahmen 40 männliche Studenten (38 Zahnmediziner und 2 Studenten der philologischen Fakultät) teil. Das mittlere Alter betrug 26,2 Jahre. In Anlehnung an die vorbeschriebene Vorgehensweise wurde vor Untersuchungsbeginn ein Uvulatest durchgeführt, der bei allen 40 Probanden positiv ausfiel und damit ein zuverlässiges Maß für die situationsabhängige Suggestibilität der Probanden darstellt. Die Bestimmung der Reizschwelle erfolgte mittels elektrischer Stimulation eines oberen Schneidezahns als differenter Elektrode gegenüber einer indifferenten, die im Nackenbereich angebracht war; die Puls- und die Atemfrequenz wurden polygraphisch registriert.

Als Reizschwelle wurde die für das Zustandekommen einer Erregung gerade notwendige Energie bezeichnet, deren weitere Intensitätssteigerung eine eben schmerzhafte Empfindung wahrnehmen läßt. Die Bestimmung der Reizschwelle zeigte, daß diese unter Hypnosuggestivtherapie im Mittel um 2,475 dB ansteigt gegenüber dem ermittelten Wert ohne Hypnosuggestivtherapie; der Unterschied ist auf dem 1%-Niveau statistisch signifikant (Vorzeichentest, $p < 0.01$). Abb. 124 gibt die Mittelwerte und Standardabweichungen der Puls- und der Atemfrequenz im Lehrversuch und unter der Bedingung der Hypnosuggestivtherapie wieder. Eine Steigerung des elektrisch vermittelten Schmerzreizes um das 5fache der Reizschwelle führt mit und ohne Hypnosuggestivtherapie nicht zu einer Veränderung der Herzfrequenz, wohl aber zu einer Reduktion der Atemfrequenz um 20% beim suggerierten Kollektiv ($p < 0.01$).

Von den 40 untersuchten Probanden gaben 8 an, die Schmerzen unter Hypnosuggestivtherapie stärker empfunden zu haben als ohne Hypnosuggestivtherapie; die übrigen 32 Probanden (80% des Gesamtkollektivs) konnten z. T. erheblich weniger Schmerzen unter Hypnosuggestivtherapie feststellen, so daß man von einer deutlichen hypalgesierenden Wirkung dieser Methode sprechen kann. Dieser Effekt wird auf die allgemeine Muskelentspannung, die monotonisierende Atemregulation und die damit zusammenhängenden psychophysischen Umschaltvorgänge zurückgeführt, d.h. auf Einzelsymptome, die unter dem Begriff der „affektiven Resonanzdämpfung" nach Schultz und Langen subsummiert werden. Die testpsychologische Untersuchung ermöglichte eine zumindest teilweise Aufklärung darüber, warum 20% des Gesamtkollektivs unter Hypnosuggestivtherapie die Schmerzen stärker empfanden. Es waren gerade diese 8 Probanden, die sich bezüglich zahnärztlicher Behandlung als „nicht ziemlich ängstlich", also als furchtlos bezeichneten und die sich im Vergleich

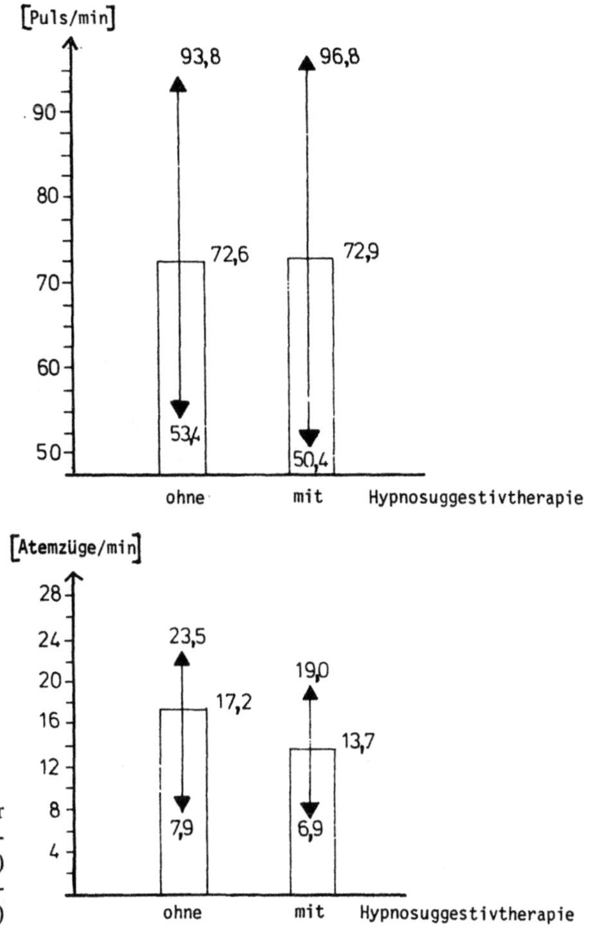

Abb. 124. Verlaufsbeobachtung der Änderung physiologischer Parameter (Pulsschläge und Atemzüge/min) als Folge der Hypnosuggestivtherapie in der Zahnarztpraxis (n = 40)

zum restlichen Kollektiv durch die Versuchsreihe „belästigt" fühlten. Die genauere Evaluation der Fragebögen ergab, daß lediglich 3 dieser 8 Probanden mehr Schmerzen und unangenehme Gefühle unter der modifizierten Hypnosuggestivtherapie empfanden, während die übrigen 5 Probanden keinen wesentlichen Unterschied feststellen konnten.

Es sei als kritische Bemerkung hinzugefügt, daß das Probandenkollektiv, welches zu 95% aus Zahnmedizinern, d. h. fachkundigen Probanden bestand, die verständlichermaßen einer Zahnarztbehandlungssituation weniger angstbesetzt gegenüberstehen, mit einem Normalkollektiv in keiner Weise identisch ist. Hinzu kommt, daß bei aller Sorgfalt der Versuchsplanung und des Versuchsaufbaus die Befunde der Herzfrequenz bzw. deren Änderung keine Aussagekraft haben, da eine kurzfristige polygraphische Schreibung ohne Angaben der Ruhebedingungen, der Anpassungsphase und der Ausgangswerte unzureichend ist. Schließlich stellt die Heterogenität der Gruppe insofern ein Problem dar, als ein Teil der Probanden Vorerfahrungen im AT, in der Hypnose und in transzendentaler Meditation hatte, während andere Probanden diesbezüglich unerfahren waren.

Mit dem Problem der Heterogenität eines Probandenkollektivs und der damit begrenzten Aussagekraft eines Untersuchungsergebnisses setzt sich Ritzi (1979) auseinander, indem er die Anwendbarkeit der modifizierten Hypnosuggestivtherapie in der zahnärztlichen Praxis diskutiert. In einem Versuch an 30 Patienten wurde der Frage nachgegangen, ob es einen signifikanten Unterschied im subjektiven Schmerzempfinden zwischen einer „normalen" Zahnbehandlung und einer solchen unter Anwendung der „gestuften Aktivhypnose" in Form der „modifizierten Hypnosuggestivtherapie" nach Kunze gibt, wobei in beiden Sitzungen der Zahnbehandlung auf die Applikation von Lokalanästhetika verzichtet wurde. Das 30köpfige Probandenkollektiv bestand aus 16 männlichen und 14 weiblichen Vpn; das jüngste Patientenalter betrug 9 Jahre, das älteste 47, das Durchschnittsalter 26 Jahre.
Die zu erfüllenden Einzelkriterien waren:

1. Das Gebiß mußte im Schneidezahnbereich 2 hinsichtlich Anatomie und Kariesbefall vergleichbare Zähne aufweisen, d.h. es mußte z.B. an 2 Unterkiefermolaren eine Caries profunda aufweisen.
2. Die beiden für den Versuch ausgewählten Zähne mußten im Sensibilitätstest eine volle Vitalität zeigen, um Verfälschungen des Ergebnisses auszuschließen.
3. Die Patienten mußten den Willen zu einer aktiven Mitarbeit haben und nicht nur „zur Teilnahme an diesem Versuch bereit sein".

Es sollte also eine positive Grundmotivation bestehen, die als eine wesentliche Voraussetzung für die erfolgreiche Anwendung von autohypnoiden Verfahren zur heterosuggestiven Analgesie angesehen wird.

Im Vorversuch wurde die Kariesbehandlung eines vorbestimmten Zahns unter herkömmlichen Bedingungen durchgeführt und ein erneuter Termin für die Behandlung des 2. Zahns vereinbart. Zum 2. Behandlungszeitpunkt wurde ein Vorgespräch von 10- bis 15minütiger Dauer geführt, im Rahmen dessen der jeweilige Patient auf Wesen, Inhalt und Zielsetzung der Hypnosuggestivtherapie hingewiesen wurde. Dann erfolgte die Lagerung des Patienten auf dem Zahnarztstuhl, das Aufsetzen des Kopfhörers und der Beginn der gestuften Aktivhypnose in den für die zahnärztliche Situation besonderen Erfordernissen. Nach Abschluß der Sanierung der vorbestimmten Kariesstelle wurde die Suggestion durch den behandelnden Arzt beendet und der jeweilige Patient gebeten, einen Fragebogen auszufüllen; hierbei kam es im wesentlichen darauf an, daß der Patient sein subjektives Erleben aus der 2. Zahnbehandlungssitzung mit den Erfahrungen aus der 1. Sitzung vergleichen und bewerten sollte.

Bezüglich ihrer Verfassung vor Beginn der Behandlung gaben 40% der Befragten an, sich weniger ängstlich gefühlt zu haben, 33% meinten, ziemlich ängstlich gewesen zu sein, 26% gaben an, sie seien keineswegs ängstlich gewesen; 66% führten die affektive Komponente einer Zahnbehandlung auf die Schmerzen beim Bohren zurück, während 80% bei der vergleichenden Beurteilung angaben, in der 2. Behandlung, d.h. unter Hypnosuggestivtherapie, nur wenig Schmerzen empfunden zu haben; 13% meinten sogar, keine Schmerzen empfunden zu haben; 86,7% führten die Schmerzlinderung auf die Entspannungsübung zurück und gar 90% wünschten, im Wiederholungsfall ebenfalls mittels Hypnosuggestivtherapie behandelt zu werden. Auf die Frage, was ihnen bei der Entspannungsübung am besten gefallen habe, sagten 73%, sie habe beruhigend gewirkt, 60% hielten sie für ablenkend, 40% gar für schmerzlindernd. Diese Angaben sind um so erstaunlicher, als 20% der Befragten den Text für monoton und langweilig hielten und 16% sich durch den Druckschmerz der Kopfstütze gestört fühlten. Als interessanter Nebenbefund sei die Tatsache erwähnt, daß in der 2. Sitzung bei 3 Patienten wegen fortgeschrittener Karies beim Exkavieren eine Eröffnung der Pulpa erfolgte und in keinem Fall eine Reaktion stattfand, obwohl eine Trepanation ohne vorherige Injektion eines Anästhetikums normalerweise für den Patienten äußerst schmerzhaft und kaum tolerierbar ist. Ein weiterer Nebenbefund, der die Anwendbarkeit der Hypnosuggestivtherapie in gewissem Sinn einschränkt, ist deren Untauglichkeit bei der Behandlung von Kindern, weil sie möglicherweise die intellektuelle und emotionale Flexibilität eines Kindes überfordert. An 2 Mädchen im Alter von 9 und 11 Jahren wurde der Versuch einer Behandlung vorgenommen; in beiden Fällen unterbrachen die Kinder die Übung, weil sie mit der veränderten Situation der geschlossenen Augen und des Ruhigliegenmüssens auf dem Stuhl nicht zurechtkamen.

Neben den Minuspunkten, die eine Hypnosuggestivtherapie mit sich bringt, nämlich der Anschaffung eines Tonbandgeräts mit Kopfhörer und entsprechendem Material, dem einmalig erhöhten Zeitaufwand von 10–15 min und der zuweilen etwas erschwerten Behandlung im distalen Molarbereich, kann im Einvernehmen mit Kunze, die die Behandlungsmethode initiierte, im Sinne einer Beurteilung festgehalten werden:

1. Die Methode der Hypnosuggestivtherapie ist einfach zu erlernen und ohne großen Aufwand anzuwenden.
2. Durch die Verwendung einer Tonbandaufzeichnung, die den Suggestionsinhalt bereits enthält, wird die Konzentration des Behandlers von seiner eigentlichen Aufgabe nicht abgelenkt.
3. Unter Berücksichtigung der bekannten Kontraindikationen und spezifischer Altersgrenzen ist die Methode beim weitaus größeren Teil der Patienten anwendbar, sofern deren Einwilligung vorliegt und mit ihrer aktiven Mitarbeit gerechnet werden kann.
4. Die Methode ist sicherlich nicht mit Risiken für den Patienten verbunden.
5. Sie ist gerade bei Patienten indiziert, die aus Angst vor dem Zahnarzt und dem Bohrer eine regelmäßige Zahnpflege vernachlässigen, und ermöglicht somit die Reduktion einer „autonomen Benzodiazepinmedikation“.

In memoriam
*Prof. Dr. med. Dietrich Langen († 20. März 1980)**

Dietrich Langen wurde am 16. November 1913 in Apia auf Samoa als Sohn des Pflanzers und Ingenieurs Erich Langen und seiner Ehefrau Johanna, geb. von Scheidt, geboren. Die ersten Anregungen zur Medizin und namentlich zur Seelenheilkunde erhielt er bereits in früher Jugend durch die Mutter, die, von Hause aus Philologin, zunächst Medizin studiert hatte und bei Siegmund Freud in Wien Patienten betreute. Die persönliche Begegnung mit dem Psychiater Johannes Lange, dem Gynäkologen Frenke sowie dem Physiologen von Winterstein brachte den damaligen Gymnasiasten schließlich dazu, nach dem Abitur das Studium der Medizin aufzunehmen, welches er in München begann, in Freiburg, Kiel und Breslau fortsetzte und in Kiel 1938 zum Abschluß brachte. Während der Studienzeit erhielt Dietrich Langen prägende Einflüsse von namhaften medizinischen Forscherpersönlichkeiten, so von dem Münchner Anatomen Molier, so daß er eine Zeitlang selbst Anatom zu werden beabsichtigte, und dann auch von dem weltbekannten Freiburger Pathologen Aschoff. Eine erneute Begegnung mit Johannes Lange in Breslau mochte ihn schließlich dazu gebracht haben, sich fortan der Seelenheilkunde zu widmen. Der plötzliche Tod Langes verhinderte zunächst die Verwirklichung dieses Vorhabens. Dietrich Langen entschloß sich, bei dem ebenfalls in Breslau lehrenden Neurologen und Neurochirurgen Otfried Foerster zu arbeiten, und blieb an dieser Klinik bis zu dessen Tod im Jahre 1941. In Viktor von Weizsäcker, dem Nachfolger Otfried Foersters, begegnete Dietrich Langen erneut einer Persönlichkeit, die ihn die Tiefe der menschlichen Seele zu erforschen lehrte.

Dank seiner hervorragenden Ausbildung bei Otfried Foerster konnte Dietrich Langen während des Krieges an der Ostfront als Hirnchirurg tätig sein und nach dem Kriege die Leitung der Chirurgischen Abteilung des Krankenhauses in Meischendorf/Oldenburg in Holstein und ab Juli 1946 der Neurologischen Abteilung des LVA-Krankenhauses in Malente-Gremsmühlen (Schleswig-Holstein) übernehmen. In seiner damaligen Tätigkeit manifestierte sich nun erstmals eine größere Zuneigung speziell zu psychiatrischen und psychotherapeutischen Problemen. So baute er die Neurologische Abteilung in Malente und die Hirnverletztenstation in Flensburg mehr und mehr zu psychotherapeutischen Spezialstationen aus und führte, wohl erstmals in Deutschland, mit diesen Patienten eine klinische Gruppenpsychotherapie durch.

* Dieser Nachruf wurde freundlicherweise von Herrn Dr. med. Michael L. Schäfer für den Abdruck zur Verfügung gestellt.

Während dieser Zeit kam Dietrich Langen mit den Schriften von J. H. Schultz und A. Forel in Berührung, die die Grundlage abgaben für seine spätere wissenschaftliche Betätigung mit den hypnoiden Verfahren, deren systematisch-methodische Erforschung und gegenwärtige klinische Anwendungsweisen weitgehend mit seinem Namen verbunden sind. Die Lektüre der 1949 erschienenen „Psychotherapeutischen Studien" von E. Kretschmer brachte das Interesse für die klinische Psychotherapie vollends zum Durchbruch. Kurzerhand entschloß sich Dietrich Langen, seine Chefarztposition in Malente aufzugeben und als unbezahlter Assistent bei Kretschmer in Tübingen zu arbeiten. In den nachfolgenden Jahren seiner Tätigkeit an der Tübinger Nervenklinik formten sich nun in der Auseinandersetzung mit den psychotherapeutischen Methoden Kretschmers, insbesondere mit dessen „gestufter Aktivhypnose" und „zweigleisigen Standardmethode" seine eigenen psychotherapeutischen Anschauungen heraus, die er später als „zweigleisige Psychotherapie" bezeichnete. Diese war der Leitgedanke seiner Habilitationsschrift mit dem Titel „Methodische Probleme der klinischen Psychotherapie" und fand auch in den zahlreichen späteren Publikationen immer wieder Niederschlag und weitere Ausgestaltung. Ausgehend von der Notwendigkeit einer zeitlichen Begrenzung klinisch-stationärer Psychotherapie sucht die „zweigleisige Psychotherapie" durch eine Kombination von hypnoiden mit tiefenpsychologisch fundierten psychotherapeutischen Verfahren einen optimalen Therapieeffekt während einer begrenzten Behandlungszeit zu erzielen. Im Zuge der Entwicklung dieses Ansatzes führte Dietrich Langen als erster in Deutschland eine Reihe psychotherapeutischer Verfahren ein, so vor allem 1950 die systematische klinische Gruppenpsychotherapie sowie die unterschwellige Insulinbehandlung und die gezielte Analyse.

1958 erfolgt die Habilitation bei E. Kretschmer, und 1965 erhielt er den Ruf auf den ersten in Europa errichteten Lehrstuhl für „Psychotherapie und medizinische Psychologie" an der Johannes Gutenberg-Universität zu Mainz. Die 1967 errichtete Klinik und Poliklinik für Psychotherapie leitete Dietrich Langen bis zuletzt als Klinikdirektor.

Während seines 15jährigen Wirkens an der Universität Mainz hat sich Dietrich Langen als Arzt, Lehrer und Forscher ein internationales Ansehen ungewöhnlichen Ausmaßes erworben. Über 720 wissenschaftliche Publikationen, darunter zahlreiche Monographien, mögen dazu ebenso ihren Beitrag geleistet haben wie die Leitung von und Mitgliedschaft in zahlreichen wissenschaftlichen Vereinigungen des In- und Auslandes. Für diese seine ärztlichen und wissenschaftlichen Verdienste sind ihm mannigfache Ehrungen zuteil geworden, darunter vor allem 1966 die Verleihung der großen Albert-Schweitzer-Medaille in Gold. Noch im Herbst 1979 erhielt er von der Bundesärztekammer die Ernst-von-Bergmann-Plakette.

Bezeichnend für die Persönlichkeit Dietrich Langens ist es, daß auch seine engsten Mitarbeiter kaum etwas von diesen seinen Leistungen und Erfolgen aus seinem Munde erfuhren. Zurückhaltung in persönlichen Dingen war ihm geradezu eine Lebensmaxime, und alle, denen er Arzt oder Lehrer war, haben dies erfahren und schätzen gelernt. Ganz im Sinne dieser Haltung lag es auch, daß ihm eine Schul- bzw. Schülerausbildung fernlag. Mit unaufdringlicher, gütiger Toleranz begegnete er stets auch wissenschaftlichen Lehrmeinungen und deren Vertretern, die seinen eigenen Anschauungen fernstanden. In der psychotherapeutischen Situation ermöglichte ihm diese Haltung des Verzichts persönlicher Selbstdarstellung jederzeit jene unbestechliche Wahrnehmung und Kontrolle eigener persönlicher Regungen, die eine unerläßliche Voraussetzung darstellen für das Gelingen einer Psychotherapie und die immer nur mit großer Mühe von angehenden Therapeuten zu erlernen sind. Daß nicht nur die Methode, sondern auch der Arzt heile, eine von ihm immer wieder geäußerte Maxime, meint genau jene therapeutische Einstellung der steten persönlichen Selbstkontrolle. Sie in der psychotherapeutischen Arbeit sich zu eigen zu machen, hieße deshalb, das Hauptstück des Erbes von Dietrich Langen zu übernehmen.

Literatur

a) Zitierte Titel

Aschoff J (1963) Gesetzmäßigkeiten der biologischen Tagesperiodik. Dtsch Med Wochenschr 88: 1930–1937

Baumgartl K (1980) Experimentelle Untersuchung der Änderung physiologischer Parameter bei gestufter Aktivhypnose. Med Dissertation, Universität Mainz

Böhm I (1978) Autogenes Training an Volkshochschulen – Erfahrungen aus den Jahren 1972–1976. Med Dissertation, Universität Mainz

Borst RH (1965) Veränderungen der Hautdurchblutung als Ausdruck der thermischen Wirkung des Thermalbades. Med Dissertation, Universität Tübingen

Brill M (1937) A study of instability using the Goodenough scale. Psychol 32: 288

Czornik R (1979) Die Veränderung des Muskeltonus bei autogenem Training und Elektromyogramm-Biofeedback. Med Dissertation, Universität Mainz

Engelhard A (1970) Die Beurteilung der hypnotischen Suggestibilität – Überblick über experimentelle Methoden unter besonderer Berücksichtigung der ersten beiden Stanford Hypnotic Susceptibility Scales. Med Dissertation, Universität Mainz

Fischer K (1969) Autogenes Training und subjektive Erfahrungen. Med Dissertation, Universität Mainz

Flaskamp H (1965) Abhängigkeit der Körpertemperatur von Tagesperiodik, Konstitution und Bädern. Med Dissertation, Universität Tübingen

Fried A (1979) Unterschiede der Schmerzverarbeitung durch die modifizierte Hypnosuggestivtherapie in der Zahnheilkunde. Zahnmed Dissertation, Universität Mainz

Gheorghiu VA, Hodapp V, Thiedig S (1972) Untersuchungen zur taktilen, auditiven und visuellen Suggestibilität. Arch Psychol Frankfurt 124: 303–320

Gottmann A (1972) Der Einfluß des autogenen Trainings und Bhastrikā-Prāṇāyāmas auf die Flimmerverschmelzungsfrequenz. Med Dissertation, Universität Mainz

Habersetzer R (1978) Experimentelle Untersuchungen zum autogenen Training mit Kindern. Med Dissertation, Universität Mainz

Hense-Krein M (1981) Physiologische und psychische Korrelate des autogenen Trainings und ihre Beziehungen zur sensorischen Suggestibilität. Med Dissertation, Universität Mainz

Hilgard ER (1964) The motivational relevance of hypnosis. Nebraska Symposium on Motivation, Vol 12. University of Nebraska Press, Lincoln

Hilgard ER (1965) Hypnotic susceptibility. Harcourt, Brace & World New York

Hilla A (1975) Kristallisationskerne und wandspruchartige Leitsätze. Med Dissertation, Universität Mainz

Hoffmann H (1961) Stabilität und Faktorenstruktur einiger konventioneller Kriterien des Schreibdrucks. Psych Beitr 6/1: 32–50

Hoffmann U (1971) Hypnose und psychosomatische Prämedikation in der zahnärztlichen Praxis. Zahnmed Dissertation, Universität Mainz

Hohn JM (1966) Änderung der Wärmetransportzahl der Haut unter dem Einfluß von durchblutungsfördernden Medikamenten und autogenem Training. Med Dissertation, Universität Tübingen

Kersting H (1981) Messungen der Muskelentspannung bei den Grundübungen des autogenen Trainings im Vergleich zu der Unterstufe des Verfahrens – eine experimentelle Studie –. Med Dissertation, Universität Mainz

Khodaie K (1970) Wärmetransportzahl der Haut an Fingern und Zehen beim autogenen Training. Med Dissertation, Universität Mainz
Klock M (1977) Wärmetransportzahl- und Hauttemperaturkurve beim autogenen Training (ein Vergleich). Med Dissertation, Universität Mainz
Kretschmer E (1967, [1]1940) Körperbau und Charakter, 25. Aufl. Springer, Berlin Heidelberg New York
Kuchler G (1978) Der Widerstand beim autogenen Training – dargestellt am Beispiel von 20 Übungspersonen, die Schwierigkeiten hatten, es zu erlernen. Med Dissertation, Universität Mainz
Kunze B (1978) Die modifizierte Hypnosuggestivtherapie in der Zahnheilkunde. Zahnmed Dissertation, Universität Mainz
Langen D (1977) Die Weiterentwicklung des autogenen Trainings. Therapiewoche 27: 5556–5558
Lee E, As A, Shor RE (1963) Hypnotic charateristics inventory. (Hawthorne House Research Memorandum; persönliche Mitteilung)
Linden, M (1974) Das autogene Training: Eine lerntheoretische Darstellung auf der Grundlage von Experimenten zum Verhalten des Kreislaufs und der Atmung. Med Dissertation, Universität Mainz
Luthe W (1965) Autogenes Training: Correlationes psychosomaticae. Thieme, Stuttgart
Münch M (1973) Die Anwendung der Hypnose in der zahnärztlichen Praxis. Zahnmed Dissertation, Universität Mainz
Polzien P (1959) Über die Physiologie des hypnotischen Zustandes als eine exakte Grundlage für die Neurosenlehre. Karger, Basel
Polzien P (1961) Objektivierung hypnotischer Zustände. Prax Psychother 6: 218–221
Rensen D von (1967) Physiologische Befunde bei hypnotischen Bewußtseinszuständen. Med Dissertation, Universität Tübingen
Röder R (1980) Experimentelle Untersuchungen physiologischer Parameter bei gestufter Aktivhypnose im Verlauf der ersten 5 Sitzungen. Med Dissertation, Universität Mainz
Ritzi D (1979) Die Anwendung der modifizierten Hypnosuggestivtherapie in der zahnärztlichen Praxis an einem unausgewählten Patientengut. Zahnmed Dissertation, Universität Mainz
Schaumberger K (1974) Neurophysiologie und autogenes Training. Med Dissertation, Universität Mainz
Schneider G (1968) Untersuchungen zur Erlernbarkeit des autogenen Trainings. Med Dissertation, Universität Tübingen
Schranz W (1973) Die Durchblutungsänderung der menschlichen Haut in Ruhe bei autogen Trainierten und nicht autogen Trainierten. Med Dissertation, Universität Mainz
Schrappe DKH (1978) Persönlichkeitszentrierte, epidemiologische Funktionskontrolle zur Indikationsstellung des autogenen Trainings. Med Dissertation, Universität Mainz
Schumann R (1981) Vergleichende Untersuchung von Persönlichkeitsvariablen bei Trainingsfernbleibern und regelmäßig Trainierenden in autogenen Trainingskursen an Volkshochschulen mit Hilfe des FPI. Med Dissertation, Universität Mainz
Schuth W (1977) Therapeutische Erfolge des autogenen Trainings mit Kindern – eine experimentelle Studie –. Med Dissertation, Universität Mainz
Schwarz G (1967) Über das Verhalten der Hautdurchblutung im autogenen Training und in der Hypnose im Temperaturbereich zwischen 0° und 10 °C. Med Dissertation, Universität Tübingen
Soliman M (1970) Die Wirkung des Thermalbades auf die zerebrale Durchblutung. Med Dissertation, Universität Tübingen
Steinwachs F (1962) Exakte feinmotorische Diagnostik der individuellen Temperamentskonstanten mit ihren exogenen Variabilitäten. Z Menschl Vererb Konstit Lehre 36: 191–204
Stern R (1969) Psychoprophylaxe im zahnärztlichen Sprechzimmer. Schweiz Monatsschr Zahnheilkd 78(10): 939–948
Sternlicht M, Wanderer ZW (1963) Hypnotic susceptibility and mental deficiency. Int J Clin Exp Hypn 11: 104–111
Stetter F (1982) Thermometrische Befunde beim autogenen Training in Abhängigkeit von der Tagesperiodik bei vegetativ dystonen Patienten. Med Dissertation, Universität Mainz
Störring G (1953) Besinnung und Bewußtsein. Thieme, Stuttgart
Svalland R (1968) Die hypnosuggestive Schmerzbehandlung in der Zahnheilkunde. In: Langen D, Spoerri T (Hrsg) Hypnose und Schmerz. Karger, Basel
Tress W (1973) Die Durchblutungsänderung der menschlichen Haut im autogenen Training und in der gestuften Aktivhypnose bei Langtrainierten. Med Dissertation, Universität Mainz

Uber T (1966) Wärmeleitmessung bei autogenem Training und gestufter Aktivhypnose. Med Dissertation, Universität Tübingen
Vogel W (1967) Veränderungen der Hautdurchblutung im autogenen Training während der ersten 9 Übungswochen. Med Dissertation, Universität Tübingen
Wietersheim A von (1981) Versuch der Ermittlung von Indikatoren und Prädiktoren für das autogene Training anhand psychologischer und physiologischer Maße. Med Dissertation, Universität Mainz
Wilder J (1931) Das „Ausgangswerte-Gesetz", ein unbeachtetes biologisches Gesetz und seine Bedeutung für Forschung und Praxis. Z Neurol 137: 317–338
Zerssen D von (1976) Die Beschwerdeliste. Beltz-Testgesellschaft, Weinheim

b) Weiterführende Titel (Auswahl)

Binder H (1966) Seminar über Gruppentherapie mit dem autogenen Training, 2. Aufl Lehmann, München
Eberlein G (1973) Gesund durch autogenes Training. Econ, Düsseldorf
Eberlein G (1985) Autogenes Training für Kinder. Springer, Berlin Heidelberg New York Tokyo
Hoffmann B (1979) „Handbuch des autogenen Trainings". DTV, München
Iversen G (1969) Erfahrungen mit dem autogenen Training in der Gruppenarbeit. Dtsch Ärzteblatt 66: 1924–9
Krapf G (1976) Autogenes Training aus der Praxis. Ein Grundkurs, 2. Aufl Springer, Berlin Heidelberg New York
Langen D (1972) Die gestufte Aktivhypnose, 4. Aufl Thieme, Stuttgart
Langen D (1973) Psychotherapie, 3. Aufl Thieme, Stuttgart
Langen D (1983) Autogenes Training für jeden. Gräfe & Unzer, München
Luthe W (1965) Autogenes Training. Correlationes psychosomaticae. Thieme, Stuttgart
Müller-Hegemann D (1972) Autogene Psychotherapie, Weiterentwicklung des autogenen Trainings, 1. Aufl Hoffmann & Campe, Hamburg
Rosa KR (1973) Das ist autogenes Training. Kindler, München
Rosa KR (1975) Das ist die Oberstufe des autogenen Trainings. Kindler, München
Schultz JH, Luthe W (1969) Autogenic therapy (Luthe W. ed) vol 1–6. Grune & Stratton, London
Schultz JH (1970) „Das Autogene Training", 13. Aufl Thieme, Stuttgart
Stocksmeier U (1984) Lehrbuch der Hypnose, 4. überarb Aufl Karger, Basel
Thomas K (1972) Praxis der Selbsthypnose des autogenen Trainings, 3. Aufl Thieme, Stuttgart
Wallnöfer H (1972) Seele ohne Angst; Hypnose, Autogenes Training, Entspannung, 3. Aufl Hoffmann & Campe, Hamburg

GPSR Compliance

The European Union's (EU) General Product Safety Regulation (GPSR) is a set of rules that requires consumer products to be safe and our obligations to ensure this.

If you have any concerns about our products, you can contact us on ProductSafety@springernature.com

In case Publisher is established outside the EU, the EU authorized representative is:

Springer Nature Customer Service Center GmbH
Europaplatz 3
69115 Heidelberg, Germany

Batch number: 10844827

Printed by Printforce, the Netherlands